Matthias Martin Becker

Mythos Vorbeugung

Bibliografische Information der Deutschen Bibliothek:
Die Deutsche Bibliothek verzeichnet diese Publikation
in der Deutschen Nationalbibliografie.
Detaillierte bibliografische Daten sind im Internet über http://dnb.ddb.de
abrufbar.

Lektorat und Gestaltung: Stefan Kraft
Druck: CPI – Clausen & Bosse, Leck
Printed in Germany
ISBN: 978-3-85371-374-7

Fordern Sie die Kataloge unseres Verlags an:

Promedia Verlag
Wickenburggasse 5/12
A-1080 Wien
E-Mail: promedia@mediashop.at
Internet: www.mediashop.at
www.verlag-promedia.de

Matthias Martin Becker

Mythos Vorbeugung

Warum Gesundheit sich nicht verordnen lässt und Ungleichheit krank macht

PROMEDIA

Über den Autor

Matthias Martin Becker, Jahrgang 1971, Medizinjournalist und Publizist, lebt in Berlin und arbeitet unter anderem für den *Deutschlandfunk*, den *Freitag* und *konkret.* 2010 erschien von ihm das Buch: »Datenschatten – Auf dem Weg in die Überwachungsgesellschaft?«

Inhaltsverzeichnis

Als ich für dieses Buch recherchiert habe, bin ich in meinen Interviews mit Gesundheitswissenschaftlern immer wieder auf die Befürchtung gestoßen, Kritik an der individualistisch-individualisierenden Vorbeugungspolitik könne missverstanden werden und Leser zu selbstschädigendem Verhalten verleiten.

Deshalb an dieser Stelle der Hinweis: Lieber nicht rauchen! Oder wenigstens weniger. Steigt auf eure Fahrräder, es wird euch nicht schaden!

Wahrscheinlich.

1. Hilfe naht!

Die gesundheitliche Vorbeugung und ihr Objekt

Es gibt kein größeres Geheimnis als das Elend.
Oscar Wilde, Der glückliche Prinz

Mama hat abgesagt. Hat selber keine Zeit, meint sie. »Ist schließlich dein Kind«, sagt sie, »ich hab auch was zu tun.« Sonja ist wütend, weil sie die Hilfe ihrer Mutter braucht. Weil sie ihr dankbar sein muss. »Okay!«, hat sie gesagt und einfach aufgelegt. Damit Mama merkt, dass es überhaupt nicht in Ordnung ist. Dass sie nicht mal mehr Zeit für ein Abschiedswort hat.

Wie soll sie das schaffen? Um 16 Uhr muss sie ihr Kind aus der Schule abholen, aber der Spätdienst fängt um 18 Uhr an. Mit dem Bus braucht sie mindestens 20 Minuten, aber einkaufen muss sie auch noch, weil im Kühlschrank nur noch zwei Eier, eine halbvolle Flasche Cola und Marmelade sind. Sonja steckt eine Zigarette zwischen die Lippen und zieht ihr Telefon aus der Hosentasche. Es gibt nur einen Ausweg; eine Kollegin muss für sie einspringen, ihre Schicht übernehmen.

Sonja, 35 Jahre alt. Geschieden. Eine Tochter, Rosa, acht Jahre alt.

Hat lange blonde Haare, auf die sie sehr stolz ist.

Sonja. 1 Meter 70 groß, wiegt 80 Kilo. Blutdruck meistens zwischen 145 bis 160/100 bis 95. Nicht besonders gut.

Nimmt gerade keine Medikamente. Trinkt manchmal ein, zwei Gläser Wein, wenn das Kind im Bett ist, meistens aber Bier. 15-20 Zigaretten am Tag.

Frühere Operationen: Einmal das Bein gebrochen, einmal Blinddarm. Letzten Winter ein übler Infekt, mit einem Antibiotikum behandelt. Vom Arzt für eine Woche morgens und abends verordnet, nach fünf Tagen von Sonja abgesetzt.

In letzter Zeit manchmal Unterleibsschmerzen, Verdauungsbeschwerden. Schläft schlecht.

Sonja arbeitet als Verkäuferin in einer großen Tankstelle, angestellt über eine Leiharbeitsfirma. Wenn sie nicht arbeitet, bekommt sie kein Geld. Der Chef hat gesagt, sie könne bald eine feste Stelle kriegen, aber dann nicht wieder davon gesprochen. Sonja macht sich Sorgen, wegen des Geldes. Wegen Rosa, weil das Mädchen nicht richtig mitkommt in der Schule. Immer gleich losheult, wenn irgendwas schief geht.

Irgendwie kriegt Sonja an diesem Tag doch alles hin. Sie erwischt den Bus zur Schule, holt ihre Tochter ab und organisiert auf dem Weg schnell einen Besuch bei Rosas bester Freundin. Die ist damit sehr zufrieden. »Ich hol sie nachher wieder ab!«, ruft Sonja noch schnell, rennt wieder zum Bus und kommt nur ein klein bisschen zu spät zum Spätdienst. Abends geht sie ein bisschen früher, hoffentlich merkt es keiner. Als sie ihre Tochter um 20 Uhr 30 wieder abholt, ist die Stimmung schlecht: Die beiden Schulfreundinnen haben sich nicht verstanden, die Mutter ist vom Besuch genervt. Es dauert furchtbar lange, bis sie zuhause sind und Rosa endlich bettfertig ist. Kurz noch waschen, den Schlafanzug. Rosa ist müde und trödelt, macht alles mögliche, nur nicht, was sie machen soll. »Es soll endlich Ruhe sein, bitte, bitte«, denkt Sonja. Das Kind soll schlafen.

Aber das Kind schläft nicht. Statt zu schlafen, singt das Kind, »Happy Birthday« und »Alle Vögel sind schon da«, dann beides gleichzeitig. Sonja vergisst sich und brüllt, Rosa heult und die Nachbarn hämmern gegen die dünne Wand. »Magst du eine Milch? Komm, ich mach dir eine warme Milch!«, sagt Sonja, als sie sich wieder im Griff hat, und ihre Tochter nickt, das Gesicht tränennass.

Irgendwann schläft Rosa ein. Sonja holt sich eine Flasche Bier aus der Küche, sieht fern und raucht. Erst nach 24 Uhr schläft sie auf dem Sofa ein. Nach fünf Stunden wacht sie auf, weil es im Wohnzimmer hell wird. Sie legt sich zu ihrer Tochter, um noch ein wenig schlafen. Bevor der nächste Tag beginnt.

Unverlangte Ratschläge

»Das gesamte berufliche Dasein steht unter dem Stern des Zufälligen und Willkürlichen«, heißt es bei Pierre Bourdieu.[1] Sonja schwimmt gegen den Strom. Sie kommt nicht voran. Mit größter Anstrengung bleibt sie auf der Stelle: Sie behält ihren Job und erledigt das Nötigste, kümmert sich um ihre Tochter. Doch keine Angst: Hilfe naht! Das Heer der herbeieilenden professionellen Helfer ist so groß, dass eine Staubwolke in der Ferne ihr Kommen ankündigt. Es eilen herbei: Jobcoaches, Fallmanager, Ernährungsberater. Therapeuten, Sozialarbeiter, Ärzte und andere Mediziner. Kommunalpolitiker, Sozialplaner, Stadtteilmütter. Allesamt Experten, allesamt hilfsbereit. Was sagen sie zu Sonja?

»Fünfmal am Tag Obst und Gemüse«, sagen sie. »Achten Sie auf die Ernährung Ihrer Kinder.« Alle möglichen Rezepte haben sie parat. Sonja bekommt Ratschläge, wie sie Stress vermeiden kann: »Gönnen Sie sich kleine, schöne Erlebnisse. Lassen Sie den Tag ruhig angehen.« Und Sport, Sport ist immer gut! »Bewegung bringt Sie wieder ins Gleichgewicht.«[2] Die Gesundheitsexperten warnen und mahnen: Nicht rauchen. Alkohol höchstens in Maßen. Wenig Fett, wenig Salz, wenig Zucker! Sie erklären Sonja, warum es wichtig ist, dass sie sich Zeit für ihre Tochter nimmt – aber sie verraten ihr nicht, wie sie ihre Miete bezahlen soll.

Die Gesundheitsexperten reden Sonja zu wie einem kranken Gaul: Sie soll das Richtige tun und das Falsche bleiben lassen, »Risikofaktoren meiden«. Trotzdem raucht sie. Auf dem Nachhauseweg fischt sie noch schnell eine Fertigpizza aus der Tiefkühltruhe im Supermarkt und einen leckeren Schokopudding. Sie trinkt abends drei, vier Bier und schläft vor dem Fernseher ein. Und statt in den Sportverein zu gehen, sitzt ihre Tochter Rosa den ganzen Samstagvormittag vorm Fernseher. Angesichts dieses störrischen Verhaltens wird der Ton schärfer: »Als Gesundheitsminister kann ich nur die Rahmenbedingungen schaffen, die es Ihnen leichter machen, gesundheitliche Prävention zu leben. Den ersten Schritt aber müssen Sie selbst machen«, mahnte der ehemalige bundesdeutsche Gesundheitsminister Daniel Bahr 2013 in einer Broschüre zur Krankheitsvorbeugung. Weniger später debattierte der deutsche Bundestag über ein Gesetz, das die Prävention stärken sollte. »Jeder Einzelne trägt die Verantwortung für die Chancen und Risiken seines Lebens«, hieß es ganz grundsätzlich im Gesetzestext. »Diese Eigenverantwortung gilt es zu stärken.« Die gesundheitspolitische Stoßrichtung erklärte der Minister so: »Eine Solidargemeinschaft funktioniert nur, wenn der Einzelne tut, was er tun kann, um gesund zu bleiben.«

Und tut Sonja *wirklich*, was sie kann, um gesund zu bleiben? Fehlt es ihr am Willen? Vielleicht sollte sie viel grundsätzlichere Maßnahmen ergreifen und eine Psychotherapie machen, das Übel sozusagen an der Wurzel packen.[3] »Übernehmen Sie Verantwortung!«, fordert die Europäische Föderation der Psychologenverbände (EFPA) zum Weltgesundheitstag. »In Zeiten gefährdeter Finanzierung der Gesundheitssysteme durch aufwendige medizinische Maßnahmen ist es wichtig, mehr auf kosteneffektive Maßnahmen zur Erhaltung der Gesundheit zu schauen, wozu insbesondere unser eigenes Verhalten zählt.«

Vorbeugen statt behandeln

Seitdem die Weltgesundheitsorganisation (WHO) im Jahr 1986 die sogenannte Ottawa-Charta zur Gesundheitsförderung veröffentlichte, gilt es als gesundheitspolitischer Königsweg, Krankheiten zu vermeiden. »Vorbeugen ist besser als heilen!«, lautet die Parole. Erreicht werden soll das durch »ein Versorgungssystem, das auf die stärkere Förderung von Gesundheit ausgerichtet ist und weit über die medizinisch-kurativen Betreuungsleistungen hinausgeht«.

Die Idee klingt überzeugend: Die Ausgaben für die Gesundheitsversorgung sinken, weil die Menschen erst gar nicht krank werden. Bereits entstandene Störungen werden früh erkannt und behandelt, zum Beispiel mit flächendeckenden »Vorsorgeuntersuchungen«. Prävention kommt von dem lateinischen Ausdruck für »zuvorkommen«: Die präventive Medizin will die pathologischen, krankhaften Entwicklungen aufhalten, durch eine gesunde Lebensweise und ein rechtzeitiges ärztliches Eingreifen. Im Zentrum ihrer Bemühungen stehen die alten und neuen »Volkskrankheiten« – Herzkreislaufstörungen, Diabetes, Krebs, mittlerweile auch psychische Krankheiten wie Depression. Sie gelten als »lebensstilbedingt« und daher »vermeidbar« – wenn, ja, wenn sich die Bevölkerung nur richtig verhielte!

Die »präventive Wende« der Gesundheitssysteme ist ein internationales Phänomen. Teilweise hat sie handfeste Folgen für die Versorgung, oft beschränkt sie sich noch auf politische Rhetorik. Immer aber geht ein Dauerfeuer wohlmeinender Ratschläge und mahnender Worte auf die Bevölkerung nieder: Ernährt euch besser! Finger weg von Zigaretten und Alkohol! Rein in die Fitnessstudios! Weil »Krankheitsvermeidung« als neues Ziel gilt, wachsen Renommee und Einfluss von Gesundheitsexperten, auch außerhalb der medizinischen Versorgung. Vermeintlich wissenschaftliche, biomedizinische Argumente erhalten auch bei sozialpolitischen Entscheidungen mehr Gewicht. Schließlich ist so ziemlich alles »gesundheitsrelevant«, was Menschen mit sich selbst und anderen tun.

Gesundheitswissenschaftler unterscheiden zwischen *Vorbeugung durch Verhaltensänderungen* und der *Vorbeugung durch geänderte Verhältnisse*. Um Verhaltensprävention handelt es sich beispielsweise, wenn eine öffentliche Kampagne die Bevölkerung auf die schädliche Wirkung einer salzreichen Ernährung hinweist, weil diese den Blutdruck steigern kann. Um Verhältnisprävention handelt es sich dagegen, wenn der Lebensmittelindustrie Salz-Höchstwerte für ihre Produkte vorgeschrieben werden. Beide Ansätze spielen für den Versuch, Krankheiten zu verhindern, eine immer größere Rolle.

Vorbeugen und strafen

Das Repertoire dieser neuen Gesundheitspolitik reicht von furchteinflößenden Kampagnen über dezente Manipulationen (beschönigend »Verhaltensarchitektur« genannt) bis zu harschen, wenn auch indirekten Strafen. Vergleichsweise harmlos nehmen sich noch die sogenannten Furchtappelle aus, wenn etwa Zigarettenschachteln mit Bildern von Raucherbeinen verziert und Warnhinweise auf Süßigkeitspackungen geklebt werden. Härtere Folgen hat das Drehen an der Preisschraube: Das Essverhalten der Bevölkerung soll mit monetären Anreizen gesteuert werden. In vielen Ländern, zum Beispiel in Ungarn, Mexiko oder Dänemark, werden süße oder fettige Lebensmittel zusätzlich besteuert und verteuert. Noch wichtiger und folgenreicher ist, dass Krankenkassen und Sozialbehörden mit »Anreizen« die Menschen immer stärker dazu drängen, sich auf angeblich gesunde Art zu verhalten, nämlich mit höheren Behandlungszuzahlungen oder gesenkten Beiträgen.

In Deutschland und Österreich etwa können Versicherte ihre Beiträge senken, indem sie an Bonusprogrammen ihrer Krankenkassen teilnehmen und regelmäßig Sport treiben oder nicht rauchen. In Großbritannien und den Vereinigten Staaten gibt es sogar Versuche, Raucher dafür zu bezahlen, dass sie auf Zigaretten verzichten. Bis zu 200 US-Dollar kann eine schwangere Frau im US-Bundesstaat Oregon bekommen, wenn sie keinen Tabak mehr konsumiert.

Aber die gesundheitliche Vorbeugung belohnt nicht nur, sondern bestraft auch. In manchen amerikanischen Bundesstaaten werden Jugendliche in ihrer Schule gewogen – übersteigt ihr Gewicht einen bestimmten Wert, erhalten ihre Eltern eine schriftliche Mitteilung. Die Weigerung, an einer präventiven Untersuchung teilzunehmen, führt zu höheren Beiträgen; sie kann sogar den Job kosten. Auch in Deutschland und Österreich führen versäumte Vorsorgeuntersuchungen zu höheren Zuzahlungen für spätere Behandlungen, obwohl völlig unklar ist, ob die frühen Diagnosen wirklich vorteilhaft sind.

Dieses Buch behandelt die gesundheitliche Prävention, ihre Entstehung und ihr Scheitern. Die präventive Wende ist politisch erfolgreich, weil sie verspricht, die Krankheitslast zu senken und damit die Ausgaben für die Gesundheitsversorgung. Aber dieser Versuch wird scheitern. Für kaum eine vorbeugende Maßnahme gibt es gute medizinische (oder auch nur wirtschaftliche) Argumente. Viele sind im besten Fall sinnlos, manche sogar schädlich.[4]

Das »soziale Gefälle«

Eine herausragende Rolle für Krankheit und Gesundheit spielt die gesellschaftliche Position. Sonja ist eine ausgedachte Figur, eine Mischung aus diversen Fallgeschichten. Dennoch ist ihre Geschichte repräsentativ. Eine von drei Alleinerziehenden in Deutschland ist armutsgefährdet. Die meisten von ihnen sind Frauen. Menschen wie Sonja sind am häufigsten krank und sterben am frühesten. »Wer arm ist, ist seltener gesund und häufiger krank, geht bei Beschwerden später zum Arzt, erhält eine schlechtere Behandlung, wartet länger auf ein Krankenhausbett, bleibt länger im Krankenhaus, hat eine schlechtere Prognose und stirbt früher«, fasst Elfriede Feichtinger vom Wissenschaftszentrum Berlin für Sozialforschung die Benachteiligung auf allen Ebenen zusammen. Österreichische Männer mit Pflichtschulabschluss erleben durchschnittlich sechs Jahre weniger als Männer mit Hochschulabschluss. Bei Frauen beträgt der Unterschied etwa zwei Jahre.[5]

Aber auch zwischen den ganz Armen und den Superreichen besteht ein *linearer* Zusammenhang zwischen Einkommen und Status: Je reicher und gebildeter die Menschen, desto seltener werden sie krank und desto länger leben sie. Der Vorstandssprecher ist gesünder als ein einfacher Manager; der ist gesünder als ein Abteilungsleiter; der gesünder ist als ein einfacher Angestellter und der wiederum gesünder als eine Reinigungskraft. Es handelt sich um einen linearen Zusammenhang, weshalb der Unterschied wie eine gerade diagonale Linie aussieht, wenn er grafisch dargestellt wird. Gesundheitswissenschaftler sprechen vom *sozialen Gradienten* – dem Unterschied entsprechend der gesellschaftlichen Position, dem sozialen Gefälle von Krankheit und Tod.

Ob Bronchitis, Bluthochdruck oder Magenkrebs, fast alle Krankheiten sind in der untersten Einkommensgruppe zwei- bis dreimal häufiger als in der obersten.[6] Arme haben häufiger Beschwerden mit ihrem Rücken, den Atemwegen und dem Herzkreislauf-System, sind häufiger psychisch krank und verletzen sich häufiger. Selbst der Tod von Säuglingen und der plötzliche Kindstod – in Deutschland, Österreich und der Schweiz im internationalen Vergleich selten – kommen in den ärmsten Familien etwa doppelt so häufig vor wie im Durchschnitt.

Gesunde und kranke Stadtviertel

Das steile soziale Gefälle der Gesundheit zeigt sich auch räumlich. Dort, wo Sonja mit ihrer Tochter wohnt, ist es immer laut. Wegen der Autoabgase ist die Luft schlecht und staubig. Außer auf den Spielplätzen gibt es keinen Platz, wo Kinder sich aufhalten könnten. Sonja könnte sich in den Bus setzen und in einer halben Stunde zum Stadtrand fahren. Vielleicht macht sie das, wenn sie mal Zeit hat, nächstes Wochenende nach der Frühschicht, wenn Rosa bei ihrer Oma ist.

Sonja säße vorn im Bus und würde aus dem Fenster sehen, wie der Abstand zwischen den Gebäuden immer größer wird, die Straßen grüner und die Autos teurer. Mit jedem Kilometer auf ihrem Weg nähme die Häufigkeit von Krankheit ab und die Lebenserwartung zu. Auf Sonjas Fahrt von dem sogenannten sozialen Brennpunkt hin zu den Vierteln, wo das Leben ruhig und gediegen vor sich hin plätschert, würden sich auch die Körper der Bewohner verändern. Die Kinder würden dünner werden und weniger verhaltensauffällig. »Einer der wichtigsten Faktoren für die Berechnung Ihrer Lebenserwartung ist Ihre Postleitzahl«, erklären die amerikanischen Gesundheitswissenschaftler David Stuckler und Sanjay Basu.[7]

Der ehemalige Präsident der Berliner Ärztekammer Ellis Huber illustrierte die bestürzend eindeutige räumliche Verteilung der Gesundheit anhand einer Fahrt mit den öffentlichen Verkehrsmitteln. »Wenn Sie sich in die U1 setzen und Richtung Krumme Lanke fahren, dann verlieren sie mit jeder Station zwei Monate der Lebenserwartung.« Die U-Bahnlinie führte damals quer durch die Hauptstadt vom großbürgerlichen Zehlendorf am westlichen Stadtrand bis ins proletarische Kreuzberg im Südosten.[8] Hubers anschauliches Bild ist allerdings veraltet: Weil der Unterschied in der Lebenserwartung zwischen den Statusgruppen wächst und heute bei etwa zehn Jahren liegt, wären es mittlerweile vier Monate, die pro Haltestelle verloren gehen.

Noch krasser ausgeprägt ist der soziale Gradient in Großbritannien, dem Land mit der höchsten Vermögensungleichheit in Europa. In der britischen Hauptstadt London beträgt der Unterschied zwischen den wohlhabendsten und ärmsten Bezirken 17 Jahre! In Tottenham Green, einem Viertel im Nordosten Londons, betrug die durchschnittliche Lebenserwartung von Männern im Jahr 2010 71,3 Jahre. Das Viertel ist verwahrlost und vernachlässigt, geprägt von Arbeitslosigkeit. Etwa ein Drittel der Einwohner ist schwarz. Die Lebenserwartung in Tottenham Green liegt fast sieben Jahre unter dem britischen Durchschnitt. Aber es gibt andererseits auch Stadtviertel, in denen die Männer später sterben als der Durchschnittsbrite. Im noblen Kensington, südlich vom Hyde Park gelegen, werden Männer im Schnitt 88 Jahre alt.

Dieses Buch ist eine Spurensuche

Den Klassenunterschied in der körperlichen Verfassung festzustellen, das ist banal. Ihn zu *erklären*, ist dagegen eine verwickelte und schwierige Angelegenheit. »Es gibt viele Arten zu töten«, heißt es bei Bertolt Brecht. »Man kann einem ein Messer in den Bauch stechen, einem das Brot entziehen, einen von einer Krankheit nicht heilen, einen in eine schlechte Wohnung stecken, einen durch Arbeit zu Tode schinden, einen zum Suizid treiben …«[9] Der Zeichner und Satiriker Heinrich Zille, der selbst in einer engen und feuchten Kellerwohnung aufwuchs, sagte es noch anschaulicher: »Man kann einen Menschen mit einer Wohnung genauso töten wie mit einer Axt.«

Aber der Mord mit der Axt ist eine klare Sache, der mit der Tatwaffe Wohnung nicht. Anstatt die krankmachende Wirkung der Armut als Tatsache hinzunehmen, sollten wir anfangen, uns zu wundern: Woher kommt das eigentlich? Auf welche Art, auf welchen Wegen untergraben ihre Lebensverhältnisse die Gesundheit der unteren Klassen?

Sonja wird nicht alt werden. Sie stirbt mit 65 Jahren an, sagen wir, Darmkrebs. Das Karzinom wird erkannt, als die Tumorzellen bereits andere Organe und das Bauchfell besiedelt haben. Nach einem Tod durch Darmkrebs rollt man niemanden zur Autopsie. Aber stellen wir uns vor, man täte es doch: In einem großen Raum mit niedriger Decke liegt Sonjas Leiche auf der fahrbaren metallischen Bahre. Die Pathologin macht sich an die Arbeit. Bei ihrer Untersuchung stellt sie fest, dass die Darmschleimhäute faserreich verdickt und geschwollen sind, teilweise auch vernarbt. Das Innere von Sonjas Blutgefäßen, die vom Herzen weg führen, ist bindegewebig verdickt, verhärtet. Ihre Nebenniere ist auffällig groß, die Hirnregion des Hippocampus dagegen geschrumpft. Die Nervenzellen im vorderen Stirnlappen sind wenig verzweigt, gut erkennbar unter dem Mikroskop.

All diese Spuren, die eine Autopsie von Sonjas Körper zu Tage fördern würde, sind Belastungsfolgen, Folgen ihrer Lebensverhältnisse, die sich in ihren Körper eingeprägt haben. Aber auf die ein oder andere Weise werden schließlich alle Menschen belastet, ob arm oder reich. Auf jeden Körper wirken schädigende und gesundheitsfördernde Einflüsse, schwächende und kräftigende Faktoren – welche davon erklären den sozialen Gradienten? Das ist keine nebensächliche Frage.

Sonjas Arterien könnten verhärtet sein, weil sie täglich mehr als 15 Zigaretten geraucht hat.

Oder weil ihr Kreislauf durch ihren Job als Verkäuferin besonders gefordert wurde.

Oder weil sie unter ihrem niedrigen sozialen Status litt.

Oder auch, weil tragischerweise eine Erbanlage Entzündungen an der Innenseite ihrer Blutgefäße begünstigt.

Von der Antwort hängt ab, welche Maßnahmen taugen, um das Entstehen der Arteriosklerose zu verhindern. Was hätte Sonja genutzt – mehr Rauchverbote oder ein blutdrucksenkendes Mittel? Ohne eine zutreffende Diagnose lässt sich keine richtige Behandlung auswählen. Es geht um eine medizinisch fundierte Erklärung des sozialen Gradienten, ohne die gesundheitspolitische Entscheidungen nicht möglich sind.

Eine Erklärung für den sozialen Gradienten

So viel sei vorab verraten: Die vermeintliche Krankheitsprävention verordnet die falsche Behandlung, weil ihre Diagnose falsch ist. Krankheit lässt sich nicht verbieten. In Wirklichkeit verdanken wir unsere Gesundheit auch nicht einer immer besseren Medizin, sie speist sich aus ganz anderen Quellen. Welche dies sind – was uns gesund erhält oder krank macht –, ist Thema dieses Buchs. Es behandelt die Frage, wie Krankheit entsteht und bekämpft werden kann, um das Phänomen des sozialen Gradienten aufzuklären und damit Sonjas Krankengeschichte.

Welche Einflüsse wie auf die Körper wirken, ist Gegenstand der Epidemiologie, der Wissenschaft von der Entstehung und Verbreitung von Krankheiten. Epidemiologen befinden sich in der Rolle eines Detektivs, der einen komplizierten Tathergang aufklärt. Sie müssen Spuren sichern, wo sie sie finden. Die Metapher vom Mediziner als Detektiv ist so alt wie die Detektivgeschichte. Schon der Schriftsteller Arthur Conan Doyle, der Sherlock Holmes erfand, erkannte diese Ähnlichkeit. Doyle, selbst ein Arzt, schuf seine Figur sogar nach dem Vorbild eines von ihm verehrten Medizinprofessors namens Joseph Bells. Über den berühmtesten und begabtesten aller Detektive Sherlock Holmes sagte Doyle: »Der Held behandelt das Verbrechen genauso wie Dr. Bell eine Krankheit. Der Zufall wird der Wissenschaft Platz machen.«

In den folgenden Kapiteln werden wir herausfinden, was mit Sonjas Körper geschehen ist, wie ihre Lebensverhältnisse ihren Körper geformt und schließlich zerstört haben. Wie Sherlock Holmes müssen wir uns auf die Spurensuche machen. Bei unseren Ermittlungen werden wir falsche Fährten vermeiden und einige überraschende Wendungen erleben. Das Durcheinander der Einflussfaktoren werden wir bestimmt nicht entwirren, keine sauber aufgerollte Kausalketten präsentieren können. Immerhin haben Sozialforschung, Geschichtswissenschaft und Medizin viele Zusammenhänge erkannt, manche sogar gründlich erforscht.[10] Um diese nachzuvollziehen, müssen im Folgenden auch einige Fachbegriffe und Methoden erläutert werden. Die Medizin argumentiert mit der Autorität gesicherter Erkenntnisse, mit dem Nimbus der Evidenz. Es gibt aber durchaus eine Evidenz, die gesundheitspolitisch beharrlich beiseite geschoben wird. Sie zeigt, dass wir viel weiter denken und viel mehr tun müssen, als es die gesundheitliche Präventionspolitik tut. Wir werden herausfinden, warum Immobilienbesitz gesund ist, übermäßiges Schlafen dagegen lange als äußerst gefährlich galt. Wir werden merken, dass Krebs nicht besiegt werden kann, aber dass für Gesundheit ein Kraut gewachsen ist, das Gleichheit heißt.

Schwierige Spurensicherung

Was macht krank, was hält gesund? Bevor wir unsere Ermittlungen beginnen können, müssen wir uns erst einmal klar machen, welche Hinweise wir überhaupt haben. Einer der ersten Wissenschaftler, die systematisch zwischen gesundheitsschädlichen und -fördernden Einflüssen unterschieden, war der preußische Arzt Christoph Wilhelm von Hufeland (1762–1836). »Wir sind beständig von Freunden und Feinden des Lebens umgeben«, erklärte er einleitend in seinem monumentalen Werk »Die Kunst, das Leben zu verlängern«, das 1797 in Jena erschien. »Wer es mit den Freunden des Lebens hält, wird alt; wer hingegen die Feinde vorzieht, verkürzt sein Leben.« Dieser Vordenker der modernen Gesundheitswissenschaft betrachtete bereits Ende des 18. Jahrhunderts die schädlichen Einflüsse als bevölkerungspolitisches Problem und forderte mehr Prävention: »Vorbeugung ist besser als heilen.«

Einflüsse, die Krankheiten erzeugen und dadurch das Leben verkürzen, werden in der medizinischen Fachsprache »Noxen« genannt, abgeleitet von dem lateinischen Wort »noxa« für »Schaden«. Von diesen Noxen gibt es eine überwältigende und verwirrende Zahl. Welche von ihnen sind die »Freunde des Lebens«, welche die Feinde? Auf unseren Körper wirken die Ernährung der Mutter, die eigene Ernährung, durchlittene Krankheiten, körperliche und seelische Belastungen, aber auch das Wetter, Umweltgifte oder die beruflichen Tätigkeiten – unter anderem! Tatsächlich ist es schwer, irgendeinen Umstand zu finden, der *nicht* mehr oder weniger direkt das Wohlbefinden beeinflusst.

Das eigentliche Problem ist aber nicht die unüberschaubare Menge der

Einflussfaktoren, sondern ihr Zusammenspiel. »Noxen« und »Anti-Noxen« sind nicht einfach positive und negative Zahlen, die sich zu einer Gesamtsumme zusammenzählen ließen. Sie verändern ihre Wirkung je nachdem, wie sie kombiniert werden.

Die epidemiologische Forschung versucht, die verschiedenen Einflussfaktoren trennscharf in unterschiedliche Kästchen zu sortieren, und zu diesem Vorgehen gibt es keine brauchbare wissenschaftliche Alternative. Aber das Bild, das so entsteht, entspricht der gesellschaftlichen Wirklichkeit nur sehr bedingt, denn in dieser vermischen sich die unterschiedlichen Einflüsse und agieren miteinander. Der Fachbegriff dafür lautet *Effektmodifikation*.

Ein einfaches Beispiel ist Karies. Süßigkeiten zu essen, stellt einen Risikofaktor dar, weil Zucker bestimmten Bakterien als Nahrung dient. Ein weiterer, von der Zuckermenge unabhängiger Risikofaktor ist es, Orangensaft zu trinken, weil dessen Säure Mineralien aus den Zähnen schwemmt, was den Bakterien und den von ihnen produzierten Säuren den Weg ins Innere erleichtert. Sowohl Süßes als auch Saures erhöhen das Kariesrisiko, aber zusammengenommen ist das entstehende Risiko nicht etwa die Summe der Teile, sondern ihr Produkt. Die Wirkung der beiden Verhaltensweisen ergibt sich, wenn wir sie mit einem bestimmten Faktor multiplizieren.

In diesem Beispiel lässt sich das Problem der richtigen Risikobestimmung leicht bewältigen. Im Fall des sozialen Gradienten ist die Sache ungleich schwieriger. Hier geht arbeitsbedingte Überlastung und Frustration einher mit Rauchen und wohnortbedingter Emissionsbelastung durch Staub und Abgase. Wie wirken sie zusammen?[11] Unterschiedliche Menschen begegnen Belastungen außerdem auf unterschiedliche Art. Deshalb bedingt die gleiche Menge oder Stärke einer Noxe keineswegs die gleichen Schäden. Rauchen beispielsweise ist für einen Bergarbeiter schlechter als für einen Lagerarbeiter, dessen Atemwege weniger stark belastet werden.

Auch auf der gesamtgesellschaftlichen (also: nur statistisch beschreibbaren) Ebene sind die Zusammenhänge selten eindeutig. Rotweintrinker sind gesünder als Biertrinker, aber das heißt noch lange nicht, dass es gesünder wäre, Rotwein statt Bier zu sich zu nehmen! Reiche und gebildete Menschen trinken eher Wein als Bier. Der sozioökonomische Status erklärt den gesundheitlichen Unterschied, nicht das Getränk.[12] Um es noch komplizierter zu machen – aber das ist nötig! –, kann der Bierkonsum stellvertretend für einen anderen wichtigen Umstand stehen. Zum Beispiel könnte ein Arbeiter ausschließlich in Gesellschaft, beispielsweise in seinem Stammlokal an der Ecke, das Bier konsumieren, im Gegensatz zu Sonja, die sich allein vor dem Fernseher einen leichten Rausch antrinkt. Für einsame Trinker ist der Alkohol schädlicher als für gesellige. Freundschaft und soziale Unterstützung haben einen starken Einfluss auf die Gesundheit, wodurch alkoholbedingte Gesundheitsschäden ausgeglichen, sogar mehr als ausgeglichen werden können. Es wird also nicht ganz einfach werden, aus den vorliegenden Indizien Schlüsse zu ziehen.

Das Programm dieses Buchs

Das nächste Kapitel »*An der Grenze*« beschreibt die Entstehung der sozialen Medizin. Ihr geht es nicht allein um den individuellen Körper, sondern sie beschreibt und behandelt ihn innerhalb von sozialen Bezügen. Diese Disziplin etablierte sich im 19. Jahrhundert als Teil der staatlichen Bevölkerungspolitik. Grundzüge ihres Verhältnisses zu Staat und Bevölkerung prägen die gesundheitliche Prävention bis heute. Die historische Rückschau zeigt, welchen Beitrag die Medizin überhaupt zur Verlängerung des Lebens seit dem 19. Jahrhundert geleistet hat.

Kapitel 3 »*Vorbeugen statt heilen*« erklärt, warum es so schwierig ist, gegen die Volkskrankheiten medizinisch vorzugehen, und wie diese von Belastungen erzeugt und verschlimmert werden.

Kapitel 4 »*Gefahr erkannt, Gefahr gebannt?*« beschreibt die Versuche, durch eine Vorverlagerung der medizinischen Untersuchungen Krankheiten frühzeitig zu erkennen (»Sekundärprävention«).

Kapitel 5 »*Lasterhaft und schädlich?* » beleuchtet, warum sich bestimmte Vorbeugungsmaßnahmen gesundheitspolitisch durchsetzen (Primärprävention).

Kapitel 6 »*Der Stresstest*« fasst wichtige Erkenntnisse der Stressforschung und Epidemiologie über den sozialen Gradienten zusammen und kritisiert ihre politische Stoßrichtung.

Kapitel 7 »*Gesund um jeden Preis*« beschreibt die Folgen der gegenwärtigen gesundheitlichen Prävention für unsere Vorstellungen von Gesundheit, außerdem Grundzüge der gegenwärtigen Gesundheitsförderung als *Bevölkerungspolitik*.

Kapitel 8 »*Homo Oeconomicus Morbus*« beschreibt den entscheidenden Einfluss der zwischenmenschlichen Beziehungen und des sozialen Gefüges für die individuelle Gesundheit.

In Kapitel 9 »*Behandlungsansätze*« wird schließlich die Frage gestellt, welchen Beitrag die soziale Medizin überhaupt für gesündere Verhältnisse leisten kann.

2. An der Grenze

Warum die Seuchen (vorerst) verschwunden sind

Mein Hauptgrundsatz ist, niemals irgendwelche Vorurteile zu pflegen und getreu den Tatsachen zu folgen, wohin sie mich führen mögen.
ARTHUR CONAN DOYLE, DIE MEMOIREN DES SHERLOCK HOLMES

Manche Dörfer wirkten fast unbewohnt, auf den beschneiten Straßen kein Mensch. Auf den Wegen, in Wäldern und Feldern lagen die Leichen von Menschen, die ihre Häuser trotz der anhaltenden Kälte verlassen hatten, um nach Nahrung und Hilfe zu suchen. Die Krankheit bewirkte zunächst Mattigkeit und Erschöpfung. Nach ein paar Tagen zeigten sich auf den Oberkörpern der Kranken rote und dunkelrote Flecken. In diesem Stadium begannen sich ihre Augen zu röten, zu tränen oder zu eitern. Sie zeigten große Unruhe und wirkten umnachtet, ohne Orientierung.

Insgesamt forderte die Epidemie an der südöstlichen Grenze Preußens in den Jahren 1847 und 1848 50.000 Todesopfer.[13] Sie traf vor allem die ländlichen Gebiete Oberschlesiens, den abgelegensten Teil des Königreichs. Nach einem zeitgenössischen Bericht aus den Landkreisen Pleß und Rybek, die am schlimmsten heimgesucht wurden, verloren 3000 Kinder in dem äußerst harten Winter durch die »Hungerpest« ihre Eltern. Die Waisen brachte man vorläufig in improvisierten Lazaretten unter.

Für die Dorfbewohner stand fest, dass die grassierende Krankheit in Zusammenhang mit der Hungersnot stand. Teile der oberschlesischen Bevölkerung hatten bereits seit 1846 zu wenig Nahrung gehabt. Im Dezember dieses Jahres veröffentlichte die *Königsberger Zeitung* eine drastische Reportage über das Leiden der Landarbeiter: »In der Wohnung war ein Mann, 45 Jahr alt, arbeitsfähig und arbeitswillig, ungeachtet vieler Versuche, Arbeit zu finden, unbeschäftigt. Die Frau mit dem Kind in Folge des Notstandes bettlägerig, bleich und abgezehrt. Sie hatte seit mehreren Tagen nur noch Wasser genossen. An Lebensmitteln war nichts da, ebensowenig verkäufliche Gegenstände.«

Es wurde noch schlimmer. Jeder weitere Sommer brachte Oberschlesien eine Missernte. Die Hungernden kochten und aßen Gras, Blätter und Moos. In den Sommermonaten 1847 regnete es fast ununterbrochen, die Kartoffeln verfaulten im Boden. Nun begann die Seuche um sich zu greifen. Die Gebildeten nannten sie einen »Typhus«, womit sie lediglich zum Ausdruck brachten, dass die Erkrankung an bestimmten Orten auftauchte und um sich griff, dass sie gehäuft auftrat. Wieso der »Typhus« dies gerade in dieser Region tat und nicht anderswo, war unklar.

Normalerweise zeigte die Berliner Regierung wenig Interesse an ihrer schlesischen Provinz. Aber Schlesien stand zu dieser Zeit gerade im Mittelpunkt der öffentlichen Aufmerksamkeit, weil das preußische Militär dort vor drei Jahren einen Aufstand von Webern blutig niedergeschlagen hatte. Zeitungen in ganz Deutschland berichteten nun wieder über die Provinz, schockiert von Hunger, Krankheit und Verelendung. Für Preußen wurde die Angelegenheit zunehmend peinlich. Der irgendwie zuständige Kultusminister – verantwortlich für »geistige, Unterrichts- und Medizinalangelegenheiten« – reagierte, wie es heute noch üblich ist, wenn die Öffentlichkeit nach staatlichem Handeln verlangt, der Staat aber nicht handeln will. Im Februar 1848 beauftragte das Ministerium Experten, einen umfassenden Bericht über die Situation in den betroffenen Gebieten anzufertigen, »Natur und Entstehung der Krankheit zu studieren«. Denn die Oberschlesier starben wie die Fliegen – aber woran eigentlich?

Zum Verantwortlichen für die wissenschaftliche Seite der Mission wurde ein junger Arzt bestimmt, gerade mal 26 Jahre alt, aber durchaus qualifiziert. Dieser Mann namens Rudolf Ludwig Karl Virchow wurde später zu einem der einflussreichsten Mediziner des 19. Jahrhunderts. Als die Wahl der Regierung auf ihn viel, deutete darauf allerdings nicht viel hin.

Das Ende der Frühindustrialisierung war die Geburtsstunde der Sozialmedizin

Rudolf Virchows Reise nach Oberschlesien und sein Bericht darüber, den er pflichtgemäß einen Monat später für die Regierung anfertigte, markierten eine entscheidende Veränderung. Nicht wegen seiner überragenden Leistungen in Oberschlesien, schon gar nicht wegen seiner wissenschaftlichen Erkenntnisse, zu denen er dort gelangte. Es ist der Anlass seiner Mission, der diesen Moment historisch macht. Die Epidemie in Oberschlesien ist nämlich die letzte ihrer Art in Mitteleuropa. Nun beginnt eine jahrzehntelange Übergangsphase, während der die ansteckenden Krankheiten zurückgedrängt werden, die bis dahin die schlimmsten Plagen der Menschen gewesen waren. Langsam verschwinden die Seuchen aus Europa. Dadurch entsteht allmählich ein neues Muster von Fortpflanzung und Tod. Mittlerweile ist Virchows Expedition 166 Jahre her. Wenn wir verstehen, *was* damals geschah und seinen Anfang nahm, werden wir verstehen, *wogegen* heute die gesundheitliche Prävention antritt, welchen medizinischen Problemen sie sich zu stellen hat.

Dass die lebensgefährlichen Infektionskrankheiten verschwinden, ist eine entscheidende historische Entwicklung. In diesem Prozess spielen der Arzt Rudolf Virchow und seine Kollegen allerdings nur eine Nebenrolle. Seine Geschichte ist dennoch wichtig, weil er in vieler Hinsicht der Ahnherr der modernen Sozialmedizin ist. Medizin, Staat und Bevölkerung treten in ein bis dahin unbekanntes Verhältnis zueinander und die Verantwortung für Gesundheit wird neu verteilt.

Wir können uns die kleine Expertenkommission, die am 20. Februar 1848 in Berlin in den Nachtzug Richtung Breslau stieg, durchaus wie eine *fact finding mission* einer Internationalen Hilfsorganisation oder der Weltgesundheitsorganisation vorstellen: Sie reiste in ein Krisengebiet. Das preußische Militär war schon seit Herbst 1847 vor Ort, aus Sicherheitsgründen, denn Hungernde waren unberechenbar.

Rudolf Virchow, ein kleiner, fast zierlicher Mann mit großem Selbstbewusstsein, stammte aus bescheidenen, aber bildungsbeflissenen Verhältnissen. Sein Vater war Landwirt in der Provinz Pommern. Durch unermüdliche Arbeit und brillante Leistungen hatte es der Sohn bereits zu einer vergleichsweise gut bezahlten Stellung in der Hauptstadt gebracht. 1843 war er Pathologe an der Charité geworden, dem Berliner Universitätskrankenhaus. Auch in der medizinischen Forschung hatte sich Virchow bereits einen Namen gemacht und gab sogar eine eigene medizinische Fachzeitschrift heraus. »Ich kenne jetzt fast alle deutschen Universitäten und den größten Teil der deutschen medizinischen Größen«, erklärte er 1847 stolz in einem Brief an seinen Vater, »und was nicht minder wichtig ist, sie kennen mich.«

Politisch dachte und fühlte Rudolf Virchow liberal. Er trat für wissenschaftlichen und gesellschaftlichen Fortschritt ein und gegen die Fürsten, die diesem im Weg standen. Die Polemik seiner Veröffentlichungen war aggressiv, wie junge Wissenschaftler schreiben, die sich ihre akademische Stellung erst erobern müssen. Ohne zu zögern ergriff er die Gelegenheit, die Vorkommnisse in Oberschlesien zu untersuchen. »Von medizinischer Seite ist die Epidemie so interessant, daß ich das lebhafteste Verlangen verspüre, sie in der Nähe zu sehen«, schrieb er kurz vor seiner Abreise an die Familie. »Eine solche Gelegenheit kann sich kaum wieder so nahe bieten.«

In der Provinzstadt Ratibor, dem heutigen Racibórz, endet die Eisenbahnlinie. Rudolf Virchow und sein Vorgesetzter müssen in eine Pferdekutsche umsteigen und reisen weiter, zu den Dörfern nahe der Grenze zu Polen und dem österreichischen Kaiserreich. Noch am selben Tag beginnt er seine Untersuchung. Sie ist sowohl eine soziologische als auch eine medizinische. Virchow spricht mit den Einheimischen, betastet aufgeblähte Bäuche und diagnostiziert Unterernährung. Er seziert Leichen. Was er erlebt, macht ihn zornig. »Wir haben Kinder mit nackten und ödematösen (aufgrund von Wassereinlagerung geschwollenen, d. A.) Füßen auf gefrorenen Landstraßen im Schneewasser waten sehen«, schreibt er später.[14] Die Behausungen sind ärmlich, »ohne Ausnahmen Blockhäuser ... die Dächer aus Stroh, der Fußboden aus Lehm.« Für eine Untersuchung betritt er ein Haus, in das von außen das Wasser des schmelzenden Schnees eindringt. Die Bewohner müssen achtgeben, dass ihnen nichts in den Schlamm fällt. Im Kreis Rybnik hatte sich die Sterblichkeit in diesem Winter verdreifacht.

Virchow ist entsetzt über die Armut, die er vorfindet, aber auch über die Kultur der »armen, unwissenden und stumpfsinnigen Bevölkerung«. Ihre Verwahrlosung und Rückschrittlichkeit haben der Seuche den Weg bereitet, das begreift er sofort. »Eine solche epidemische Verbreitung des Typhus war nur unter solchen Lebensverhältnissen möglich, wie sie Armut und Mangel an Kultur in Oberschlesien gesetzt hatten. Man nehme diese Verhältnisse hinweg und ich bin überzeugt, dass der epidemische Typhus nicht wiederkehren würde.« Heute würden wir diesen Ansatz »Verhältnisprävention« nennen: Die Therapie der Krankheiten muss an den sozialen Bedingungen der Patienten ansetzen. Für Virchow ist völlig klar, dass es ihre Lebensumstände sind, die diese Menschen krank gemacht haben und will diese verändern.

Um welche Krankheit es sich eigentlich handelt, versteht er allerdings nicht. Seine Patienten haben einen schwachen Puls, anhaltend hohes Fieber und heftige Schmerzen. In manchen Fällen klagen sie darüber, dass jede Berührung der Haut ihnen Schmerzen verursacht. Viele sind erregt und verwirrt. Diese Symptome passen nicht zum *typhus abdominalis*, dem Unterleibstyphus. Für medizinische Details hat Virchow aber ohnehin keine Zeit mehr, denn inzwischen hat sich die politische Situation in der Hauptstadt verschärft.

Anfang März wird auf Berlins Straßen gekämpft, der König muss einer breiten demokratischen Volksbewegung Zugeständnisse machen. Virchow ist gegen den Absolutismus und revolutionär gesinnt. Als er von den Auseinandersetzungen erfährt, bricht er seine Untersuchung ab und eilt zurück. Am 18. März wird auf dem Schlossplatz eine königliche Verlautbarung verlesen, in der Wilhelm IV. demokratische und wirtschaftliche Reformen verspricht, und auch Virchow steht in der Menschenmenge. Schüsse fallen, und Virchow beteiligt sich an den Straßenkämpfen gegen das Militär. »Ich habe einige Barrikaden bauen helfen, dann aber, da ich nur eine Pistol bekommen hatte, nicht wesentlich mehr nützen können«, schreibt er am nächsten Tag an seinen Vater, der wie er liberal eingestellt ist. Wegen der geringen Zahl der Bürger an der Barrikade sei »ein Handgemenge nicht möglich« gewesen.

Vor seinem Aufbruch ins oberschlesische Seuchengebiet mag der junge Virchow den »höchst ehrenvollen Auftrag«, wie er ihn nennt, durchaus als eine Karrierechance begriffen haben. Jetzt aber sind die Herrschaftsverhältnisse in Bewegung geraten. Virchow muss und will keine politischen Rücksichten mehr nehmen. In seinem Bericht über die Seuche prangert er die Unfähigkeit und Tatenlosigkeit der Behörden und des Militärs im Angesicht des Elends an. Zu helfen sei nur durch staatliches Eingreifen und eine umfassende Sozialreform. Der Staat, fordert Virchow, solle die Flüsse begradigen und die Sümpfe Oberschlesiens trockenlegen, die Landwirtschaft müsse modernisiert und die Industrie gefördert werden. Nötig sei mehr Bildung für das Volk, ohne den verdummenden Einfluss der katholischen Kirche.

Mit der ursprünglich medizinischen Fragestellung seines Auftrags hat all das wenig zu tun. Das preußisch-königliche Kultusministerium nimmt diesen Bericht zur Kenntnis und zu den Akten. Oberschlesien überlässt die Regierung wieder sich selbst.[15]

Noch grundsätzlicher und schärfer als in dem offiziellen Bericht über seine Reise argumentiert Virchow in der Wochenzeitschrift *Die medicinische Reform*. Dieses Heft gibt er ab Juli 1848 zusammen mit einem Freund heraus. Die meisten Beiträge verfasst er selbst und verschickt 230 Exemplare an liberale Ärzte in Deutschland. Virchow ist nämlich keineswegs der einzige Mediziner, der von der Märzrevolution mitgerissen wird und sich politisch engagieren will; die Zeitschrift soll ein Sammelbecken für die liberalen Ärzte werden. In seinen Artikeln formuliert Virchow radikale Forderungen; sie sollen das Problem an der Wurzel packen. Medizinische Erfolge seien überhaupt nur zu erreichen, wenn das ganze politische System verändert würde, ja: eine effektive und nachhaltige Therapie wäre nur möglich unter den Bedingungen »freier und unumschränkter Demokratie« und der »Assoziation der Besitzlosen«. Die oberschlesische Epidemie steht für ihn beispielhaft für das Versagen des alten Regimes: »Waren doch die Beamten nicht von dem Volk für das Volksinteresse, sondern von dem Polizeistaat für das Staatsinteresse eingesetzt.«

Virchow übt sogar Selbstkritik als Arzt und fordert, einige ärztliche Amtstitel abzuschaffen und die ausgeprägte Hierarchie in den Heilberufen abzubauen. Kurz, er verordnet aus medizinischen Gründen eine umfassende soziale Demokratie und formuliert programmatisch: »Die Medizin ist eine soziale Wissenschaft, und die Politik ist nichts weiter als Medizin im Großen.«

Soziale Medizin – ein revolutionäres Projekt und eine staatliche Aufgabe

Die Tage der Märzrevolution waren die radikalsten Momente in Rudolf Virchows politischem Leben. Die Aufstände in Deutschland scheiterten, wie in Ungarn, Italien und Frankreich. Es begann eine lange Zeit der Restauration. Was wurde aus Rudolf Virchow und seinem sozialmedizinischen Ansatz? Im Sommer 1949 verschickte er die letzte Ausgabe seiner Zeitschrift. »Politisch für eine gesundheitsgemäße Existenz der breiten Bevölkerungsschichten einzutreten, war nach der Unterdrückung der Revolution nur noch auf administrativen Wege möglich«, erklärt der Sozialarbeitshistoriker Wolf Rainer Wendt.[16] Die revolutionäre Welle hatte Virchow mitgerissen. Nun war sie verebbt und er wandte sich wieder seinen beruflichen Ambitionen zu.

Das war allerdings zunächst nicht einfach. Seine radikalen Forderungen hatten ihn den preußischen Behörden verdächtig gemacht, seine Beschäftigung untragbar. Vorübergehend musste Virchow seine Stelle in der Berliner Charité aufgeben. Dafür bekam er immerhin eine eigene pathologische Fakultät im bayrisch-fränkischen Würzburg. Dortige Bedenken, man würde sich einen Staatsfeind auf den Lehrstuhl setzen, konnte er zerstreuen. Durch die Verlobung mit der Tochter eines Berliner Geheimen Sanitätsrats besiegelte er kurz vor seinem Umzug seinen gesellschaftlichen Aufstieg.

Ein »preußischer Che Guevara«, wie es in einer der unzähligen Würdigungen heißt, war Rudolf Virchow nicht – oder vielleicht eben doch, sofern die Betonung auf »preußisch« liegt. Selbst als junger Heißsporn befürwortete Virchow eine konstitutionelle Monarchie, obwohl er unverdiente Privilegien verabscheute. Von einem protestantischen Arbeitsethos tief durchdrungen, kämpfte er für eine Gesellschaft, in der fleißige und begabte Männer aufsteigen und über die Geschicke ihres Gemeinwesens selbst bestimmen könnten.

Ihm selbst gelang das bravourös. 1856 kehrte er nach Preußen zurück. Aus dem medizinischen Praktiker wurde ein Gesundheitsfunktionär, aus dem Barrikadenkämpfer ein geachteter Politiker. Rastlos schob Virchow immer neue

Projekte an und schmiedete politische Bündnisse. Er arbeitete als Dozent, Forscher, Stadtverordneter und Parlamentsmitglied. Angeblich schlief er nachts meistens nur vier Stunden, niemals mehr als fünf. Von seinen Untergebenen wurde er wegen seiner Unduldsamkeit geradezu gefürchtet.

Als Abgeordneter der Freiheitspartei unterstellte er 1865 in einer Haushaltsdebatte des Deutschen Reichstags dem Ministerpräsidenten Otto von Bismarck Unredlichkeit. Der geriet außer sich und forderte »Genugtuung«. Die Duellforderung lehnte Virchow gelassen ab, wahrscheinlich hielt der nüchterne Naturwissenschaftler sie einfach für albern. 1873 wurde er Mitglied der Königlich-Preußischen Akademie der Wissenschaften.

Auch der arrivierte Virchow wollte ernsthaft und wirksam Elend und Krankheit bekämpfen. Konkrete demokratische oder sozialpolitische Forderungen hörte man von ihm jedoch selten. Neben seinen eigenen medizinisch-biologischen Forschungen richteten sich seine Bemühungen darauf, das staatliche Gesundheitssystem auszubauen und zu professionalisieren. Nicht mehr soziale Demokratie war sein Ziel, sondern eine bessere Krankenversorgung von oben. 1902 starb Virchow mit 80 Jahren in Berlin, nachdem er auf dem Weg zu einem Vortrag versucht hatte, von einer fahrenden Straßenbahn zu springen.

Zwischen Mitleid und Ekel

Kehren wir zurück zu Virchows Begegnung mit den Oberschlesiern im Jahr 1848 – und damit zu der Frage, in welchem Verhältnis Staat, Arzt und Kranke in der entstehenden Sozialmedizin zueinander stehen. Wenn, entsprechend Virchows Maxime, Politik nichts anderes ist als »Medizin im Großen«, dann sind die verelendeten Seuchenopfer die Patienten, die am dringendsten Hilfe brauchen. Aber ihr Elend weckt in dem jungen Arzt sehr gemischte Gefühle. Virchows Schrift »Mitteilungen über die in Oberschlesien herrschende Typhus-Epidemie« zeugt von wenig »interkultureller Kompetenz«, wie es im modernen pädagogischen Jargon heißt. Die Oberschlesier sind nämlich, anders als der Autor, katholischen Glaubens. Sie sprechen, anders als der Autor, kein richtiges Deutsch, sondern »Wasserpolnisch«, Polnisch mit deutschen und tschechischen Einsprengseln. Für den Akademiker aus der Hauptstadt sind sie gar keine richtigen Deutschen, sondern halbe oder gar ganze Slawen.

Ihre Gewohnheiten stoßen Virchow ab. Besonders scharf geißelt er ihren Alkoholkonsum. Die Oberschlesier seien »dem Branntweingenuß in der extremsten Weise ergeben«: »An den Abenden, wo das Volk von den städtischen Märkten zurückkehrte, waren die Landstraßen von Betrunkenen, Männern und Weibern, buchstäblich übersät«, notiert er schockiert. Der Wasserpole sei dreckig, er wasche sich nicht, sondern »überlässt es der Fürsorge des Himmels, seinen Leib zuweilen durch einen tüchtigen Regenguß von den darauf angehäuften Schmutzkrusten zu befreien«.

Die Landarbeiter und Bauern scheinen Virchow, dem rastlosen Arbeiter, faul, vergnügungssüchtig und undiszipliniert. Sie leben mit ihrem Vieh in einer Wohnung; in seinen Augen sind sie kaum kultivierter als dieses. Mit einem Wort, das Gründungsdokument der sozialmedizinischen Bewegung in Deutschland ist durchzogen von Verachtung für die Unterklasse. Ihre »Indolenz« und »Abneigung gegen geistige und körperliche Anstrengungen«, schreibt Virchow, »ihre Neigung zum Müßiggang oder vielmehr zum Müssigliegen« macht »einen so widerwärtigen Eindruck auf jeden freien, an Arbeit gewöhnten Menschen, dass man sich eher zum Ekel, als zum Mitleid getrieben fühlt.«

Die *dialektische Beziehung von Ekel und Mitleid* des Sozialmediziners wird uns noch häufiger begegnen. In Virchows Fall spornt diese Mischung allerdings seine Sozialkritik an, anstatt sie abzuschwächen. Obwohl sich beide Regungen zunächst widersprechen – einmal möchte er sich hinwenden, dann wieder das Weite suchen – ergänzen sie sich im Ergebnis. Die Verhältnisse dürfen nicht bleiben, wie sie sind, und ebenso wenig die Elendsgestalten, die sie hervorgebracht haben! Seine Aufgabe ist nicht länger nur eine therapeutische, sie wird erzieherisch. »Das Volk, so wie es jetzt ist, körperlich und geistig schwach, bedarf einer Anleitung, einer Art von vormundschaftlicher Leitung«, erklärt Virchow im Vorwort zu seinen »Mitteilungen«.[17] Sein Verhältnis zu den Kranken ist ebenso fürsorgend wie bevormundend. »Der Arzt ist der natürliche Anwalt der Armen«, formuliert er ein Jahr nach seiner oberschlesischen Reise in einem Artikel für die *Medicinische Reform* – aber dieser Anwalt hat sich sein Mandat selbst erteilt.

Sozialmedizin als Bevölkerungspolitik

Neben dieser pädagogischen Seite der Sozialmedizin kündigt sich in Virchows oberschlesischer Reise ein weiteres, bis heute wirksames Merkmal an. Seine Forderungen richtet der Sozialmediziner an die staatlichen Behörden. Als Experte für Krankheit, ihre Entstehung und Bekämpfung, ist gerade er berufen, die Maßnahmen auszuwählen, die zur Behandlung angezeigt sind. »Die Staatsmänner bedürfen des Beistands einsichtsvoller Ärzte«, erklärte Virchow später.

Für Regierung und Behörden ist der Sozialmediziner allerdings weniger ein kompetenter Berater als ein Pionier. Er dringt in die Welt der Unterklassen ein und liefert Informationen über sie. In dem Ausdruck »Epidemiologie« steckt *demos*, das griechische Wort für Volk. Der Epidemiologe ist ein Wissenschaftler, der berichtet, was im Körper des Volkes vor sich geht. Konkret: welche Epidemien um sich greifen oder zu erwarten sind.

Der Sozialmediziner untersucht nicht auf eigene Faust, sondern im staatlichen Auftrag. Der Staat müsse »sich jedem Ding annehmen, welches dem Ganzen nicht gleichgültig sein kann«, argumentierte der badische Arzt Johann Peter Frank bereits Ende des 18. Jahrhunderts. Dazu gehörte seiner Ansicht nach, dass »die Verständigeren den Unkundigeren zu Vormünder gesetzt werden«. Frank war ein Vordenker der öffentlich organisierten Hygiene. »Das Gesundheitswohl des Staates« bestand für ihn darin, die Bevölkerung zu erhalten und zu vermehren, ein damals vorherrschender Standpunkt.[18] In der Schrift »System einer vollständigen medicinischen Polizey« entwarf er zu diesem Zweck ein umfassendes Regelwerk und Überwachungssystem, das sich mit Ernährung, Fortpflanzung, Erziehung, Eheführung und überhaupt jeder denkbaren Lebensäußerung beschäftigte.[19] Bis heute führt der sozialmedizinische Ansatz dazu, dass immer mehr Aspekte der Lebensführung Gegenstand der Bevölkerungspolitik werden. Frank war seiner Zeit weit voraus. Erst im Laufe des 19. Jahrhunderts wurde die Gesundheit der Massen wirklich zu einer Staatsaufgabe, nicht etwa angetrieben von humanistischen Beweggründen, sondern aus sozialpolitischen Notwendigkeiten. Die bedrohte Volksgesundheit – *Public Health* – musste Regierung und Behörden immer stärker interessieren, sie ließ sich einfach nicht länger ignorieren. Wenn es die Herrschenden dennoch versuchten, bezahlten sie einen hohen Preis. Es kam zu verheerenden Epidemien, unter anderem zu Choleraausbrüchen in Städten wie München, London oder Hamburg, die selbst wohlhabende und angesehene Bürger nicht verschonten und größte Folgekosten nach sich zogen. Daher entwickelten sich erste Ansätze einer staatlichen »Gesundheitspolitik«. Langsam, aber stetig wuchs damit auch der Einfluss der medizinischen Experten und ihrer Expertise.

Alle Nationen, in denen die Industrialisierung Fuß fasste, durchliefen eine ähnliche Entwicklung. Die Bevölkerung und ihr Gesundheits- und Fortpflanzungsverhalten wurden zunehmend zum Gegenstand staatlicher Maßnahmen. »Die Gesellschaftlichkeit der Gesundheit geriet mit der Entwicklung der Industriegesellschaft, der Verlängerung und Verdichtung sozialer Interdependenzketten und Abhängigkeiten ins Blickfeld«, fasst der Soziologe Hagen Kühn zusammen. »Zugleich sorgte die Dominanz von Industrie, Militär und Bürokratie im 19. Jahrhundert, dass Gesundheit nicht länger ins Belieben des Individuums gestellt wurde.«[20] Die Krankenversorgung wurde ganz allmählich zu einer *Infrastruktur*, für das Funktionieren der kapitalistischen Gesellschaft nicht weniger wichtig als Straßen oder Schulen.

Unter den Bedingungen dieser neuen merkwürdigen Form von Gesellschaftlichkeit wurde auch die Verantwortung für Gesundheit und Krankheit neu verteilt. Ein langsam entstehendes und zunehmend professionell agierendes Gesundheitssystem sollte Rahmenbedingungen schaffen, damit die Individuen und Familien sich so gesund verhalten, wie es unter den gegebenen Bedingungen eben möglich ist.

Was ist eine Seuche?

»Unverstandene Krankheiten können nicht geheilt werden«, heißt es bei Cornelius Gallus[21] – von der Diagnose hängt die Therapie ab. Was also war die Ursache der oberschlesischen Epidemie? Rudolf Virchow nennt in seinem Bericht den Hunger, aber reicht das zur Erklärung? Gehungert wurde zu dieser Zeit fast überall in Europa, ohne dass es anderswo zu vergleichbaren Krankheitsausbrüchen kam. Wie entsteht der Typhus? Was *ist* eine Seuche überhaupt? Mitte des 19. Jahrhunderts waren diese Fragen heftig umstritten. Wir verdanken Virchow die erste Beschreibung von Blutkrebs[22], er begründete die erfolgreiche Zellularpathologie, die Krankheiten auf gestörtes Zellverhalten zurückführt. Seine »Mitteilungen über den Hungertyphus in Oberschlesien« sind allerdings kein Beitrag zum medizinischen Erkenntnisfortschritt. Wahrscheinlich, so lautete Virchows Befund, sei die Epidemie durch hochkonzentrierte Atemluft und Sauerkraut in Verbindung mit den Wetterverhältnissen entstanden. In der damaligen Zeit galten den meisten Gelehrten immer noch stinkende »Miasmen«, üble, aus dem Boden aufsteigende Dämpfe, als die Ursache von Seuchen. Diese Erklärung geriet zwar zunehmend unter Kritik, Virchow aber blieb bei der vorherrschenden Lehrmeinung. »Häufen sich in einem kleinen Raum verhältnismäßig viele Menschen an, so wird die Luft durch ihren Atem, ihre Hautausdünstungen etc. mehr und mehr verändert«, erklärte er. »Kommen nun zu diesen Substanzen die Exhalationen von Vieh, das seine Exkremente in das Zimmer macht und dessen Heu den Boden bedeckt, mischen sich damit die Gase, welche von gärenden Nahrungsmitteln (Sauerkraut ...) aufsteigen, die Dämpfe von kochenden Speisen etc., so begreift man wohl, welcher Grad der Luftverderbnis hier zustande kommen muß.« Virchow hält allerdings die durch Kuhmist und Sauerkraut verdorbene Luft für eine notwendige, aber nicht hinreichende Bedingung. Erst in Verbindung mit einem »äquatorialen Luftstrom ... unter der Herrschaft von Süd- und Westwinden« entstehe aus diesen Dünsten »Typhus«, im Sinne einer gehäuft auftretenden Krankheit. Seine Ausführungen belegen, wie sehr die Seuchenmedizin im Dunkeln tappte.

Bei Virchows »Hungertyphus« handelte es sich um Fleckfieber, oft auch anschaulich »Läusefieber« genannt. Fleckfieber entsteht, wenn Flöhe, Zecken und Milben Rickettsien übertragen. Diese winzigen Parasiten dringen durch die Haut in die Blutbahn ein und besiedeln vor dort aus menschliche Zellen, so wie es auch Viren tun. Der Nachweis der Rickettsien gelang erst Anfang des 20. Jahrhunderts; als Virchow seine »Mitteilungen« verfasste, war der Übertragungsweg des Fleckfiebers noch völlig unklar. Die Parasiten verursachen oft Entzündungen der Bindehaut und der Hirnhaut – daher die geröteten Augen und das Delirium der Erkrankten während der oberschlesischen Epidemie.

Miasmatiker gegen Kontagionisten

Dieser Zusammenhang lag außerhalb der Vorstellungswelt Rudolf Virchows. Mit seiner Seuchenepidemiologie durch Miasmen befand er sich im Übrigen in völliger Übereinstimmung mit der medizinischen Mehrheitsmeinung. Von der Überzeugungskraft dieser alten und tief verwurzelten Theorie zeugen noch heute Ausdrücke wie Malaria – »schlechte Luft« – oder Influenza – »von den Luftveränderungen stammend«.

Erst im Laufe des 19. Jahrhunderts gewannen allmählich Mediziner an Boden, die an den Miasmen zweifelten. Sie glaubten an eine Übertragung durch irgendeine »morbide Substanz«, wie es der englische Arzt John Snow formulierte, an eine Ansteckung von Mensch zu Mensch. Die »Kontagionisten« wie der französische Chemiker Louis Pasteur, der bayrische Anatom Jakob Henle oder sein Schüler Robert Koch machten sich die modernste medizintechnische Diagnostik zunutze, um mit Mikroskop, chemischen Einfärbungen und Vermehrungsmethoden unsichtbare Bakterien als Krankheitserreger zu überführen.

Im Zentrum der Debatte stand dabei die Cholera, eine neue, furchtbare

Krankheit. In den 1830er-Jahren erreichte diese Seuche zum ersten Mal Europa. Cholera führt zu einem plötzlich einsetzenden, verheerenden Brechdurchfall. Im 19. Jahrhundert starb etwa jeder zweite Erkrankte. Miasmatiker und Kontagionisten stritten nun erbittert über die Ursache und die Art der Verbreitung. Die Gegner der Ansteckungstheorie bestritten in der Regel nicht, dass so etwas wie »Bakterien«, »Vibrionen« oder »Infusorien« existieren könnten. Nur dass diese winzigen Teilchen pathogen, »Krankheitserreger« seien, das ging ihnen zu weit.

Der einflussreiche Münchner Chemiker und Mediziner Max von Pettenkofer entwickelte in den 1850er-Jahren, sozusagen als Kompromissangebot, eine »lokalistische« Theorie, die sowohl dem Bakterium als auch der Umgebung eine gewisse Bedeutung zusprach. Ihr zufolge muss Cholera zuerst in den Boden eindringen und dort eine Art Gärungsprozess durchlaufen, um schädlich zu werden.[23] Die Idee, dass Cholera-Bakterien »an sich« Krankheitssymptome auslösen können, bestritt Pettenkofer weiterhin entschieden. Rudolf Virchow dagegen distanzierte sich allmählich von der Miasmen-Theorie und wollte eine Übertragung von Cholera über das Trinkwasser wenigstens nicht ganz ausschließen. Dennoch zeigte auch er sich überzeugt, dass der Befall eines Organs mit Bakterien nur die *Folge* einer Krankheit sei, nicht deren Ursache. Wie Virchow dachten die meisten in der deutschen Medizinergemeinschaft. 1873 wurde Max von Pettenkofer vom Reichskanzler Bismarck sogar zum Vorsitzenden der nationalen Cholerakommission ernannt.[24]

Die wissenschaftliche Debatte hatte einen politischen Hintergrund – und dieser ist nach wie vor aktuell. Die Anti-Kontagionisten suchten die Schuld bei der verdorbenen Luft und befürworteten ein stärkeres Eingreifen des Staates. Auch sie waren »Hygieniker«, aber ohne eine Vorstellung von Mikroorganismen zu teilen. Ihre Erfahrung lehrte sie, dass Schmutz in Zusammenhang mit dem Ausbruch von Epidemien stand. Insofern war es konsequent, dass sie an der »sozialräumlichen Ebene« ansetzten, wie wir heute sagen würden. Miasmatiker machten sich für Abwasserkanalisation stark, für getrennte Leitungen für Brauchwasser und Filterung des Trinkwassers in den Städten. Sie appellierten darüber hinaus an die kommunalen Behörden, das Wohnungselend zu beseitigen, am besten gleich durch Abriss der schlimmsten Behausungen. Quarantänemaßnahmen im engeren Sinne – die Isolierung von Erkrankten – hielten Max von Pettenkofer und seine Anhänger dagegen für sinnlos.[25]

Ganz anders die Kontagionisten. Sie rückten das Individuum in den Mittelpunkt, denn dieses »übertrug« ihrem Verständnis lediglich, was es mit sich herumtrug. Als Mittel der Wahl zur Seuchenbekämpfung galt den Ansteckungstheoretikern Desinfizierung, Quarantäne für alle Überträger und nötigenfalls ihre zwangsweise Behandlung. Auch sie forderten ein stärkeres Engagement des Staates, aber die Lebensverhältnisse der betroffenen Bevölkerung thematisierten sie nicht. Stattdessen setzten sie einerseits auf staatliche Kontrolle, andererseits auf das verantwortliche Verhalten der Einzelnen wie etwa Händewaschen. Die Epidemie des Fleckfiebers in Oberschlesien hätten sie bekämpft, indem sie die Erkrankten isoliert, ihre Kleider verbrannt und die elenden Holzhütten mit dem gängigen Desinfektionsmittel Karbol gereinigt hätten. Wurde Robert Koch später bei Choleraausbrüchen zu Hilfe gerufen, gab er allerdings den sehr vernünftigen Rat, das Wasser vor dem Trinken oder Waschen abzukochen.

Die Kontagionisten, damals die Speerspitze der biomedizinischen Forschung, setzten auf eine bessere kurative Medizin, auf wirksame Behandlungen mit neuen Medikamenten und Impfungen. Dadurch, glaubten sie, werde sich das Seuchenproblem erledigen. Zwar gab es mit Ausnahme der Pockenimpfung noch keine Möglichkeiten der Immunisierung, aber das, argumentierten sie, sei nur eine Frage der Zeit (und, sehr wichtig, der Finanzierung ihrer Forschung). Für Miasmatiker und Liberale wie Rudolf Virchow ging dieser kurative Ansatz am eigentlichen, nämlich am sozialen Problem vorbei.

Politisch motivierte Diagnosen

In dieser politisch überfrachteten Diskussion wurden *ätiologische Theorien* – Erklärungen über das Entstehen bestimmter Krankheiten – unmittelbar mit *sozialpolitischen und -medizinischen Konsequenzen* gleichgesetzt. Bis heute hat sich wenig daran geändert. Die Frontstellung in wissenschaftlichen Debatten folgt politischen Vorlieben. Ein bekanntes Beispiel ist die Ätiologie des Magen-Darm-Geschwürs: Haben die Betroffenen wegen einem Übermaß an Stress Polypen entwickelt? Oder weil das Bakterium Helicobacter pylori in ihrem Magen lebt? Die Antwort hat unmittelbar gesundheitspolitische Folgen. Entweder der medizinische Apparat muss die Besiedlung durch das Bakterium beseitigen – was allerdings nicht einfach zu machen ist – oder die Menschen müssen entlastet werden. Oder doch beides?

Durch die diagnostischen Fortschritte bekamen die Anhänger der mikrobiologischen Ansteckungstheorie schließlich die Oberhand. Mit innovativen Untersuchungsmethoden gelang es Robert Koch in den 1880er-Jahren, Bakterien zu vermehren und einzufärben. Aus Eiter und Blut von Kranken isolierte er »Tuberkuloseparasiten«, vermehrte und spritzte diese Kaninchen und Meerschweinchen und wirklich, die Tiere erkrankten an Tuberkulose. Weiter zeigte Koch, dass auch über die Luft eine Ansteckung möglich war, wenn er seine Versuchstiere nur lange genug mit einer Bakterienlösung besprühte. »Die in den tuberkulösen Substanzen vorkommenden Bazillen sind nicht nur Begleiter des tuberkulösen Prozesses, sondern die Ursache desselben«, verkündete er 1882 in seinem berühmt gewordenen Vortrag »Über die Ätiologie der Tuberkulose«. Damit war der Täter überführt, der Fall gelöst: Schuld trugen fortan die Bazillen!

Um seine Boden-Miasmen-Theorie zu retten, trank Max von Pettenkofer 1892 ein Schnapsglas mit einer hochkonzentrierten Lösung einer Cholerakultur. Wie er gehofft hatte, entwickelte der Wissenschaftler nur einen leichten Durchfall und »Bauchgrollen«. Auch in der Bevölkerung hielten sich lange miasmatische Vorstellungen von krankmachender Luft und Wohnverhältnissen – besonders im Proletariat, wo sie der alltäglichen Erfahrung entsprachen. Anschaulich nannten die Arbeiter die städtischen proletarischen und lumpenproletarischen Quartiere »Pesthöhlen«. Die Arbeiterbewegung, obwohl eigentlich keineswegs fortschrittsfeindlich, betonte, dass die behandelnde Medizin unter den gegebenen gesellschaftlichen Verhältnissen notwendigerweise das eigentliche Problem nicht lösen könne. Ihre Parole lautete: »Der Sozialismus ist der beste Arzt!«

Kampf dem Keim?

Mittelfristig war der Sieg der Kontagionisten dennoch nicht aufzuhalten. Robert Koch wurde von einem wissenschaftlichen Außenseiter zum Nationalhelden mit guten Beziehungen zum preußisch-kaiserlichen Hof, mit einem eigenen mächtigen Forschungsinstitut für Infektionsforschung bedacht und schließlich mit einem Nobelpreis geehrt. Das Bakterium wurde zum wesentlichen Problem der Gesundheitsförderung.

Im Verlauf des 19. und 20. Jahrhunderts konnten die Infektionen in Europa und Nordamerika zurückgedrängt werden, jene Krankheiten, die bis dahin für die Mehrzahl der Todesfälle verantwortlich gewesen waren. Häufig wird diese unbestreitbare Errungenschaft auf das überlegene Krankheitsverständnis der Bakteriologie zurückgeführt. Aber waren Koch und seine Anhänger erfolgreich? In Wirklichkeit hat ihr einseitiger Ansatz in eine verhängnisvolle medizinische Sackgasse geführt – an eine Grenze unserer therapeutischen und ökologischen Entwicklungsmöglichkeiten.

Von heute aus betrachtet wurde in der Debatte des 19. Jahrhunderts über die Rollen von »Keim« und »Wirt« gestritten. Kommt es auf die Schwächung des menschlichen Organismus an oder auf die Stärke des Kleinstlebewesens, das ihn zu besiedeln versucht? Für Robert Koch und die meisten seiner Schüler war das keine Frage. Ihre vereinfachende Antwort lautete: »Kein Keim, kein Problem!«

Das populäre »Liederbuch für deutsche Ärzte und Naturforscher«, erschienen 1892, vermittelt viel von der Haltung der Ärzteschaft in den 1880er-Jahren, nach Robert Kochs akademischem und wissenschaftspolitischem Triumph. Mediziner aus ganz Deutschland schickten für diese Veröffentlichung Selbstgedichtetes, scherzhafte oder informative Texte an den Herausgeber. Der Sammelband enthält das heitere Trinklied »Krieg den Bakterien!«:

Auf Kollegen, zum fröhlichen Krieg
Mit den Bakterien – uns winket der Sieg!
... Der das entdeckte, Koch sei tausend Dank!
Kennt man den Feind erst von Angesicht,
Fehlt es auch sicher an Mitteln uns nicht.

In dem weitverbreiteten Liederbuch finden sich Texte mit Titeln wie »Der Tuberkelbazillen Klage« und »Der letzte Bazillus«. Das klingt spaßig, aber die Ansteckungstheoretiker meinten es bitterernst: Ihr Ziel war die *Ausrottung* der Keime.

Darwins Ausdruck vom »Kampf ums Dasein« spielt in diesem akademischen Milieu eine wichtige Rolle und wurde gründlich missverstanden: Man wollte den Bakterien den Lebensraum streitig machen. Gegen Ende des Jahrhunderts argumentierten die deutschen Infektionstheoretiker immer kriegerischer, sprachen von Bakterien als den »Todfeinden des Menschengeschlechts«, von »Invasionen« in den menschlichen Körper. In einem seiner Vorträge lobte Robert Koch gar den »glorreichen Vernichtungskrieg gegen das gesamte Microgesindel«.

Der quasi-militärische Ansatz der Bakteriologen hatte schlimme Folgen, weil er – vermeintlich wissenschaftlich gesichert – immer häufiger auf gesellschaftliche Erscheinungen übertragen wurde. 1899 unternahm Robert Koch eine Forschungsexpedition ins Kaiser-Wilhelms-Land, die deutsche Kolonie auf Neuguinea. Hier begriff Koch zum ersten Mal, dass auch gesunde Menschen Krankheiten übertragen können. Bakterien und Viren vermehren sich in ihren Körpern, verursachen aber bei ihnen keine Symptome. Damit standen potenziell alle Individuen unter Verdacht, ein verborgener »Seuchenherd« zu sein, beispielsweise von Typhusbakterien. Der »Dauerausscheider« wurde zum Feind, Menschen zunehmend mit Bakterien identifiziert, die sie besiedelten.

Wirt und Keim

Was macht uns krank, was hält uns gesund? Für die deutschen Ansteckungstheoretiker waren »Erreger« schuld an der Krankheit, Partikel, die sich im Körper der Menschen erhalten und von diesen weitergegeben werden. Auf welche Art diese unsichtbaren Lebewesen Krankheiten auslösen, konnten sie lange nicht recht beschreiben, aber sie waren wenigstens dem wirklichen pathologischen Prozess auf der Spur. Sie hatten recht. Für einen gemäßigten Miasmatiker wie Rudolf Virchow galt hingegen als gesichert, dass eine Epidemie nur eine Folge der Verelendung sein kann – und auch er hatte recht. Zu einer Infektion gehört beides, ein starker (und vor allem destruktiver) Erreger und ein geschwächter Körper (mit wenig Immunität).[26]

Selbst der französische Bakteriologe Louis Pasteur, der die moderne Impfmedizin begründete, sagte einmal: »Die Mikrobe ist nichts, das Milieu ist alles.« Es wäre Pasteur nicht eingefallen, die Verantwortung der Bakterien abzustreiten. Nur sie übertreiben, das wollte er ebenso wenig. Als Max von Pettenkofer mit einem Selbstversuch die Ansteckungstheorie zu widerlegen versuchte und auf nüchternen Magen eine Choleralösung trank, verspürte er nur ein leichtes und vorübergehendes Unwohlsein. Medizinhistoriker vermuten, dass zu seinem Glück in dem Getränk nur ein wenig virulenter Bakterienstamm enthalten war. Aber von Pettenkofer war zum Zeitpunkt des Experiments ein geachteter, wohlgenährter und aktiver Mann, noch nicht besonders alt. Auf eine mangelernährte schlesische Bäuerin hätte das Gebräu anders gewirkt, sie möglicherweise sogar getötet.

Auch vor den Hungerjahren in den 1840ern waren in Oberschlesien immer wieder Ruhr, Malaria und Fleckfieber aufgetreten, ohne annähernd so viele Todesopfer zu fordern. Die katastrophale Epidemie hatte natürliche und gesellschaftliche Ursachen, die mit Mikroorganismen erst in zweiter Linie zu tun hatten: mit Arbeitsverhältnissen, der Nahrungsmittelproduktion, dem Welthandel.

Anfang des 19. Jahrhunderts wurde die Verelendung auf dem Land unübersehbar. Die Intellektuellen sprachen vom »Pauperismus«, einer »Epidemie der Armut«, wie der französische Schriftsteller Émile Laurent sich ausdrückte. In den vorangegangenen Jahrzehnten war die Bevölkerung stark gewachsen; außerdem versorgten sich immer weniger Menschen mit selbst angebauten Nahrungsmitteln. Viele Bauern wurden Landarbeiter oder Tagelöhner und verbanden Selbstversorgung und Lohnarbeit auf einem ärmlichen, unsicheren Niveau.

Deshalb waren die meisten Oberschlesier sowohl auf Geld angewiesen, um sich Nahrungsmittel zu kaufen, als auch auf eine gute Ernte. 1845 wurde die Kartoffelfäule aus Amerika eingeschleppt und vernichtete die Monokulturen, auf die eine gewachsene Landbevölkerung angewiesen war. Widrige Wetterverhältnisse verschlimmerten die Lage noch, weil sie zu schlechten Getreideernten führten. Sie trafen die lohnabhängige Bevölkerung doppelt: Auf den Gutsbetrieben gab es kaum bezahlte Arbeit, daher fielen die Löhne, während die Preise für Brot und andere Lebensmittel stiegen.

Eine klares Bild dieser Zusammenhänge vermittelte der sozialistische Schriftsteller Wilhelm Friedrich Wolff, ein Freund von Karl Marx und Friedrich Engels und selbst ein gebürtiger Oberschlesier. »Als infolge der Kartoffelkrankheit das Hauptnahrungsmittel immer teurer und seltener wurde, der Tagelohn aber nicht bloß nicht stieg, sondern noch fiel – da griffen die Menschen nach Kräutern, die sie auf Feldern und in den Wäldern pflückten, nach Quecken und Wurzeln, und kochten sich Suppen aus gestohlenem Heu und aßen krepiertes Vieh. Ihre Kräfte schwanden. Bedenkt man ferner die schlechte Kleidung, die schmutzigen, ungesunden Wohnungen, die Kälte im Winter, Mangel entweder an Arbeit oder an Kraft zur Arbeit, so wird man begreifen, wie aus den Hungerzuständen sich sehr bald, nicht mehr und nicht minder als in Irland, der Typhus entwickelte.«

Insofern ist Virchows Ausdruck vom »Hungertyphus« gar nicht so falsch. Die Nahrungsmittelerzeugung ließ sich nicht schnell genug steigern; dies war die Voraussetzung für das Fleckfieber und die Nahrungsknappheit wiederum ein Ausdruck einer vielfachen ökologischen, sozialen und wirtschaftlichen Krise.

Andere Zeiten, andere Krankheiten: der epidemiologische Übergang

Aber die Vielfachkrise des Pauperismus war nur ein Übergangsphänomen. Aus Bauern wurden Landarbeiter, dann Arbeiter in den Industriegebieten und Städter, oft auch Auswanderer. Die häufigsten Todesursachen waren Tuberkulose, Typhus, Scharlach und Darminfektionen gewesen.

Sehr langsam und mit großen Schwankungen sank die Zahl der Erkrankungen. Wenn sie doch auftraten, starben weniger Menschen an ihnen. Weil immer weniger Menschen an ansteckenden Krankheiten starben, die von Viren und Bakterien ausgelöst wurden, entstand im Verlauf des 19. und 20. Jahrhunderts allmählich ein neues »Mortalitätsmuster« (ein Begriff des Medizinsoziologen Johannes Siegrist), ein neues zahlenmäßiges Verhältnis der unterschiedlichen Todesursachen. Krebs und Herzkreislauferkrankungen traten in den Vordergrund, auch, weil die Menschen später starben und beide Krankheiten viel mit dem Altern zu tun haben. Infektionen spielen im globalen Norden dagegen kaum noch eine Rolle.

Seit dem Besuch Virchows im Jahr 1848 hat sich die Lebenserwartung eines Bewohners der Region Oberschlesien mehr als verdoppelt. Auch das durchschnittliche Geburtsgewicht, das Gewicht und die Größe sind gestiegen. »Der durchschnittliche Engländer ist heute sieben Zentimeter größer als sein Urgroßvater, der vor hundert Jahren lebte. Er lebt dreißig Jahre länger und seine Kinder haben eine ungefähr zehnmal bessere Chance, die Kindheit zu überleben«, fasst der Evolutionsbiologe Daniel Lieberman zusammen.[27] Die Entwicklung und das Wachstum der Kinder beschleunigen sich, beispielsweise setzt die Pubertät bei deutschen Mädchen heute zwei Jahre früher ein als vor hundert Jahren.[28]

Diese grundlegende Umwälzung wird *epidemiologischer Übergang* genannt. Er ist eine unerhörte Tatsache, über die wir uns nur deshalb nicht wundern, weil seine Dimensionen unsere eigene Lebensspanne knapp überschreiten. Überall, wo industriell produziert wird, lässt sich dieser historische Verlauf nachweisen.[29]

In Deutschland begann der epidemiologische Übergang Mitte des vorvorigen Jahrhunderts, weil eine andere Umwälzung bereits zuvor eingesetzt hatte, der sogenannte *demografische Übergang*. Dieser Begriff bezeichnet das neue Muster von menschlicher Fortpflanzung und Sterben. In agrarischen Gesellschaften erhält sich die menschliche Gattung, indem viele Kinder geboren werden. Das muss auch so sein, weil ebenso viele Menschen sterben wie neue geboren werden. Anders ausgedrückt, Sterblichkeit und Fruchtbarkeit liegen auf einem hohen Niveau, die Bevölkerungsmenge stagniert. Der demografische Übergang beginnt damit, dass die Sterblichkeit sinkt, während die Geburtenrate gleich bleibt oder leicht ansteigt. Deshalb wächst die Bevölkerung, bis sich schließlich auch die Fruchtbarkeit auf einem Niveau einpendelt, die mehr oder weniger der Mortalität entspricht.[30]

Das mag uns selbstverständlich erscheinen, aber die Ursachen des epidemiologischen Übergang sind, genauer betrachtet, nicht leicht zu verstehen; die wissenschaftliche Debatte dazu noch immer nicht abgeschlossen. Epidemiologen sind hier in einer ungewohnten Rolle. Sie müssen nicht das Entstehen von Krankheit und Tod erklären, sondern das Gegenteil: Wem verdanken wir das Verschwinden der Infektionen?

In Frage kommen die folgenden drei Verdächtigen: die kurative Medizin (»Modell Robert Koch«), die sozialhygienische Bewegung (»Modell Alter Virchow«) oder die Hebung des Lebensstandards (»Modell Junger Virchow«). Auf alle drei Verdächtigen weisen bestimmte Indizien hin, aber alle drei haben andererseits etwas zu ihrer Entlastung vorzubringen.

Zu klaren Aussagen über Krankheitsursachen zu kommen ist auf die Gegenwart bezogen schwer genug. Für die Vergangenheit scheint dies fast unmöglich. Wir sind uns sicher, dass wir die Großeltern unserer Großeltern an Größe, Geburtsgewicht und Lebenserwartung übertreffen, aber diese Messwerte sind »Aggregate«, sind das Ergebnis ganz unterschiedlicher Einflüsse.[31] Ein harter Fall also, aber so viel lässt sich sagen: Die Fortschritte der kurativen Medizin samt Impfungen haben zunächst wenig zu einer gesünderen Bevölkerung beigetragen. Sie haben ein Alibi: Sie waren nicht vor Ort, als der epidemiologische Übergang begann. Die Sterblichkeit nahm nämlich ab, lange bevor wirksame Medikamente gegen Typhus, Scharlach oder Cholera zur Verfügung standen. Tatsächlich stieg die Bevölkerungszahl schon seit Mitte des 17. Jahrhunderts langsam an, weil die Pest sich aus Europa zurückzog und die Säuglingssterblichkeit sank. Von medizinischem Fortschritt, der die Bevölkerung erreicht hätte, kann in dieser Zeit keine Rede sein.

Aber auch die sozialräumliche Reformbewegung (»Modell Alter Virchow«), die eine bessere Wasserversorgung, Kanalisation und hygienische Kontrolle der Lebensmittel forderte, brachte frühestens um die Jahrhundertwende spürbare Erfolge. Diese Tatsache hat einige Historiker dazu gebracht, auch diese Maßnahmen als Ursache der sinkenden Sterblichkeit auszuschließen. Thomas McKeown, ein englischer Professor für Sozialmedizin, argumentierte, der Grund sei *ausschließlich* in der besseren Ernährung der Bevölkerung zu finden: »Das Bevölkerungswachstum ist in erster Linie das Ergebnis einer sinkenden Mortalität, und der wichtigste Grund für ihr Sinken war die Verbesserung der wirtschaftlichen und sozialen Verhältnisse.« [32] Dass der Staat sich mit einer verbesserten Kanalisation und Lebensmittelüberwachung um mehr Hygiene bemühte, hielt McKeown für bedeutungslos, im Gegensatz zu den besseren Wohnverhältnissen, zum Beispiel durch den entstehenden sozialen Wohnungsbau.[33]

Gerade die Urbanisierung machte es den Infektionen zunächst leicht und hemmte so den epidemiologischen Übergang. Die neuen Trinkwasserleitungen erreichten unglücklicherweise das Gegenteil der beabsichtigten Wirkung. Die Filterung war nicht wirksam genug; deshalb begünstigten sie Typhus und Cholera sogar noch. Erst Ende des Jahrhunderts brachten bessere Filtersysteme einen Nutzen. Um die Verwirrung auf die Spitze zu treiben: Überhaupt ist fraglich, ob der steigende Lebensstandard (»Modell Junger Virchow«) nicht ebenfalls ein Alibi hat. Großstädte waren im 19. Jahrhundert noch lebensgefährlicher, als sie es heute sind. In den explosionsartig gewachsenen Siedlungen Englands beispielsweise lagen die Todesraten vor der Wende zum 20. Jahrhundert höher als in den ländlichen Gebieten; ohne einen ständigen Zustrom durch die Abwanderung vom Land wären sie *geschrumpft*. Europäische Stadtbewohner waren durchschnittlich häufiger krank und schlechter ernährt, weil sie in Zeiten steigender Preise weniger Zugang zu Nahrung hatten und härter unter den Folgen von Missernten litten. Besonders Säuglinge und Kleinkinder hatten in den Städten schlechtere Chancen. In den 1860er-Jahren fiel die mittlere Lebenserwartung in Liverpool sogar auf nur 25 Jahre – englische Bauern im 17. Jahrhundert lebten länger! In der »Lebensstandard-Debatte« streiten sich Historiker deshalb bis heute, ob vor dem Jahr 1900 die Bevölkerung überhaupt von der Industriellen Revolution profitierte – wohlgemerkt im Durchschnitt, der aus Bauern, Proletariat und Bürgertum zusammen gebildet wird.

Die weiße Pest

In der Debatte über den epidemiologischen Übergang wird auch die politische Frage verhandelt, welchen Beitrag die Medizin geleistet hat und in Zukunft noch leisten kann, um Lebensstandard und Lebenslänge zu erhöhen. Die kurative Medizin und die sozialmedizinischen Maßnahmen scheinen nur wenig beigetragen zu haben, wie das Beispiel der Tuberkulose zeigt. Auch Phthisis oder Schwindsucht genannt, war sie eine der wichtigsten Krankheits- und Todesursachen des 19. Jahrhunderts. Ihre Symptome unterscheiden sich je nach befallenem Organ. Deshalb galten ihre verschiedenen Ausformungen bis zu Robert Kochs bakterieller Analyse nicht als einheitliche Krankheit.

Unter den Armen und Arbeitern hieß die Tuberkulose »die weiße Pest«. Die Krankheit hielt sich hartnäckig, bis ins 20. Jahrhundert hinein. »Sie ist die Krankheit der chronischen Unterernährung, der stauberfüllten, dunstigen, schlecht ventilierten Werkstätten, der gesundheitswidrigen Körperhaltung bei der Arbeit, der Überanstrengung und dauernden Übermüdung der Körperkräfte, der ungesunden, lichtlosen, engen und schmutzigen Wohnungen«, schrieb Otto Rühle noch 1930 in seiner »Illustrierten Kultur und Sittengeschichte des Proletariats«. »Die Tuberkulose spottet aller ärztlichen Kunst, allen Bemühungen der Hygiene, aller Vorsicht und Abwehr des einzelnen.«[34] Die von Robert Koch 1880 entwickelte medikamentöse Therapie stellte sich als Fiasko heraus. Ein wirksames Medikament kam erst 67 Jahre später auf den Markt. Allerdings war Streptomycin so teuer, dass es für die meisten unerschwinglich war.

Wer hat's getan?

Dass die Krankheit so lange grassierte, lag nicht nur an den beengten Wohnverhältnissen, sondern auch an der urbanen Luftverschmutzung. Sie war der Grund dafür, dass die industriellen Zentren an Ruhr, Rhein und in Oberschlesien besonders stark betroffen waren. »Der Staub in den Fabriken und in der Atmosphäre bot der Tuberkulose und anderen Erkrankungen der Atemwege günstige Bedingungen; da sich die Menschen gezwungen sahen, ihre Fenster geschlossen zu halten, um Rauch und Ruß auszusperren, kam es zu einer verringerten Lüftung der Wohnräume, was die Verbreitung der Infektion in den Häusern förderte.«[35]

Damit ergibt sich ungefähr folgender Ablauf des epidemiologischen Übergangs: Zunächst wirkte lediglich die bessere Ernährung (»Modell Junger Virchow«). Städtebauliche Maßnahmen in der zweiten Hälfte des 19. Jahrhunderts wie bessere Kanalisation (»Modell Alter Virchow«) waren dagegen zunächst sogar kontraproduktiv oder wurden durch die gleichzeitige *Verschlechterung* der Wohnverhältnisse, teilweise auch der Arbeitsverhältnisse ausgeglichen.

Der epidemiologische Übergang beschleunigte sich nach dem Ersten Weltkrieg. Nun besserten sich die Wohnverhältnisse, nennenswerte Teile der Bevölkerung konnten in Wohnungen mit »Licht, Luft und Sonne« ziehen. Die Lebenserwartung stieg mit wachsender Geschwindigkeit.

Medizinische Behandlungen im engeren Sinn (»Modell Robert Koch«) machten sich erst im 20. Jahrhundert bemerkbar. Allerdings erschwerten die staatlich organisierten Maßnahmen die Übertragung, etwa durch die Quarantäne von Kranken bei bestimmten Infektionen und Lebensmittelkontrollen von Fleisch (etwa durch städtische Schlachthöfe) und Milch (wodurch die Rindertuberkulose ausgerottet werden konnte). Besonders wirksam war die Geburtsmedizin. So sank in Österreich die Säuglingssterblichkeit zwischen 1880 und 1911 von 264/1000 auf 184/1000, in Deutschland im gleichen Zeitraum von 206/1000 auf 104/1000.

Vor Abschluss des epidemiologischen Übergangs war den Ärzten durchaus bewusst, was für die sinkende Sterblichkeit verantwortlich war. »Die Erscheinung kann kaum anders als die eintretende Sanierung der Stadt erklärt werden, außerdem die Zunahme des allgemeinen Wohlstands und die damit zusammenhängende Hebung der gesamten Lebensführung, nämlich der Ernährung«, diagnostizierte in den 1860er-Jahren das Hamburger Medizinalkollegium, ein Beratungsgremium des Senats.[36] Der ärztliche Abwehrkampf gegen die ansteckenden Krankheiten taugt für Heldengeschichten, aber sie haben keine Grundlage. Nicht die kurative Medizin, sondern bessere Wohnverhältnisse, reichhaltigere und abwechslungsreichere Ernährung, weniger Luftverschmutzung und Armut führten dazu, dass immer weniger Menschen an der Tuberkulose starben.

Der Sozialmediziner Thomas McKeown, selbst ein ehemaliger Arzt, griff deshalb die Berechtigung der kurativen und präventiven Medizin frontal an. Geld für die pharmazeutische Forschung und medizinische Gerätschaften seien »ein Missbrauch von Ressourcen ... eine verzerrte Auffassung von der eigentlichen Aufgabe der Medizin«. Wie in der Debatte zwischen Kontagionisten und Miasmatikern im 19. Jahrhunderts streiten die Wissenschaftler, die sich mit den Ursachen des epidemiologischen Übergangs beschäftigen, nicht nur über die richtige Analyse. Gleichzeitig (und in der Regel unausgesprochen) geht es um ihre gesundheitspolitischen Konsequenzen: Warum in medizinische Forschung investieren, wenn der soziale Wohnungsbau effizienter ist, um die Krankheitslast zu senken? Warum Mediziner bezahlen, um soziale Probleme zu lösen?

Das sind berechtigte Fragen. McKeowns Analyse ist allerdings nicht ganz stichhaltig. Die Bevölkerung profitierte zwischen 1830 und 1900 tatsächlich von der sogenannten »ersten Welle der Gesundheitsförderung« durch Hygiene und städtische Sanierung, auch wenn diese Bemühungen immer wieder durch die Schwankungen ihrer Einkommen zurückgeworfen wurden.

Danach jedoch spielte die medizinische Versorgung eine wachsende Rolle, beispielsweise durch die medikamentöse Behandlung der Tuberkulose nach dem Zweiten Weltkrieg.

Überhaupt wuchs die gesellschaftliche Bedeutung der kurativen Medizin im Verlauf des 20. Jahrhundert in ungeahnte Höhen. Um 1930 wurde Insulin synthetisiert und als Medikament gegen den Diabetes eingesetzt. Es begann das »goldene Zeitalter der Medizin«: Das Antibiotikum Penizillin verschaffte der Medizin eine wirksame Allzweckwaffe gegen Keime, die nach dem Zweiten Weltkrieg zum Einsatz kam.[37] Lebensgefährliche Infektionen wie beispielsweise Blutvergiftung, Hirnhautentzündung und Diphterie wurden behandelbar. Mit neuen Impfungen konnten die Pocken ausgerottet und die Kinderlähmung zurückgedrängt werden. »Die Ärzte genossen Ansehen und Vertrauen wie niemals zuvor. Die Infektionskrankheiten hielt man für mehr oder minder besiegt, psychische Störungen ließen sich mit Hilfe von Chlorpromazin[38] kontrollieren, und am Horizont tauchte die Aussicht auf, auch den Krebs zu besiegen.«[39]

Eine Zeitlang strotzte die Ärzteschaft und die Medizin insgesamt vor Optimismus und Selbstvertrauen. Aber bald war nicht mehr zu übersehen, dass der medizinische Fortschritt sich verlangsamt hatte. Heute scheint es fast so, als würde er auf der Stelle treten. Die Steigerung der Lebensspanne nimmt ab. Der Grund dafür ist, dass wir es nach dem epidemiologischen Übergang mit einem anderen Gegner zu tun haben. Heute wären medizinische Erfolge im Kampf gegen Krankheiten wie Lungenkrebs, Schlaganfälle und Herzinfarkte nötig, also bessere Therapien gegen chronische Krankheiten.

Schlechte alte Bekannte

Und die Infektionen? In dem oben erwähnten Klagelied eines Tuberkulosebakteriums aus dem »Liederbuch für deutsche Ärzte und Naturforscher« nimmt der Keim schließlich die Herausforderung des Mikrobiologen selbstbewusst an und spricht zu Robert Koch:

D'rum öffne, Koch, jetzt das Visir,
Wir sind zum Kampf bereit;
Gebührt die Palme Dir, ob mir,
Das lehret erst die Zeit.

Nicht, wenn wir anscheinend ruh'n,
Hast Du den Sieg erreicht,
Nein, wenn der Mensch bleibt stets immun –
Doch das ist nicht so leicht.

Der lustige Reim von 1891 stellt sich heute als geradezu prophetisch heraus. Vielleicht haben wir uns mit dem antibiotischen Vernichtungskrieg gegen die Bakterien nur einen vorübergehenden Vorsprung verschafft. Die Infektionen holen auf. Etwa jedes vierte Staphylokokkus-Bakterium in einem bundesdeutschen Krankenhaus widersteht heute mehr als einem Antibiotikum. Diese Bakterien sind *multiresistent*. In anderen europäischen Ländern wie Großbritannien oder Spanien liegt die Resistenzrate sogar noch höher.

Besonders in Hospitälern oder Pflegeheimen wird dies zur Gefahr, weil viele Bakterienstämme opportunistisch handeln: Wenn sich die Gelegenheit bietet, einen Organismus zu besiedeln, nutzen sie diese. In Krankenhäusern sind solche Gelegenheiten reichlich vorhanden. Die Mikroorganismen finden Menschen vor, die beispielsweise nach einer Operation geschwächt sind. Krankenhausinfektionen kosten, nach einer Schätzung der Deutschen Gesellschaft für Krankenhaushygiene, jedes Jahr 30.000 Menschen das Leben. Das staatliche Überwachungszentrum hält das für übertrieben und geht von 10.000 bis 15.000 Toten aus. Ein steigender Anteil dieser Todesfälle geht auf bakterielle Infektionen zurück, gegen die sich mit Methicillinen – Antibiotika aus der Penizillin-Klasse – nichts mehr ausrichten lässt.

Die »Krankenhauskeime« wurden 1961 zum ersten Mal beschrieben und beschränkten sich bis in die 1990er-Jahre auf ihren Ursprungsort. Mittlerweile haben sich resistente Staphylokokken-Stämme auch außerhalb der Krankenhäuser verbreitet und verursachen Infektionen der Blase oder der Atemwege. Sie finden sich bei Tieren in Mastanlagen und wandern von dort in Wurst- und Fleischwaren. Resistente Keime finden sich im Erdreich und werden möglicherweise von dort aus irgendwann wieder die Menschen erreichen.

Die Ursache sind falsche, kurzsichtige Verschreibungen der Ärzte, vor allem aber der massenhafte Einsatz in der Schweine- und Geflügelzucht. Teilweise werden sogar dem Futter Antibiotika beigemischt. Mäuse, Ratten und die urbane Fauna insgesamt trägt mittlerweile multiresistente Bakterien mit sich herum. Damit wächst die Gefahr von Zoonosen, dem gefährlichen Überspringen resistenter Keime von Tier zu Mensch. Neben den Staphylokokken entwickeln zunehmend auch andere (»gram-negative«) Bakterienarten multiple Resistenzen. Und selbst die Tuberkulose, die Robert Koch einst vernichten wollte, erfreut sich bester Gesundheit, sofern Stäbchenbakterien sich über Gesundheit freuen.

»Schmeicheln wir uns nicht zu sehr mit unsern menschlichen Siegen über die Natur«, notierte Friedrich Engels im Jahr 1896. »Für jeden solchen Sieg rächt sie sich an uns. Jeder hat in erster Linie zwar die Folgen, auf die wir gerechnet, aber in zweiter und dritter Linie hat er ganz andere, unvorhergesehene Wirkungen, die nur zu oft jene ersten Folgen wieder aufheben.«[40] Robert Koch und andere deutsche Bakteriologen träumten zu Engels' Zeit vom endgültigen Sieg über die Bakterien, von unbeschränkter Naturbeherrschung. Die Medizin begann ein Wettrüsten, das nun schwer zu beenden ist.[41] Noch heute sprechen Hygieneärzte von einer »Deeskalation«, wenn sie auf bestimmte antibiotische Medikamente verzichten, um Resistenzen zu kontern. Insgesamt steigt dennoch der Verbrauch antibiotischer Mittel immer weiter an.

Noch ist die Rückkehr der Infektionen im Alltag kaum zu bemerken, aber sie zeigt sich bereits in der Statistik der Todesursachen. Zwar erliegen derzeit nur zwei von hundert Toten einer »infektiösen oder parasitären Krankheit«. Die Häufigkeit steigt aber stark an; vor gut zehn Jahren starb nur einer von hundert Toten an einer Infektion. Wegen der schnell zunehmenden Resistenzen fürchten Ärzte, irgendwann mit leeren Händen dazustehen, weil ihnen wirksame Antibiotika ausgehen. Ihre Wunderwaffe ist bereits ziemlich stumpf geworden. Unterdessen sucht die Forschung aufgeregt nach bisher ungenutzten Schwachstellen der Bakterien, um neue antibiotische Substanzen zu entwickeln und den Mikroorganismen wieder etwas voraus zu haben. Von einem »Vernichtungskrieg gegen die Mikroben« spricht niemand mehr.

Im Kampf gegen die Keime ist Abrüstung angezeigt

Einen solchen Krieg könnten wir ohnehin nur verlieren. Das letzte Bakterium wird den letzten Menschen überleben. Mikroorganismen sind überall um uns – und in uns. Ohne unsere Darmflora und Hautflora könnten wir nicht verdauen und keine Krankheiten bekämpfen Die Bakterien, die uns besiedeln, aber nicht schaden, werden treffend Kommensale genannt, was nichts anderes als »Mitesser« bedeutet. Sie sind Parasiten, die von Nahrungsrückständen im Darm oder Nährstoffen auf unserer Hautoberfläche leben, harmlos oder gutartig. Aus eigenem Interesse leisten sie Widerstand gegen bakterielle Eindringlinge, die ihnen die Vorräte streitig machen.[42]

Solange unsere Abwehrmechanismen zuverlässig arbeiten, machen Kommensale keine Probleme. Leider ist die Grenze zwischen den guten und den bösen Bakterien nicht eindeutig zu ziehen. Staphylokokken verhalten sich auf der Haut eines Gesunden kooperativ, in der Lunge eines Kranken breiten sie sich dagegen rücksichtslos aus. Antibiotische Mittel töten, mehr oder weniger wahllos, schädliche Bakterien ebenso wie nützliche. Weil sich aber in jeder Population immer ein paar widerstandsfähige Exemplare finden, untergraben diese Mittel ihren eigenen Erfolg: Angepasste, resistente Bakterien überleben und vermehren sich. Sie sind nicht aggressiver, sie verhalten sich nicht anders als ihre Vorfahren. Sie sind nur besser vor unseren Angriffen geschützt. Neue Wirkstoffe werden an dieser evolutionären Dynamik nichts ändern. Ein einzelnes Bakterium ist dumm, die Gruppe erstaunlich schnell lernfähig.

Dass Resistenzen entstehen würden, war unvermeidlich. Als der schottische Chemiker Alexander Fleming im Jahr 1945 den Nobelpreis für die Entdeckung des Penizillins entgegennahm, warnte er in seiner Rede: »Herr X hat Halsschmerzen. Er kauft sich Penizillin und nimmt es ein, nicht genug, um die Streptokokken abzutöten, aber genug, um den Bakterien beizubringen, dem Penizillin zu widerstehen. Dann steckt er seine Frau an. Frau X bekommt eine Lungenentzündung und wird mit Penizillin behandelt. Weil die Streptokokken resistent geworden sind, versagt die Behandlung.« Alexander Fleming hätte sich kaum vorstellen können, dass Antibiotika einmal massenhaft in der industriellen Tierzucht angewandt würden.

Sollen wir mit den Bakterien Frieden schließen? Bakterien, Viren und der Mensch entwickeln sich in gegenseitiger Beziehung weiter, in einer Koevolution. Die Mikroorganismen und der Mensch befinden sich in einem ununterbrochenen Anpassungsprozess zueinander. Körper und Stoffwechsel der Bakterien entwickeln sich weiter, zufällig und ziellos, fressend, verdauend, sich vermehrend. Für ihre Wirtsorganismen kann dieser evolutionäre Prozess verheerende Folgen haben. Besonders fruchtbare Bakterien oder Viren entstehen. Sie besiedeln menschliche Körper, an die sie nicht angepasst sind, und zerstören ihren Wirt. Dieser Vorgang ist allerdings selten und vorübergehend, weil sich im Verhältnis von Bakterium und Mensch Kooperation und Symbiose schnell auszahlen. Je unauffälliger sich ein Parasit oder Keim verhält, desto weniger Widerstand seines Wirts ruft er hervor.

Sozial bedingte Epidemien

Auch wenn unsere Sympathie wahrscheinlich den Lebewesen mit Zellkern gehört: Jede Geschichte hat zwei Seiten. Wie sah der epidemiologische Übergang aus Sicht der Bakterien aus, zum Beispiel der Cholera? Lange lebten die Vibrio cholerae in ihrer Heimat im indischen Bengalen, wahrscheinlich seit Jahrhunderten. Sie befielen fast ausschließlich Menschen der untersten Kasten, die nur selten an der Infektion verstarben. Mutterzellen hatten Tochterzellen, die wiederum zu Mutterzellen wurden, aber Mensch und Keim hatten sich einigermaßen aneinander gewöhnt; die Erkrankungen blieben auf einem gleichbleibend niedrigen, erträglichen Niveau. Während der Regenzeit im Mai 1817 entstanden unvermittelt neue Stämme, die sich in ganz Indien verbreiteten und schätzungsweise eine halbe Million Menschen töteten.

Die Cholera wäre wahrscheinlich trotzdem eine rein asiatische Angelegenheit geblieben, hätte nicht das britische Weltreich durch seinen intensiven Austausch von Waren und Menschen den Bakterien zahllose Reisemöglichkeiten geboten. So schwappten zwischen 1831 und 1922 sechs Pandemien nach Europa und in die ganze Welt. Vor dem Welthandel des britischen Empire hatte es solche Infektionswellen nicht gegeben. In den europäischen und amerikanischen Industriestädten fand die Cholera ausgepowerte Unterschichten vor, die auf engstem Raum wohnten, keinen Zugang zu sauberem Brauchwasser und kaum Zugang zu sanitären Anlagen hatten und die im besten Fall Gemeinschaftstoiletten nutzen konnten. Noch im Jahr 1892 forderte eine sechswöchige Choleraepidemie in Hamburg etwa 10.000 Tote, die meisten in den proletarischen Stadtvierteln.

Aber die guten Zeiten für Vibrio cholerae währten nicht lange. Ihre Übertragungswege wurden versperrt, buchstäblich ausgetrocknet, und die Bakterien trafen auf Menschen, deren Immunsystem wacher und schneller war und ihnen den Zutritt verwehrte. Die Cholera verschwand aus Europa und Nordamerika, aber vermehrt und erhält sich im Rest der Welt.

Diese Geschichte zeigt, dass ansteckende Krankheiten nicht nur an einer Front bekämpft werden dürfen. Welchen Schaden die Infektionen anrichten können, liegt nicht nur an ihrer Virulenz, sondern ebenso an der Leistungsfähigkeit der Körper und den Übertragungswegen. Wegen der Koevolution von Mensch und Mikroorganismen werden unvermeidlich neue Infektionen entstehen oder alte wiederauferstehen, die ihre Chancen und Nischen nutzen werden. Das Verhältnis zwischen Keim und Wirt ist aber komplex, viel verwickelter, als es die ideologisch überfrachteten Debatten vom Miasmen-Streit bis zu HIV nahelegen. Die richtige Formel lautet nicht: »Keim → Krankheit«, aber auch nicht: »Schwäche → Krankheit«, nicht einmal »Keim + Schwäche → Krankheit«. Sie heißt: »Keim * Schwäche → Krankheit«. Wir befinden uns in der unguten Situation, gegen einen Gegner anzutreten, dessen Verhalten und Fähigkeiten niemand kennt und niemand kennen kann.

Ganz sicher ist aber, dass es von den gesellschaftlichen Umständen abhängen wird, wie tödlich kommende Infektionswellen verlaufen werden. Geschwächte Bevölkerungen, die sozial absteigen, bilden das Reservoir für Infektion. Es gibt beunruhigende Zeichen: »Nachdem im Süden Griechenlands die Mittel für die Prävention gekürzt worden waren, kam es im August 2010 zu einer Ausbreitung des West-Nil-Virus, dem im Süden des Landes und in Zentralmakedonien 62 Menschen zum Opfer fielen«, berichten die Gesundheitswissenschaftler David Stuckler und Sanjay Basu. »Wenig später wurde in den südgriechischen Regionen Lakonien und Ostattika zum ersten Mal seit 1970 ein Malariaausbruch registriert.«[43] Seitdem werden neue Übertragungen unter Einheimischen berichtet. Die Malaria könnte in einem europäischen Land wieder heimisch werden.

Zwischen Mikro- und Makroorganismen stellt sich ganz von allein und notwendigerweise ein gewisses ökologisches Gleichgewicht ein. Wir sollten versuchen, es möglichst langfristig und vorteilhaft zu gestalten. Vor dem 19. Jahrhundert starb etwa jeder dritte Säugling und leichte Verletzungen waren unter Umständen lebensgefährlich. Antibiotika sind nötig, aber sie müssen seltener und gezielter eingesetzt werden, um die Resistenzentwicklung zu verlangsamen. Dem stehen aber starke, fast unüberwindbare wirtschaftliche Widerstände entgegen. Der Antibiotikaeinsatz ist ein wesentlicher Bestandteil der Massentierhaltung. Die rationalisierten Behandlungsabläufe in den Krankenhäusern wären ohne Antibiotika (in der Hinterhand) kaum möglich. Kurz, im Kampf gegen die Infektionen hat die kurative Medizin eine *ökologische* Grenze erreicht.[44]

Alte und neue Gegner

Als Rudolf Virchow 1848 in Berlin einen Nachtzug bestieg, um die oberschlesische Fleckfieberepidemie zu untersuchen, existierte die moderne Medizin noch nicht. Mittlerweile haben die Epidemien sich aus Europa zurückgezogen – vorerst. Die Medizin hat zu dem epidemiologischen Übergang beigetragen, aber ihr Beitrag war weit weniger entscheidend als die soziale Entwicklung. Auf lange Sicht befreite ein steigender Lebensstandard breite Massen von der überharten Schufterei, verschaffte ihnen Zugang zu Bildung und eine gewisse Sicherheit durch zivile Rechte und Wohlstand.

An dem gesundheitlichen Unterschied zwischen oben und unten, dem sozialen Gradienten, änderte diese Entwicklung allerdings nichts. Auch wenn es den Massen zunehmend besser ging, die oberen Klassen behaupten bis heute ihren

Vorsprung. Das medizinische System hat die Ungleichheit der Gesundheit nicht abgebaut, und es gibt keinen Grund, warum es in der Zukunft dazu in der Lage sein sollte. »Medizinische Versorgung ist von Bedeutung, aber es ist einfach so, dass die sozialen Umstände wichtiger sind«, argumentiert der kanadische Gesundheitsökonom Richard G. Evans. »Trotz der Fortschritte der Medizin und obwohl sich die Todesursachen (seit dem 19. Jahrhundert, d. A.) radikal verändert haben, blieb der soziale Gradient erhalten. Diese Tatsache legt nahe, dass seine Wurzeln außerhalb des Einflusses medizinischer Behandlungen liegen.«[45]

Der epidemiologische Übergang verlief langsam und schwankend, aber in einer Abfolge von etwa sechs Generation seit dem Pauperismus erlebten Eltern in der Regel, dass es ihren Kinder besser ging. Nur auf dieser Grundlage konnten pathogene Bakterien und Viren (medizinisch-kurativ) in Schach gehalten werden. Auf seinen grafischen Darstellungen, die einerseits Lebenserwartung, andererseits Jahreszahlen enthalten, sieht der epidemiologische Übergang aus wie ein Abhang, der hinunter ins Tal führt. Aber die Seuchen können zurückkehren. Die Sterblichkeit durch Infektionen kann wieder ansteigen und die Talsohle in einen Abhang verwandeln. Anders gesagt, das moderne Mortalitätsmuster ist nur so weit gesichert, wie seine soziale Grundlage gesichert ist. Insofern bleibt gültig, was Rudolf Virchow 1848 in Oberschlesien erkannte: »Aller Wahrscheinlichkeit nach sind es die lokalen Verhältnisse der Gesellschaft, welche die Form der Krankheit bestimmen … und sie ist häufiger, je armseliger und einseitiger die Nahrungsmittel und je schlechter die Wohnungen sind.«

Vorerst aber sind tödliche Infektionen noch eine Randerscheinung in unseren Breitengraden. Wir befinden uns im »Zeitalter der degenerativen und gesellschaftlich verursachten Krankheiten«, wie der amerikanische Bevölkerungswissenschaftler Abdel Rahmin Omran formulierte, dem Zeitalter von Krebs, Alzheimer, Depression und Herzinfarkt.

Eine vielzitierte Maxime der Gesundheitswissenschaft lautet: *Put life to years, not years to life* – nicht zusätzliche Jahre dem Leben hinzufügen, sondern die Jahre mit Leben erfüllen! Schließlich wünscht sich kaum jemand ein langes, aber leeres Leben ohne Freude, Glück und Sinn. Unter »qualitativen Gesichtspunkten« ist der epidemiologische Übergang allerdings keine bloße Erfolgsgeschichte. Die Lebenserwartung wurde zwar verlängert, aber auch die Krankheitslast – weniger Mortalität, dafür mehr Morbidität. Wir bekamen »eine geringere Sterblichkeit im Tausch für mehr Krankheit«, schreibt der Evolutionsbiologe Daniel Lieberman. »Von jedem zusätzlichen Jahr, das wir seit 1990 erreicht haben, waren nur zehn Monate gesund.«[46]

Solche Zahlen sind Schätzungen. Entscheidend an Liebermans Beobachtung ist: Viele Menschen leben zwar länger als früher, aber sie tun es mit Krankheiten und Einschränkungen, oft unter medizinischer Betreuung.[47] Einerseits wurden Infektionen seltener, andererseits sind chronische Krankheiten häufiger, als sie es vor dem epidemiologischen Übergang waren. Kein Wunder, schließlich steigt das Erkrankungsrisiko mit steigendem Alter – aber Diabetes, Bluthochdruck, Herzinfarkte oder Krebs sind *auch in altersbereinigten Berechnungen häufiger* geworden. Es gab im 19. Jahrhundert weniger 45-Jährige mit Herzkreislauf-Krankheiten als heute, weniger Krebsfälle, weniger Diabetes.

Die Erklärung dafür klingt zunächst ziemlich banal: Die historische Entwicklung hat viele gesundheitsschädliche Einflüsse abgemildert, einige sogar ganz abgeschafft. Andererseits aber hat sie neue Belastungen hervorgebracht und manche der alten verschlimmert.[48]

Die Medizin spielt außerdem eine wachsende Rolle im Alltagsleben; auf irgendeine Art in Behandlung zu sein, wird tendenziell von der Ausnahme zu einem Regelfall. Besonders deutlich ist diese Medikalisierung bei älteren Menschen, aber sie greift auch auf Erwerbsalter, Jugend und Kindheit über. Das verstärkte medizinische Eingreifen bringt aber nicht mehr den großen Zugewinn an Gesundheit und Lebenszeit. Der Grenznutzen der medizinischen Interventionen nimmt ab, weil das drängendste Problem nicht mehr die Infektion ist, sondern die Degeneration, nicht mehr die *Ansteckung*, sondern der *Verschleiß*.

3. Vorbeugen statt heilen?

Warum die Pumpe irgendwann nicht mehr will

Non intellecti nulla est curatio morbi.
Unverstandene Krankheiten können nicht geheilt werden.
Cornelius Gallus

Nach dem epidemiologischen Übergang stirbt die Mehrzahl der Menschen nicht mehr an ansteckenden Krankheiten. Die häufigsten Todesursachen sind Herzkreislaufstörungen, gefolgt von Krebs, gefolgt von Erkrankungen des Nervensystems wie Alzheimer. Tumoren und kardiovaskuläre Störungen zusammengenommen sind in den Ländern Nord- und Mitteleuropas für etwa zwei Drittel der Todesfälle verantwortlich. Oft werden sie »Volkskrankheiten« oder »Zivilisationskrankheiten« genannt. Sie sind der neue Gegner der heilenden, kurativen Medizin – aber gegen diesen Gegner helfen die alten Waffen kaum! Bösartige Neubildungen, die genauere Bezeichnung für Krebs, sind etwas ganz anderes als bösartige Keime. Die wesentlichen Krankheiten verlaufen heute chronisch, sie sind die Folge eines anhaltenden Abbaus.

Eben diese medizinische Problematik macht die gesundheitliche Prävention so anziehend und erfolgreich. Die Vorbeugung verspricht, die Krankheitslast zu senken, indem sie einerseits früher als bisher medizinisch eingreift, andererseits die Entstehung der chronischen Krankheiten durch einfache Lebensstiländerungen wie Sport treiben verhindert.

Leider können wir aber chronische Krankheiten in Wirklichkeit kaum je vermeiden und fast nie heilen, höchstens ihr Fortschreiten verlangsamen und ihre Folgen ausgleichen. Um zu verstehen, warum das so ist, müssen wir untersuchen, was eigentlich schief läuft, wenn sie entstehen.

Der menschliche Körper ist eine Fabrik

Das Fließband des Mundes transportiert zerkleinerte Nahrung ein dickes Speiserohr hinunter wie ein Förderband in einem Bergwerk. Auf dem Weg in den Magen wird sie aus Düsen mit Speichel besprüht. Gleichzeitig leitet ein anderes

Röhrensystem Sauerstoff zur Lunge. Die Industrieanlage des Körpers mit ihren Kurbelwellen, Drähten und Tanks wird von Arbeitern am Laufen gehalten, die gewissenhaft bestimmte Aufgaben im Körper erfüllen. Lagerarbeiter in der Leber etwa stapeln Fettzellen aufeinander und Mess- und Regeltechniker in der Bauchspeicheldrüse mischen Magensäure zusammen. Ihre Arbeitsanweisungen erhalten diese kleinen Helfer in unseren Organen aus der Schaltstelle im Gehirn, die für das Nervensystem als eine Telefonzentrale mit Steckvermittlung gezeichnet ist, für den Atem als eine industrielle Messwarte.

Das berühmte Bild »Der Mensch als Industriepalast« aus den 1920er-Jahren wirkt gleichzeitig einleuchtend und bizarr. »Das Herz wird zur Kolbenpumpe, eine Raffinerie ersetzt Magen und Darm, die Leber erweist sich als Chemiefabrik und die Niere als Filteranlage.«[49] Der Schöpfer dieser modernen Allegorie hieß Fritz Kahn. Während der Weimarer Republik war er, ein studierter Arzt, der erfolgreichste deutsche Autor populärer Sachbücher. Kahn wollte mit seinen Werken wirken und verkaufen, aber ebenso sehr erklären. »Falsch ist es schon, aber verständlich«, antwortete er auf die Kritik, er habe die Vereinfachung zu weit getrieben.

Mit »Der Mensch als Industriepalast« gelang es Kahn, wesentliche körperliche Funktionen in mechanische und industrielle Abläufe zu übersetzen. Das Bild imaginiert die miteinander verbundenen Systeme Verdauung, Atmung und Nerven als eine Körperfabrik. Für ihre jeweiligen Aufgaben setzen die inneren Organe die damals allerneueste Technik ein, und in ihre höchste Etage platzierte Kahn – eine überraschende Reminiszenz an den deutschen Idealismus – Aufsichtsrat und Geschäftsführung, die in jeweils eigenen geräumigen Zimmern residieren: »Vernunft«, »Verstand« und »Wille«. Gefühle schienen Kahn offenbar verzichtbar.

Unsere Alltagssprache ist durchdrungen von solchen Bildern. Nach Feierabend müssen wir »abschalten«. Seitdem wir mit tragbaren elektronischen Geräten herumlaufen, ist auch unser eigener »Akku leer«, wenn wir erschöpft sind, oder wir fahren in den Urlaub, »um den Akku wieder aufzuladen«. Herzkranke klagen: »Die Pumpe will nicht mehr.« Wir sprechen gerne von unserem Körper als einer Maschine, diese Bilder leuchten uns ein. Gehen wir also von dieser Arbeitshypothese aus, um die Entstehung von chronischen Krankheiten zu betrachten: Was passiert, wenn unsere Maschine anhaltende Schäden nimmt?

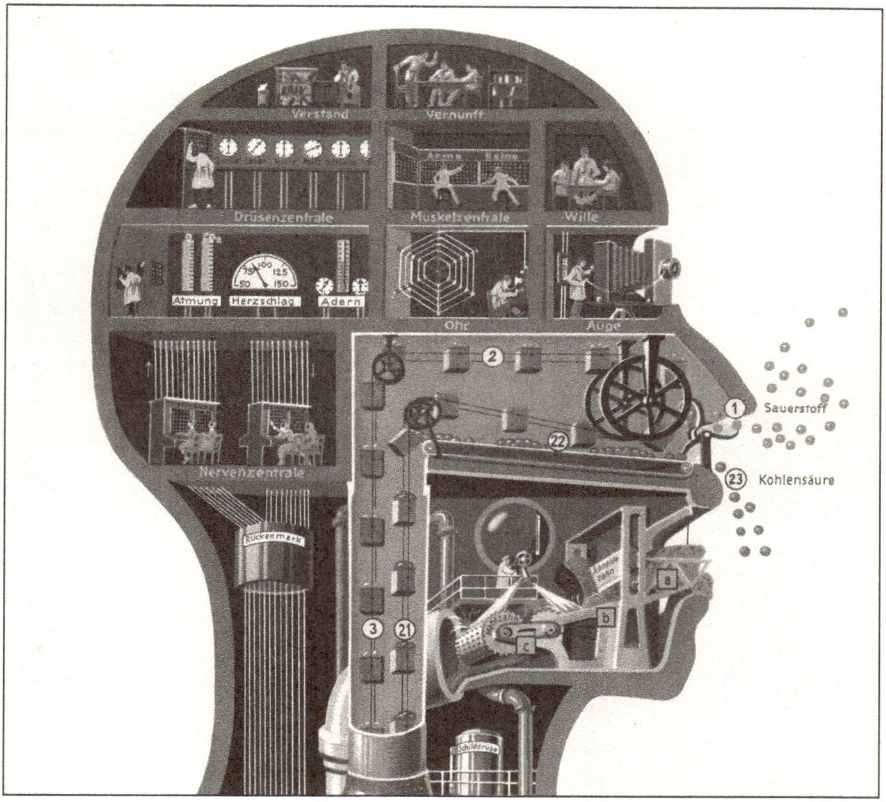

Bild: Fritz Kahn – Der Mensch als Industriepalast (Ausschnitt) © von Debschitz

Vom Teamwork unserer Organe

Fritz Kahn zeichnete den menschlichen Körper als Industriekomplex, als integrierte Zusammenarbeit verschiedener spezialisierter Abteilungen. Die Allegorie wäre ganz richtig, geriete seine Darstellung einer Fabrik nicht furchtbar unglaubwürdig. Kahns »Körper als Industriepalast« arbeitet strikt zentralistisch: Das Management im Gehirn gibt die Befehle, die von der Belegschaft gewissenhaft ausgeführt werden. Keine Fabrik der Welt hat aber jemals so funktioniert, wie die Geschäftsführung es sich dachte.[50] In Wirklichkeit wird die Arbeit erledigt, weil die Beschäftigten einander helfen, informelle Absprachen treffen und sich gegenseitig auf dem Laufenden halten. Da hält die Angestellte aus der Buchhaltung einen Plausch mit dem Lagerarbeiter, der ihr erzählt, dass sein Kollege nächste Woche krankgeschrieben sein wird, und auf dem Rückweg nimmt sie noch schnell die Post mit in ihr Büro. Die verschiedenen Abteilungen wurschteln so vor sich hin, aber wenn Termine eingehalten werden müssen, legen sich alle ins Zeug.

In unserem Körper geht es ganz genauso zu – wenigstens so lange es gut, das heißt: gesund läuft. Auch unsere körpereigenen Substanzen und fast alle Organe erfüllen immer mehrere Aufgaben. Dopamin beispielsweise ist ein sogenannter Neurotransmitter, der Botschaften von Nervenzelle zu Nervenzelle überbringt. Die medizinische Forschung glaubte lange, diese verantwortungsvolle Aufgabe sei auf das Ankündigen bevorstehender Belohnungen beschränkt. Mittlerweile ist klar, dass Dopamin durchaus auch schlechte Nachrichten mitteilt, wenn nötig.[51] Dopamin hilft außerdem mit bei den sogenannten exekutiven Funktionen im Vorderhirn, die überhaupt nichts mit dem Erleben von Lust oder Unlust zu tun haben. Dazu gehört etwa die Koordination unserer Bewegungen mit unseren Sinneseindrücken, die wir brauchen, wenn wir einen Schlüssel umdrehen oder eine Kaffeetasse auf den Tisch stellen. Dopamin vermittelt aber nicht nur als Neurotransmitter zwischen den Zellen. Außerhalb des Gehirns zirkuliert es als Hormon in der Blutbahn und – nur ein Beispiel unter vielen – fördert die Durchblutung der Niere.

Hormone sind Proteine (sprich: Eiweiße), die physiologische Reaktionen von entfernt liegenden Zellen auslösen; sie sind sozusagen die Botengänger, die die anstehenden Arbeitsaufträge von Abteilung zu Abteilung tragen. Dopamin wird im Hypothalamus gebildet, einer Drüse im Gehirn. Sie koordiniert die Hormonausscheidungen in die Blutbahn, beispielsweise die der Schilddrüse. Das geht so: Der Hypothalamus schüttet ein Hormon aus, das wiederum unsere Hirnanhangdrüse (die Hypophyse) veranlasst, ein anderes Hormon auszuschütten, das – um eines von vielen Beispielen zu nennen – unsere Schilddrüse veranlasst, ein Hormon auszuschütten, das – wieder nur eines von vielen Beispielen – unserer Leber mitteilt, doch bitte möglichst schnell Zucker in die Blutbahn zu befördern. Mediziner nennen solche mehrstufigen Vermittlungen anschaulich »Kaskaden« oder »Achsen«.

So steuert der Hypothalamus unser vegetatives Nervensystem. Dieses System, das unter anderem für die Aufrechterhaltung von Atmung, Verdauung und Blutkreislauf zuständig ist, trägt seinen Namen zurecht: Mit unserem Bewusstsein können wir es ebenso wenig beeinflussen wie die Topfpflanze auf dem Fensterbrett.[52] Und trotzdem atmen und verdauen wir und unser Herz schlägt zuverlässig weiter. Das vegetative Nervensystem funktioniert ohne unsere bewusste Steuerung einwandfrei, weil es die Folgen seiner Handlungen selbst zu spüren bekommt.

Der letzte Botengänger namens Thyroxin wirkt nämlich sowohl auf die Hypothalamusdrüse wie auf die Hirnanhangdrüse zurück. Thyroxin hemmt die Ausschüttung seiner Vorgänger. Das verhält sich ungefähr so, als ob in einem Kraftfahrzeug das Kohlendioxid, das durch den Auspuff entweicht, automatisch die Benzinzufuhr am Gaspedal drosseln würde.

Rückkopplung und Ausgleich

Unsere Organe und das Gewebe arbeiten in verwickelten Regelkreisen zusammen. Die Hormone greifen ineinander, schubsen einander an wie umfallende Dominosteine, aber sie verzweigen sich auch und führen wieder zu ihrem Ausgangspunkt zurück. Die mehrfache negative Rückkopplung verhindert, dass sich ein Organ verselbstständigt und Schaden anrichtet. Die Befehlsketten in dieser Körperfabrik laufen nicht einfach ordentlich von oben nach unten, sondern in Schleifen, besser gesagt: in Netzen.

Wichtige »Richtgrößen« wie die Körpertemperatur oder die Konzentration des Blutzuckers werden ohnehin von mehreren Organen gemeinsam geregelt, weil das wesentlich sicherer ist. Lässt ein Organe oder ein Gewebe in seiner Leistung nach, springen andere ein oder versuchen es wenigstens. Die körperlichen Organisationsprinzipien lauten *Rückkopplung und Kompensation*. Insofern ist der menschliche Körper eine Fabrik, von der Manager nur träumen können: Hier wird Verantwortung geteilt, auf allen Hierarchieebenen und zwischen allen Hierarchieebenen werden Absprachen getroffen und Eigenverantwortung geübt. Lässt ein Kollege in seiner Leistungsfähigkeit nach, springen andere ohne zu zögern ein und versuchen, seine Aufgabe zu übernehmen. Selbst der Chef im Hirn praktiziert einen kooperativen Führungsstil. Das Wesentliche beim laufenden Betrieb bekommt er ohnehin nicht mit …

Kein Mitarbeiter in dieser Fabrik ist austauschbar, weil sie allesamt mehrere Aufgaben erfüllen – Aufgaben, die wir zum größeren Teil noch gar nicht kennen. Das Drehen an einer physiologischen Stellschraube, beispielsweise durch die Gabe von synthetischem Thyroxin in Form von Tabletten, hat deshalb fast immer mehrere und oft unerwünschte Folgen. Es kann beispielsweise neben dem Fettstoffwechsel auch die Darmtätigkeit anregen.

Der »Mensch als Industriepalast« von Fritz Kahn vermittelt also ein falsches

Bild von der Funktionsweise unseres Körpers, unserer inneren Arbeitsteilung. Sie ist weit vielschichtiger, und das Zusammenspiel der Organe und Gewebe begreifen wir erst in Ansätzen. Unsere medizinischen Eingriffe können daher nur grobschlächtig sein. Kahns Sinnbild hat aber eine weitere, noch entscheidendere Schwäche: Gleichbleibend und gleichförmig speichert diese Stoffwechselfabrik Energie und verbraucht Kraft, völlig unbeeindruckt von ihrer Außenwelt. In Wirklichkeit muss die Belegschaft in der Lage sein, schnell auf äußere Einflüsse zu reagieren.

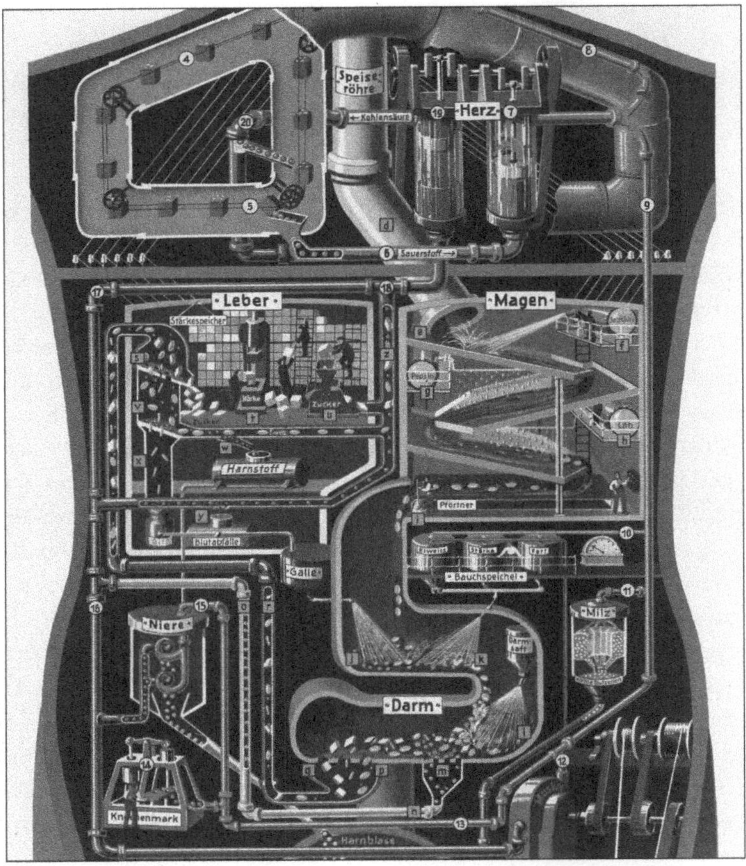

Bild: Fritz Kahn – Der Mensch als Industriepalast (Ausschnitt) © von Debschitz

Der Organismus gleicht insofern viel eher einem Schiff auf hoher See als einer Fabrik an Land. Wenn ein Sturm aufzieht, gerät die Mannschaft in Alarmbereitschaft. Dann muss der Schiffsmotor in der Lage sein, mit voller Kraft zu arbeiten, das Schiff muss sekundenschnell die Richtung wechseln können. Alle langfristigen Aufgaben werden zurückgestellt, um ein Auflaufen zu verhindern. Wie ein Schiff während der Fahrt sich dem Wetter anpassen muss, so muss auch unser Körper sich fortwährend der augenblicklichen Situation anpassen, neuen Belastungen begegnen. Um den englischen Ausdruck zu verwenden: er muss mit *Stress* fertig werden.

Was macht krank? Stress, die Alarmreaktion unseres Körpers, spielt eine entscheidende Rolle für unsere Gesundheit und damit auch für die Möglichkeit der Prävention. Erst wenn wir begreifen, was auf unserem Körperschiff geschieht, wenn es in schweres Wetter kommt, können wir die gesundheitlichen Folgen verhindern.

»Ein durch diverse schädliche Mittel erzeugtes Syndrom«

Dass auch unser Körper auf drohende Gefahr mit einem ziemlich gleichförmigen Muster reagiert, ist eine vergleichsweise neue Erkenntnis. Wir verdanken sie einem jungen Hormonforscher. Im Jahr 1936 veröffentlichte der 29-jährige Hans Selye einen Aufsatz mit dem schönen Titel »Ein durch diverse schädliche Mittel erzeugtes Syndrom«. Den Ausdruck »Stress« – das englische Wort für »Belastung« – benutzte er in diesem Beitrag noch nicht, wohl aber beschrieb er dessen körperliche Grundlagen. Auf diese Grundlagen stieß er zufällig, als er bei seinen Experimenten Laborratten eher unbeabsichtigt enormen Belastungen aussetzte.

Hans Selye stammte aus der ungarischen Stadt Komárom. Schon als Jugendlicher experimentierte er »zum Entsetzen der Mutter« im Keller seines Elternhauses mit Fröschen und Hühnern. Für die Gegner von Tierversuchen hatte er zeit seines Lebens kein Verständnis. »Diese wohlmeinenden Leute zögern nicht, Insulin, Adrenalin, Antibiotika oder andere Medikamente zu nehmen, wenn sie krank sind; doch sie denken nicht daran, daß all diese Heilmittel das Ergebnis von Tierexperimenten sind«, klagte er in seiner Autobiografie. »Diese Art von Widerstand hat mich während meiner ganzen Laufbahn behindert.«[53] Eigentlich wollte Selye der Familientradition folgen und Arzt werden, aber wissenschaftliche Neugier führte ihn in die Forschung. 1933 verließ er seine ungarische Heimat und ging nach Kanada, wo er an der medizinischen Fakultät der renommierten McGill-Universität in Montreal eine Assistentenstelle antrat.

Selyes Spezialgebiet war damals neu, noch wenig bearbeitet und daher vielversprechend für einen jungen Wissenschaftler: die Endokrinologie, die Lehre von den Hormonen und ihrer Wirkung. Erst seit 1905 war klar, dass bestimmte Proteine, die unsere Drüsen in die Blutbahn ausscheiden, auf weit entfernt liegende Zellen als »Reizstoffe« wirken. Die vermittelnde und steuernde Rolle dieser Stoffe wurde in den 1920er-Jahren für Biomediziner zunehmend interessant. Als Hans Selye Ende des Jahrzehnts seine wissenschaftliche Arbeit begann, waren noch längst nicht alle Hormone identifiziert, und sein Professor James Collip war auf der Suche nach neuen, bisher unbekannten weiblichen Geschlechtshormonen.

Seine erste verantwortungsvolle Aufgabe als wissenschaftlicher Assistent bestand also darin, weiblichen Ratten einen Extrakt aus Kuheierstöcken einzuspritzen und die körperlichen Folgen zu dokumentieren. Aber merkwürdigerweise veränderten sich die Geschlechtsorgane der Ratten durch die Sexualhormone der Kühe überhaupt nicht. »Stattdessen beobachtete ich zu meiner Überraschung ein seltsames Syndrom ... eine Erweiterung der Nebennierenrinde mit Anzeichen verstärkter hormonproduzierender Aktivität ... Schrumpfung des Lymphgefäßsystems ... und Geschwüre an Magen und Darm.«

Selye stand nun vor der Frage nach der Ursache. Gingen die körperlichen Veränderungen auf die Wirkung der Hormone zurück oder auf eine Vergiftung, war sie hormonell oder toxisch? Um das herauszufinden, spritzte Selye den Versuchstieren weitere Drüsenextrakte. Wieder zeigte sich das gleiche Muster. Er benutzte giftige Substanzen. Er schnitt den Tieren ins Rückenmark. Schließlich setzte er die Ratten extremer Kälte, Hitze und körperlicher Belastung aus. Was immer er auch mit ihnen anstellte, immer zeigten die Tiere dieselben Veränderungen: vergrößerte Nebennieren, verkümmernde Lymphdrüsen und Schäden im Verdauungstrakt.

Diese Symptome fasste Selye später unter dem Begriff »Allgemeines Anpassungssyndrom« zusammen. In einem Beitrag für das englische Fachmagazin *Nature* von 1936 (eine seiner ersten Veröffentlichungen) teilte er das Syndrom in drei Phasen ein: Alarm – Widerstand – Erschöpfung. Das charakteristische Bündel von Symptomen stellte sich Selyes Ansicht nach ein, wenn eine körperliche Herausforderung nicht mehr bewältigt werden konnte. Später setzte sich für solche Herausforderungen der Begriff *Stressoren* durch. Selye verstand darunter alle Einwirkungen, die unseren Körpern eine Anpassungsleistung abverlangen. Für die Versuchstiere bestand die Herausforderung darin, das Gift auszuscheiden, oder die Körpertemperatur auszugleichen. »Wird die Behandlung mit einer vergleichsweise niedrigen Dosierung oder leichten Verletzungen fortgesetzt, bauen die Tiere einen so großen Widerstand auf, dass ihre Organe später nahezu normal aussehen und arbeiten«, stellte er 1936 nüchtern fest. »Wird die Behandlung fortgesetzt, verlieren die Tiere ihre Widerstandskraft und gehen ein.«

Welche epochemachende Entdeckung er mit seinen Versuchen gemacht hatte, war Hans Selye zu diesem Zeitpunkt keineswegs klar. Es entspricht unseren alltäglichen Erfahrungen, dass die Widerstandsfähigkeit eines Lebewesens begrenzt ist und ein dauerhaft überlasteter Körper zerschlissen wird. Selye lenkte aber den Blick auf die hormonelle Grundlage und damit auf das Zusammenspiel der Organe – und deren Koordination gelingt mal mehr, mal weniger gut.

Grundzüge der Stressreaktion

Der anregende und erregende Teil des vegetativen Nervensystems wird *Sympathikus* genannt. Er sorgt dafür, dass Kraft mobilisiert und körperliche Reserven wie Muskeln und Fettspeicher abgebaut werden, indem er beispielsweise Atmung und Herzschlag beschleunigt. Gegenspieler des Sympathikus ist der *Parasympathikus.* Dieser Teil des vegetativen Nervensystems sorgt für Entspannung und Erholung unserer Organe, indem er beispielsweise das Herz langsamer und schwächer pumpen lässt. Entsprechend werden sympathisch Energiereserven abgebaut, parasympathisch Reserven aufgebaut.[54]

Die Stressreaktion – unsere Antwort auf bestehende oder erwartete Aufgaben – verläuft über die Vermittlung des Nervensystems, hat aber auch eine hormonelle Seite. Einerseits tritt der Sympathikus in Aktion: über Nervenbahnen beschleunigt er den Herzschlag und erweitert die Atemwege. Außerdem wirkt er auf die Nebennieren ein, Drüsen, die wie eine Kappe auf den Nieren im oberen Bauchraum sitzen. Ein Teil der Nebennieren, das Nebennierenmark, beginnt nun verstärkt Katecholamine wie Adrenalin ins Blut auszuschütten.

Andererseits wirkt der Hypothalamus im Gehirn über die Hirnanhangdrüse (Hypophyse) auf die Nebennierenrinde, die daraufhin Glukokortikoid-Hormone, darunter vor allem Cortisol ausschüttet. Dieses Cortisol wandert nun mit dem Blutstrom zu den Zellen und dringt in sie ein. Durch die Anspannung der Blut- und Lymphgefäße wird der Körper in Alarmbereitschaft versetzt. Andere Funktionen wie beispielsweise die Zellregeneration und die Immunabwehr treten dagegen in den Hintergrund. Weil die beiden Achsen der Stressreaktion einmal über das Blut, das andere Mal über die Nervenbahnen vermittelt werden, werden sie gelegentlich als »die feuchte« und »die trockene Stressachse« bezeichnet.[55] Die Vermittlung über die Blutbahn wirkt langsamer und langfristiger, auch weniger zielgerichtet.[56]

So erklärt sich, was Hans Selye bei seinen Tierexperimenten beobachtete: Die erschöpften Ratten entwickelten vergrößerte Nebennieren, weil diese Drüsen eine wichtige Schaltstelle der Stressreaktion sind. Mit gesteigerter Hormonausschüttung hatten sie versucht, sich an Gift, Kälte oder Anstrengung anzupassen. Dadurch verkümmerte ihr Lymphsystem, ihre Infektabwehr wurde außer Kraft gesetzt. Schließlich entwickelten sie Geschwüre im Verdauungstrakt.[57] Entfernte Selye dagegen den Ratten vor seinen Experimenten die Hypophyse, zeigte sich das Syndrom nicht.

Sollen wir Stress vermeiden?

Trotz dieser drastischen Folgen für die Laborratten muss Stress aber keineswegs in jedem Fall zu Schäden führen. Belastungen gänzlich zu vermeiden, ist für uns Menschen nicht nur schwer umzusetzen, sondern wäre schädlich. »Den Stress abzustellen, bedeutet, das Leben abzustellen«, betonte Selye später, ganz zu Recht. Unser Körper formt sich erst durch die Anforderungen, die an uns gestellt werden: Wird er nicht gefordert, formt er sich nicht. Unbelastete Knochen und Muskeln wachsen nicht, ungenutzte Sinnesorgane werden nicht funktionsfähig.[58] Ausnahmslos jede Tätigkeit bedingt eine Anpassung unseres Körpers. Stress in diesem Sinne ist einfach eine Tatsache. Körperliche Belastungen zu vermeiden ist weder möglich noch hilfreich. Wir müssen sie *gelingen lassen* – aber was heißt das?

Ob Stress schadet, war für Hans Selye lediglich eine quantitative Frage. Er unterschied zwar zwischen »guter« und »schlechter« Belastung, zwischen »Eustress« und »Disstress«, aber Reiz und körperliche Reaktion waren für ihn völlig unspezifisch verbunden. Welche Art von Stressoren auf einen Menschen einwirken, war für ihn deshalb irrelevant: »Ein Schlag mit der Peitsche und ein leidenschaftlicher Kuss können denselben Stress erzeugen.« Destruktiv wirken alle Einflüsse, die zu stark sind und lange andauern und dadurch unsere Anpassungsfähigkeit überfordern. Dabei dachte Selye vor allem an physiologische Aufgaben wie das Steigern des Herzschlags oder der Ausscheidungen.[59]

Selye ging davon aus, dass unser Körper nach einem fixen Gleichgewichtszustand strebt. Diese »Homöostase« entspricht einem sogenannten Fließgleichgewicht: Unser körperlicher Zustand pendelt um bestimmte Richtwerte herum, die zwar nie ganz erreicht werden, andererseits dauerhaft gleich bleiben. Selyes Homöostase wurde später durch den dynamischeren Begriff einer »Allostase« ersetzt. Allostase entspricht der Anpassung an immer neue Zustände. Unser Körper strebt nicht danach, zu einem bestimmten Zustand zurückzukehren und festgelegte Richtwerte zu erreichen. Vielmehr pendelt er sich fortwährend neu auf einem anderen Leistungsniveau ein. Der Begriff der Homöostase passt aber durchaus, beispielsweise für die Körpertemperatur, die unser Körper permanent innerhalb einer kleinen Schwankungsbreite hält. Der Begriff der Allostase taugt dagegen für die Anpassung des Blutdrucks, wenn wir eine Treppe steigen, oder für unsere Immunreaktion, wenn wir uns eine Erkältung eingefangen haben.

Grenzen der Anpassungsfähigkeit

Recht hatte Selye aber insofern, als der zeitliche Ablauf darüber entscheidet, ob wir durch Belastung Schaden nehmen oder nicht. Menschen können mit äußerst starken Anspannungen zurechtkommen, aber nur, wenn bald darauf genügend Entspannung folgt. Entscheidend ist, dass die Stressreaktion vollständig und für eine ausreichende Dauer beendet wird.[60] Obwohl unser Körper dafür gemacht ist, sich an ganz unterschiedliche Anforderungen anzupassen, hat seine Belastbarkeit deshalb eine Grenze. Sind unsere Ressourcen für die Anpassung verbraucht, beginnt für uns ebenso wie für Selyes Labortiere die Erschöpfungsphase. »Kurzfristig können allostatische Veränderungen wirksam sein, aber auch kumulative langfristige schädliche Wirkungen haben«, schreibt der Stressforscher David Goldstein und nennt als Beispiel unser Herzkreislaufsystem: »Ein chronisch erhöhter Blutdruck sorgt dafür, dass das Gehirn mit ausreichend Blut versorgt wird, aber kann schließlich zu einem Herz- oder Nierenversagen führen.«[61] Die Stressreaktion hat also langfristig Folgen für unsere Körper.

Das Prinzip der Stressreaktion wurde schon vor Selyes Untersuchung beschrieben. 1915 taufte der amerikanische Mediziner Walter Cannon das Zusammenspiel von Erregung, Kreislauf und Atmung »Kampf oder Flucht«. Das Reaktionsmuster von Säugetieren auf Bedrohungen ist uralt, auch wenn es sich um Reaktionen auf ganz neue Gefahren handeln mag. Ein Jäger und Sammler, der sich einst einem gefährlichen Tier gegenübersah (um das klassische Beispiel zu benutzen), erlebte den gleichen hormonellen und neuronalen Ablauf wie heutzutage eine Büroangestellte, die sich vor einer Besprechung mit ihrem Chef fürchtet (und übrigens ebenso das Tier, das sich vor dem Jäger fürchtete). Der evolutionäre Sinn des körperlichen Ablaufs ist, kurzfristig alle Energiereserven zur Verfügung zu haben, wenn nötig, sofort mit aller Kraft reagieren zu können.

Der entscheidende Unterschied zwischen einst und jetzt liegt in der *Dauer der Anspannung* und den *Reaktionsmöglichkeiten*, die zur Verfügung stehen. Aggression oder Flucht sind angemessene Reaktionen, weil sie die gefährliche Situation *beenden*. Obwohl es für sie gesund wäre, greifen Büroangestellte aber selten ihren Chef an oder verstecken sich unterm Schreibtisch, wenn der an die Tür klopft. Distress ist anhaltender, *chronischer* Stress.

Wenn Belastungen zu lange anhalten, kann es dazu kommen, dass die überaktivierte »feuchte Stressachse« schließlich erlahmt. Das Problem ist wohlgemerkt nicht ein Mangel oder ein Übermaß an Cortisol. Die Stressreaktion gerät vielmehr außer Takt. Wenn die Hirnanhangdrüse nicht mehr angemessen auf hohe Konzentrationen reagieren und die Nebennierenrinde (über das Hormon Corticotropin-Releasing Factor (CRF)) steuern kann, gerät die Cortisolausschüttung in bedrohlichen Situationen entweder zu stark oder zu schwach, auf jeden Fall aber kommt sie zur falschen Zeit! Untersuchungen von stark depressiven Menschen zeigten, dass diese fast keine »Cortisolrhythmik« mehr aufweisen. Deshalb ist der volkstümliche Ausdruck »Ich kann nicht abschalten!« ganz zutreffend, sofern er ergänzt wird mit: »Ich kann nicht mehr richtig Gas geben!«

Katastrophale Kettenreaktionen

Eine fehlgeleitete Stressreaktion zeitigt langfristige Folgen. Sie bringt das Zusammenspiel unserer Organe in Unordnung. Stellen wir uns deshalb noch einmal unseren Körper mit seinen vielen interagierenden Teilen als ein Schiff im Sturm vor. Wenn schwarze Wolken in der Ferne schweres Wetter ankündigen, gerät die Mannschaft in Aufregung. Der Motor muss angeheizt, alles vertaut werden. In dieser Situation schubst der Maschinist schon mal den Schiffskoch zur Seite. Wenn es schnell gehen muss, weil das Schiff aufzulaufen droht, kann keiner darauf achten, ob etwas Motoröl verschüttet oder ein Schiffsteil in der Eile beschädigt wird. Natürlich wird auch das Deck nicht mehr geputzt, kleine

Reparaturen werden aufgeschoben. Das ist nicht schlimm, solange der Sturm nicht zu lange dauert und danach ausreichend Zeit ist, um die aufgeschobenen Aufgaben nachzuholen. Ansonsten häufen sich mit der Zeit die Schäden und werden irreparabel. Keine Mannschaft kann dauerhaft in Alarmbereitschaft bleiben, ohne nachlässig zu werden.

Eben das gilt auch für unseren Körper. Wenn sich die hormonelle Achse von der Hirnanhangdrüse zur Nebenniere zu lange und zu heftig dreht, wird die Ausschüttung anderer Hormone unterdrückt. Cortisol verringert beispielsweise die Wirkung von Insulin, das den Fettumsatz steuert. Deshalb nimmt unser Körperfett bei chronischer Überlastung im Verhältnis zu unserer Muskelmasse zu. Wichtige Funktionen der Infektabwehr und des Zellabbaus werden vernachlässigt.

Jedes Sinnbild für unseren Körper muss letztendlich falsch sein. Er ist ebenso einzigartig, wie wir Menschen es sind. Statt aus mehr oder weniger leistungsbereiten Fabrikarbeitern oder Seeleuten sind wir aus Zellen zusammengesetzt. Natürlich war das auch den Medizinern Hans Selye und Fritz Kahn bewusst. »Die Zelle selbst ist es, die, geheimnisvoll genug, den Plan entwirft, die Arbeit ausführt, das Werkzeug bildet, das Material darstellt und schließlich selber als das vollendete Werk dasteht und dableibt«, schrieb Kahn in einem seiner Bücher.

Unser Körper ist keine festgefügte Fabrik, sondern veränderbar! Alte Zellen werden durch neue ersetzt, unser Körperschiff sozusagen fortwährend umgebaut. Unser Körper ist formbar, er passt sich an die Anforderungen an, die er vorfindet, oder versucht es wenigstens. »*Use it or loose it*«, sagen Biologen: »Was nicht gebraucht wird, kommt weg.« Wenn nötig, wird also auf unserem Körperschiff die Reling verstärkt oder der Schiffsmotor verkleinert – sprich: es wachsen Muskeln, Drüsen oder auch Nervenzellen, die wir benutzen, während andere verschwinden. Dieses Funktionsprinzip unseres Körpers wird Plastizität genannt.

Gerade diese Formbarkeit birgt aber bei einem Übermaß von Stress die größte Gefahr: Indem sich unser Körper anzupassen versucht, richtet er unter Umständen Schäden an, die nicht mehr zu reparieren sind. Bei einer dauerhaft aktiven Stressachse kann es beispielsweise dazu kommen, dass sich im Innern unserer Körperzellen weniger Rezeptoren für Cortisol bilden. Das ist dann ungefähr so, als ob der Schiffsmaschinist es schließlich leid geworden wäre, vom Steuermann andauernd angeschrien zu werden und sich die Ohren verstopft. So löst er eine katastrophale Kettenreaktion aus. Denn der Steuermann wird versuchen, die unbefriedigende Reaktion des Maschinisten auszugleichen, indem er noch lauter schreit. Während ein Kettenglied die Signalstärke immer weiter steigert, regelt das nächste seine Empfindlichkeit herunter, und während das Schiff um sie herum zusehends zerfällt, macht jedes Besatzungsmitglied stur weiter. Die Arbeitsteilung auf unserem Körperschiff ist außer Kontrolle geraten. Statt wie vorgesehen in ständigen negativen Rückkopplungsschleifen miteinander in Verbindung zu bleiben, entstehen sich aufschaukelnde Regelkreise, positive Rückkopplungen. So kann durch chronischen Stress die Koordination innerhalb unseres Körpers irreparabel gestört werden.

Chronischer Stress führt zu chronischen Krankheiten

Hier liegt ein Ursprung der chronischen Krankheiten, heute das überragende medizinische Problem. »Ein Automobil muss in kurzen Intervallen tanken, damit es laufen kann, aber selbst dann kann es nicht für immer laufen, früher oder später wird es ›ermüden‹, bedarf einer gewissen ›Ruhe für kleinere Reparaturen. Diese können jedoch sein Leistungsvermögen nicht völlig wiederherstellen«, heißt es in Hans Selyes erster deutschsprachiger Veröffentlichung im Jahr 1953. Allmählich werden die Reparaturen notwendigerweise immer häufiger werden und mehr Zeit erfordern. Dann endlich wird die Abnutzung so groß werden, daß eine Reparatur nicht mehr möglich ist.«[62]

Konkret fördert eine dauerhafte Überlastung Bluthochdruck und Störungen des Fettstoffwechsels und des Schlafes. Beides schwächt unsere Infektabwehr. Ein überlastetes Immunsystem erhöht wiederum die Gefahr, dass Schäden im Herzkreislauf-System entstehen, auch das Risiko für manche Tumorarten.[63] Die »globalen Systeme« unseres Körpers – Immunsystem, Nervensystem, Hormonsystem – sind aufeinander angewiesen; sie bilden ein »neuroendokrinoimmunes Netzwerk« (so der deutsche Mediziner Rainer Straub). Sofern eines der globalen Systeme besonders leistungsfähig ist, kann es das Nachlassen eines anderen Systems eine Weile kompensieren, aber es ist auch *gezwungen*, diesen Ausgleich leisten.

Dass unsere körperliche Leistungsfähigkeit mit der Zeit nachlässt, ist unvermeidlich; der Begriff des Alterns meint eben das, einen fortschreitenden Funktionsverlust. Altern bedeutet ein Nachlassen unserer »allostatischen Fähigkeiten«, der Anpassungsfähigkeit, ein Versteifen. »Gegen die Macht des Todes ist kein Kraut gewachsen«, sagt das schöne mittelalterliche Sprichwort. Eine anhaltende Überlastung *beschleunigt* aber diesen Alterungsprozess. Sie überfordert unsere Fähigkeit zur Regeneration, unsere Selbstheilungskräfte. Schließlich versagen Kompensationsmechanismen, die bisher die Folgen von Störungen und

Belastungen ausgeglichen haben. »Selbstheilungskräfte« fallen aus, Funktionen wie Entzündungen »entgleiten«.

Seine pathogene Wirkung entfaltet chronischer Stress aus diesem Grund einigermaßen wahllos. »Wenn wir unseren Körper als Maschine betrachten, sehen wir, daß es in jeder Maschine ein Rädchen gibt, das am schwächsten ist«, erklärte Hans Selye. »Es hängt von zufälligen Einflüssen ab – wie eine ererbte Prädisposition oder eine vorangegangene Erkrankung eines bestimmten Organs –, ob das Herz, der Magendarmtrakt oder das Gehirn am meisten in Mitleidenschaft gezogen wird.«

Endokrinologen sprechen gelegentlich von »Stresserkrankungen« und meinen damit vor allem psychische Störungen wie Depressionen. Aber mit Ausnahme einer Gehirnerschütterung oder mancher anderer Verletzung – und selbst das ist zweifelhaft! – steht jede Krankheit in Zusammenhang mit Belastung. Diese kann ausnahmslos alle Organe und Gewebe schädigen, ebenso die Koordination zwischen ihnen über Nerven und Hormone. Nicht ganz zu Unrecht nannte Hans Selye sein Allgemeines Anpassungssyndrom deshalb »Krankheit an sich«. Chronischer Stress führt zu chronischen Krankheiten, ja: in gewisser Hinsicht ist er sogar ihre einzige Gemeinsamkeit. Misslingt Stress immer wieder, ist das die Ursache dafür, dass irgendwann die Pumpe nicht mehr will, die Ventile durchbrennen und der Motor streikt.

Verschleiß ist der neue Gegner

Für die kurative Medizin ist die Wahllosigkeit, mit der chronischer Stress seine Wirkung entfaltet, ein gehöriges Problem. Nach dem vorläufigen Sieg über die Seuchen leben wir im »Zeitalter der degenerativen und gesellschaftlich bedingten Krankheiten«, wie der Demograph Abdel Omran formulierte. Diese Krankheiten sind degenerativ, was lediglich bedeutet: Bestimmte Organe und Gewebe lassen in ihren Leistungen nach! Degenerative Krankheiten sind in diesem Sinne Folgen des Alterns. Was tun wir medizinisch gegen solche Verschleißerscheinungen? Wer den Pockenvirus kennt, kann ihn mit Impfungen und Hygiene bekämpfen. Gegen eine Verhärtung unserer Blutgefäße ist eine Impfung unmöglich. »Niemals wird es für diese Leiden einen Pasteur geben«, sagt der amerikanische Evolutionsbiologe Daniel Lieberman treffend. Um Sterblichkeit und Krankheitslast weiter zu senken, brauchen wir Therapien gegen die chronischen Krankheiten, gegen den Funktionsverlust unseres Herzkreislaufsystems,

Krebs und die degenerativen Hirnkrankheiten. Das aber ist viel leichter gesagt als getan und erfunden.

Warum? Allesamt sind die degenerativen Krankheiten »multikausal«, haben mehr als eine Ursache. Wenn Mediziner »multikausal« sagen, meinen sie in der Regel: »Keine Ahnung!« Wir wissen insgesamt ziemlich wenig darüber, wie diese Krankheiten entstehen und wie sie ablaufen. Krebs oder Herzkreislauferkrankungen stehen offenbar in engem Zusammenhang mit anderen chronischen Störungen, etwa mit Diabetes, mit Magen-Darm- und auch Autoimmunerkrankungen, die ihre Entstehung zu begünstigen scheinen. Was sie miteinander zu tun haben, ist weitgehend ungeklärt.

Eine oder viele Krankheiten?

Tatsächlich ist es in gewisser Weise sogar missverständlich, die degenerativen Funktionsstörungen zu einer Krankheit zusammenzufassen. Typ-2-Diabetes beispielsweise bedeutet sowohl zu viel Insulin, als auch zu wenig Insulin, als auch unwirksames Insulin. Unser Körper hat die Konzentration des Blutzuckers nicht mehr im Griff, unsere Zellen reagieren immer weniger auf das Hormon. Welche zellulären und molekularen Vorgänge dieser Störung zugrunde liegen, ist unklar. Der einflussreiche englische Diabetologe Edwin Gale nannte 2013 in einem Artikel für das Magazin *Lancet* Diabetes sogar eine »Krankheit auf der Suche nach einer Definition«. Gale hält es für wenig hilfreich, diverse pathologische Prozesse in die gleiche Schublade mit der Aufschrift »Diabetes« zu packen, denn dies stehe dem medizinischen Fortschritt im Weg. Stattdessen schlägt er den Ausdruck »idiopathische Hyperglykämie« vor – »Blutzuckererhöhung mit unbekannter Ursache«.

Ähnlich sieht es mit Krebs aus. Das gemeinsame Wesensmerkmal bösartiger Tumoren ist ungezügelte Zellvermehrung. Teilung, Tod und Abbau der Zellen sind gestört. Aber unterschiedliche Zellen tun das aus unterschiedlichen Gründen und mit sehr unterschiedlichen Verlaufsformen. Der bekannte amerikanische Onkologe Siddhartha Mukherjee, Autor von »Krebs – der König der Krankheiten«, sagt treffend: »Krebs ist nicht eine Krankheit, sondern viele Krankheiten.«

Dieser Formenreichtum der chronischen Krankheiten ist nicht nur ärgerlich für Medizinstudenten, weil die Lehrbücher immer dicker werden. Die gleiche Therapie kann unter Umständen sehr ungleiche Folgen haben. Herceptin beispielsweise ist ein synthetischer Antikörper, der die Vermehrung von Tumorzellen hemmt. Das Medikament hilft manchen Patientinnen mit Brustkrebs gut, den meisten aber nicht, ohne dass sich bisher vorab bestimmen ließe, für wen das Mittel taugt.

Die Konsequenz: mehr Prävention

Das ist der medizinische Hintergrund, vor dem die gesundheitliche Vorbeugung agiert. Gerade weil die kurative Medizin einigermaßen rat- und hilflos ist, gilt die Prävention als Königsweg. Gegen die chronischen Krankheiten kann die Medizin wenig neue Behandlungsformen aufbieten. Da bleiben nur drei Möglichkeiten:

1. Die bestehenden medizinischen Behandlungen möglichst früh und gründlich einzusetzen.
2. Die degenerativen Prozesse zu verlangsamen, etwa mit Medikamenten, aber auch durch bessere Ernährung oder Sport.
3. Chronischen Stress zu senken.

Die erste dieser Möglichkeiten wird Sekundärprävention genannt: Mit Untersuchungen an Menschen, die noch keine Krankheitszeichen zeigen, sollen drohende Krankheiten frühzeitig erkannt und aufgehalten werden.[64] Für die zweite und dritte Möglichkeit steht der Ausdruck Primärprävention.

Fassen wir zusammen: Die Medizin tritt im Kampf gegen die chronischen Krankheiten gegen einen Gegner an, den sie nicht einmal in Umrissen erkennt. Dabei hat sie kaum neue Behandlungsformen im Angebot, aber sie will die alten möglichst früh zum Einsatz bringen. Durch ein geändertes Verhalten sollen andererseits die degenerativen Prozesse aufgehalten oder wenigstens verlangsamt werden. »Präventive Maßnahmen zur Förderung von gesunder Ernährung, mehr Bewegung und Entspannung haben das Ziel, dem Entstehen weit verbreiteter Erkrankungen in der Bevölkerung entgegenzuwirken«, heißt es in einer Studie des Robert-Koch-Instituts. »Insbesondere chronische Erkrankungen des Herz-Kreislauf-, des Stoffwechsel-, des Muskel- und Skelettsystems sowie bösartige Neubildungen soll auf diese Weise vorgebeugt werden, da sie einen maßgeblichen Anteil an der Morbidität und Mortalität in Deutschland haben.«[65]

Weil wir aber die genauen körperlichen Zusammenhänge und Vermittlungswege noch nicht kennen, ist schwer zu raten, wem was wirklich nutzt. Für die

Entstehung chronischer Krankheit kennen wir nur »Risikofaktoren«, davon beliebig viele und beliebig kombinierbar.

Gerade das macht vorbeugende Maßnahmen so attraktiv, die zwar wenig zielgerichtet sind, aber wenigstens nicht schaden können, auf jeden Fall also »gesund sind«. Plausibel wirkt die gesundheitliche Prävention, weil die entsprechenden Maßnahmen als harmlos gelten – wie sollen »Vorsorgeuntersuchungen« und »gesunde Ernährung«, Ernährungstipps oder Sport schon schaden?

So reden Mediziner und Politiker einer angeblich trägen und genusssüchtigen Bevölkerung ins gesundheitliche Gewissen. Sie wollen den Menschen klar machen, was doch eigentlich in deren eigenem Interesse sein müsste: Nicht krank zu werden! Die Devise der Prävention lautet: »Je früher, umso besser!« und »Viel hilft viel!«. Aber präventive Maßnahmen haben in Wirklichkeit durchaus Risiken und Nebenwirkungen. Vorbeugung kann Schaden anrichten. Zum Beispiel die sogenannte Früherkennung, um die es im nächsten Kapitel geht.

4. Gefahr erkannt, Gefahr gebannt?

Warum Früherkennung der falsche Ausdruck ist

Jeder Fingerzeig führte bei genauerer Prüfung ins Nichts.
AGATHA CHRISTIE, DIE ARBEITEN DES HERKULES

»Es bestehen zwar Hinweise, dass das systematische Mammografie-Screening das Risiko, an Brustkrebs zu versterben bei Frauen in der Altersgruppe von 50 bis 70 Jahren moderat zu senken vermag. Der Effekt geht jedoch mit unerwünschten Wirkungen einher, die die erwünschte Wirkung überwiegen.« So steht es im Bericht des »Swiss Medical Board« vom Frühjahr 2014. Dieses Expertengremium überprüft die Wirksamkeit und Wirtschaftlichkeit von medizinischen Behandlungen.

Der Bericht zur Mammografie wirkte wie ein Paukenschlag. Zwar kritisieren manche Mediziner seit langem die Praxis, die Brust von Frauen ohne Krankheitszeichen zu röntgen, aber noch nie hatte eine offizielle Organisation sich so weit vorgewagt. In der Schweiz wird das Screening uneinheitlich gehandhabt; einige Kantone praktizieren es, andere nicht. Das Swiss Medical Board plädierte rund heraus für die Abschaffung: »Es wird nicht empfohlen, Mammografie-Screening-Programme einzuführen. Die bestehenden Programme sind zu befristen.«

Wie kann das sein? Brustkrebs ist doch eine schlimme Sache. Wissenschaftliche Studien haben schließlich bewiesen, dass die Zahl der Todesfälle durch die Vorsorge um 25 Prozent oder sogar mehr gesenkt werden kann. Der kerngesunde Menschenverstand sagt einem doch, dass der Krebs raus muss, bevor er sich verbreitet. Brustkrebs tötet, das wissen alle – sind die Schweizer irre geworden?

»Nichts ist trügerischer als eine offenkundige Tatsache«, warnte Sherlock Holmes, ganz zu recht. Um zu verstehen, warum Früherkennung nicht nur nutzlos, sondern sogar schädlich sein kann, müssen wir hinter die Fassade schauen.

Schneller sein als der Krebs?

Im Instrumentenkasten der gesundheitlichen Vorbeugung finden sich unterschiedliche Werkzeuge. Zur primären Prävention gehören medizinische Maßnahmen, die verhindern, dass Krankheiten überhaupt entstehen, zum Beispiel

Impfungen, aber auch das Verändern von Ernährungsgewohnheiten oder andere Verhaltensweisen. Die sekundäre Prävention versucht, pathologische Prozesse möglichst früh zu erkennen. Diese Früherkennung beruht vor allem auf Reihenuntersuchungen wie dem Mammografie-Screening – diagnostische Maßnahmen an Menschen, die keine Krankheitszeichen spüren und daher, wie der Volksmund naiv annimmt, »gesund sind«. Das Ziel besteht darin, in einem frühen Stadium einer Erkrankung medizinisch eingreifen zu können.[66]

Bei der Mammografie von Frauen, die noch keine fühlbare Knoten in ihrer Brust haben, handelt es sich um eine solche Reihenuntersuchung. Bisher unerkannte Krebszellen sollen entdeckt werden. In Deutschland werden seit 2005 Frauen ab ihrem 50. Lebensjahr zu einer solchen Untersuchung eingeladen, in Österreich ab dem 45. Lebensjahr. Bald sollen in Deutschland weitere Screening-Programme gegen Darmkrebs und Gebärmutterhalskrebs eingeführt werden, die zusammen jährlich etwa 100 Millionen Euro kosten werden. Laut dem Entwurf für das deutsche »Krebsplan-Umsetzungsgesetz« ist geplant, dass Krankenkassen »Risikopersonen« unabhängig von deren Alter zu einer Untersuchung bitten.[67]

Immer wieder fordern Gesundheitspolitiker, die Teilnahme an solchen Untersuchungen zur Pflicht zu machen. Entsprechende Pläne wurden vorerst durch den Regierungswechsel in Deutschland 2013 aufgehalten. Aber auch ohne gesetzlichen Zwang wächst die Menge der Menschen, die diese »Krebsvorsorge« in Anspruch nehmen. Seit Anfang der 1990er-Jahre hat sich die Zahl der Teilnehmer in Deutschland verdoppelt (bei Frauen auf etwa 50 Prozent, bei Männern auf etwa 20 Prozent). In anderen Ländern liegen die Teilnehmerraten noch höher. Statistiken aus den USA berichten sogar, dass drei von vier Frauen über 40 und neun von zehn über 50 im Jahr 2013 eine Mammografie durchführen ließen.

Seit den 1990er-Jahren wurden überall auf der Welt neue Reihenuntersuchungen eingeführt. Die präventive Mammografie beispielsweise gibt es mittlerweile in allen Ländern Europas und Nordamerikas, auch in einigen asiatischen und südamerikanischen Ländern. Nirgendwo wurde bisher eine präventive Untersuchung wieder abgeschafft.

Der Stellungskrieg um die Mammografie

Unter Medizinern war die massenhafte Mammografie immer umstritten. Vor allem in den Universitätsfakultäten sahen viele die stetige Ausweitung der Früherkennung mit Unbehagen. Das *New England Journal of Medicine* sprach im

Jahr 2011 anschaulich von »den Mammografie-Kriegen«: Gegner und Befürworter liegen unversöhnlich in ihren jeweiligen wissenschaftlichen Schützengräben. Die medizinische Mehrheitsmeinung betont wieder und wieder, dass durch das Screening die Sterblichkeit durch Brustkrebs um bis zu 30 Prozent gesenkt werden kann. Für diese Behauptung konnte sie lange entsprechende Studien vorweisen. Nun berichten neuere Untersuchungen das Gegenteil. Ihnen zufolge haben Frauen überhaupt keinen oder nur einen äußerst geringen Nutzen von der Mammografie. Mittlerweile hat die Forschung Daten von mindestens 600.000 verschiedenen Frauen ausgewertet. Die Zahl der abgeschlossenen Studien wächst, aber die Beweislage ist insgesamt unklarer denn je.

Medizinische Laien mag es überraschen, dass die besten Epidemiologen der Welt in einer jahrzehntelangen Debatte nicht in der Lage sind, zu entscheiden, ob das massenhafte Brustdurchleuchten nun gut oder schlecht ist. Viele Menschen verlassen sich lieber auf ihre Alltagsvernunft, die ihnen sagt, dass eine Röntgenuntersuchung so schlimm nicht sein kann und Tumoren im Frühstadium weniger gefährlich. Durch unbewusste, manchmal auch bewusste Täuschung wurde lange der Eindruck erweckt, die Untersuchungen seien viel wirksamer, als sie tatsächlich sind. An dieser Stelle müssen wir ins kalte Wasser der medizinischen Statistik springen, wenigstens die Zehenspitzen hinein tauchen. Die sekundäre Prävention leidet nämlich unter den ewigen Problemen der medizinischen Diagnosestellung.

Der Biomarker des 18. Jahrhunderts

Im 18. Jahrhundert war die Harnschau die medizinische Untersuchungsmethode Nummer Eins, so selbstverständlich wie heute Fieberthermometer oder Stethoskop. Die Uroskopie hatte eine lange Tradition, die bis zur Antike zurückreicht, und hielt sich bis ins 19. Jahrhundert. Wurde der Urin von kundigen Experten begutachtet, gab er Aufschluss über Beschwerden aller Art. Medizinische Akademiker betrieben die Harnschau ebenso wie Bader oder Hebammen, die das Heilen als Handwerk ausübten, und es ist keineswegs ausgemacht, wer die besseren Diagnosen stellte.

Nach dem Ende des Spätmittelalters war es nicht unüblich, dass wohlhabende Kranke eine Flasche voll Urin mit der Post an einen Arzt schickten. Manchmal legten sie eine briefliche Beschreibung ihrer Beschwerden dazu, aber meist wurde der Urin ohne weitere Informationen abgeliefert. Der Harnschauer begutachtete die Flüssigkeit und stellte seine Diagnose aus der Ferne. Der sächsische Arzt Friedrich Hoffmann warnte allerdings davor, allzu sehr auf solche telemedizinisch übertragenen Biomarker zu setzen, wie Mediziner heute sagen würden. Der Gesamteindruck des Patienten müsse berücksichtigt werden, schrieb Hoffmann im Jahr 1708: »Aus dem überschickten Urin allein darf der Arzt kein Urteil fällen.«[68]

Die Ärzte analysierten nicht nur die Trübung und Farbe des Urins. Obwohl der Ausdruck Harnschau nur auf die optische Untersuchung abhebt, benutzten die gelehrten und ungelehrten Diagnostiker die Gesamtheit ihrer Sinneseindrücke. Sie rochen, befühlten und schmeckten sogar den Urin. Im Jahr 1675 beschrieb der englische Arzt und Anatom Thomas Willis umstandslos einen seiner Patienten im Londoner Guy's Hospital, der von großem Durst gepeinigt wurde und enorme Mengen Harn ausschied: »Innerhalb von 24 Stunden entleerte er sich fast anderthalb Gallonen einer durchsichtigen, klaren, merkwürdig süßen Flüssigkeit, die schmeckte, als sei sie mit Honig vermischt« – Diabetes mellitus, honigsüßer Durchfluss.

Kurz, die Beschaffenheit des Urins war in der frühen Neuzeit der beste Biomarker, der der Medizin zur Verfügung stand. Biomarker sind, allgemein gesprochen, Messwerte mit medizinischer Aussagekraft. Stellen wir uns also einen begabten Diagnostiker im 18. Jahrhundert vor. Der Mann schmeckt den Harn eines Patienten, um herauszufinden, ob dieser an der Zuckerkrankheit leidet, so wie es der berühmte Thomas Willis tat. Wenn sein Patient bereits Symptome eines Diabetes zeigt, ist der süßliche Geschmack hilfreich, um die Diagnose zu sichern. Eine klarer Fall, der Arzt wird die zeitgenössische Standardtherapie verordnen, die auf strengem Fasten und regelmäßigen Gebeten beruht.

Stellen wir uns nun weiter vor, unser Arzt sei so eifrig oder geschäftstüchtig, dass er eine Reihenuntersuchung organisiert. Er will feststellen, wie verbreitet Diabetes ist. Möglicherweise kommen die Kranken nicht von alleine. Vielleicht haben sie ihre Zuckerkrankheit noch gar nicht bemerkt.

Der Harnschauer untersucht daher alle Menschen, die in seiner Straße wohnen, insgesamt einhundert Menschen. Weil er ein geübter Diagnostiker ist, findet er in dieser Bevölkerungsgruppe zehn Menschen, die er für Zuckerkranke hält. Von diesen zehn hat allerdings einer am Vorabend vom Honigtopf genascht. Sein Urin schmeckt deshalb süß, obwohl er eigentlich keinen Diabetes hat. Das Testergebnis nennen wir daher »falsch-positiv«. Die übrigen neun sind tatsächlich Diabetiker, seine Diagnose ist korrekt. Dies sind »richtig positive« Treffer. Unter den Anwohnern, die er für gesund hält, sind aber andererseits auch Diabetiker, die er nicht als solche erkennt: In drei der 90 Untersuchungen irrt er sich. Diese Fälle nennen wir »falsch-negativ«. Korrekt war sein Urteil bei den übrigen 87 Fällen, den »richtig-negativen« Treffern.

	Diabetes	kein Diabetes	Summe
Harnschau mit positivem Befund	9	1	10
Harnschau mit negativem Befund	3	87	90
Summe	12	88	

Um die Güte einer Untersuchungsmethode zu beurteilen, wird die Zahl der zutreffenden Diagnosen und die Zahl der Fehler auf die Anzahl der Testergebnisse insgesamt bezogen. Diese Maßzahlen heißen Spezifität und Sensitivität. Mit ihnen lässt sich die Wahrscheinlichkeit ausrechnen, dass eine Untersuchung ein zutreffendes Ergebnis liefert. Von den insgesamt zwölf zuckerkranken Nachbarn hat der Arzt neun gefunden (9/12). Die Harnschau weist damit eine *Sensitivität* von 75 Prozent auf. Unter den 88 Nachbarn ohne Diabetes hat er nur einen fälschlicherweise für krank gehalten (1/88). Seine Harnschau hat damit eine beeindruckende *Spezifität* von (gerundet) 99 Prozent.

Mit dem Aufkommen der klinischen Medizin, mit Fieberthermometer und Blutdruckmessgeräten im 19. Jahrhundert kam die Harnschau allmählich aus der Mode. Heute verfügen wir über Untersuchungsmethoden wie die Mammografie. Die Brust einer Frau wird mit Röntgenstrahlen durchleuchtet und die Aufnahme mit hoher Auflösung dargestellt. So lässt sich herausfinden, wie dicht die durchleuchten Körperteile sind, was wiederum auf Gewebeveränderungen hindeutet. Diese modernen, qualitätsgesicherten Verfahren erreichen eine Genauigkeit und Treffsicherheit, die einer Harnschau kaum nachstehen: Die Sensitivität einer digitalen Mammografie kann ebenfalls bei 75 Prozent liegen, ihre Spezifität bei 99 Prozent.[69]

Soweit unterscheiden sich das Diabetes-Screening mittels Harnschau und das Brustkrebs-Screening mittels Mammografie überhaupt nicht. Einen entscheidenden Unterschied gibt es aber. Die Zuckerkrankheit ist in unserem Beispiel sehr verbreitet. Ein Mammakarzinom dagegen ist zwar die häufigste Krebserkrankung unter Frauen, dennoch ist die Wahrscheinlichkeit ziemlich gering, in der weiblichen Bevölkerung auf eine Erkrankte zu treffen. Die Prävalenz (die Häufigkeit dieser Krankheit) lag in Deutschland im Jahr 2004 bei

386.500 Frauen, bei denen innerhalb der letzten zehn Jahre die Krankheit festgestellt wurde. Die Altersgruppe, die untersucht werden soll, umfasst jedoch Millionen. Selbst wenn die Mammografie nur bei einer von hundert Untersuchungen zu einem Fehlalarm führt (Spezifität: 99 Prozent), wird es mehr falsch-positive als richtig-positive Testergebnisse geben! Selbst wenn andererseits nur eines von vier Karzinomen übersehen wird (Sensitivität: 75 Prozent), entsteht eine große Zahl von falsch-negativen Testergebnissen.

Entsprechend unseres realistischen Rechenbeispiels: Wenn vier von tausend Frauen unerkannt Brustkrebs haben und diese tausend Frauen mit einer Mammografie dieser Güte untersucht werden, werden elf von ihnen eine falsche Diagnose erhalten. Das Screening produziert zehn falsch-positive Testergebnisse und ein falsch-negatives. Beide Sorten Irrtum haben unangenehme Folgen. Die einen werden sich unnötig ängstigten, sie könnten tatsächlich Krebs haben und weitere unangenehme und überflüssige Untersuchungen durchmachen. Die anderen wähnen sich fälschlicherweise in Sicherheit. Vielleicht ignorieren sie sogar erste Krankheitszeichen und verschleppen eine nötige Behandlung.[70] Grundsätzlich gilt also: Je seltener eine Krankheit ist, umso schwerer wiegen kleine Ungenauigkeiten. Um sehr seltene Ereignisse zuverlässig zu ermitteln, sind auch *sehr* sichere Testverfahren nötig.

	Brustkrebs	Kein Brustkrebs	Summe
Auffällige Mammografie	3	10	13
Unauffällige Mammografie	1	986	987
Summe	4	996	

Viele Behandlungen, wenig Nutzen

Selbstverständlich wartete ein frühneuzeitlicher Harnschauer in Wirklichkeit darauf, bis die Kranken von allein zu ihm kamen. Er hätte ihnen ohnehin keine passende Behandlung anbieten können, außer strenger Diät und ein Vaterunser morgens, mittags und abends. Die moderne Onkologie, die Wissenschaft von den Krebserkrankungen, weiß dagegen angeblich ganz genau, was zu tun ist. Sie entfernt den Tumor, den sie mit Hilfe der Mammografie entdeckt hat, möglichst vollständig und behandelt die Patientinnen mit Bestrahlungen und Medikamenten, um verbliebene Krebszellen abzutöten.

Entsprechend unseres Rechenbeispiels wurden 13 Frauen als krebskrank diagnostiziert. Aber eine Röntgenaufnahme allein reicht natürlich nicht aus, um zu entscheiden, ob eine Brust ganz oder teilweise entfernt werden muss. Deshalb folgt auf die auffällige Mammografie die Biospie. Mit einer Hohlnadel wird ein wenig Gewebe aus der Brust entnommen und unters Mikroskop gelegt. Hoffentlich erhalten nun zehn dieser 13 Frauen schnell die erleichternde Nachricht, dass es sich in ihrem Fall nicht um eine bösartige Neubildung handelt. Eine wird operiert werden, ihr Brustkrebs geheilt, ihr Leben gerettet … oder doch nicht? Der Streit in der Mammografiedebatte dreht sich darum, wie realistisch diese Beschreibung eigentlich ist.

Eine medizinische Untersuchung kann theoretisch die Mortalität auch steigern. Streng genommen müssten ihre Befürworter deshalb nachweisen, dass durch sie die Sterblichkeit insgesamt zurückgeht. Ein Rückgang der Mortalität in der ganzen Bevölkerung auf eine einzelne medizinische Maßnahme zurückzuführen, ist aber kaum möglich. Außerdem wird eine zusätzliche Röntgenuntersuchung alle zwei Jahre, wie das Mammografie-Screening, kaum zu mehr Toten führen. Insofern hätte die Reihenuntersuchung drei von 1000 Frauen in einer Altersgruppe das Leben gerettet, denn nach ihrer Einführung sterben nicht mehr acht, sondern nur noch fünf von ihnen an einem Mammakarzinom.

Die niedrigere Mortalität lässt sich nun auf unterschiedliche Weise darstellen. »Drei Tote weniger« kann entweder auf die Zahl der Mammakarzinom-Toten vorher (8) bezogen werden, aber ebenso gut auf die Zahl der Frauen, die an dem Screening teilgenommen haben (1000). Das *relative Risiko* ist um beeindruckende 37,5 Prozent gesunken, das *absolute Risiko* dagegen nur um scheinbar vernachlässigenswerte 0,3 Prozent. Beide Zahlen sind gleichermaßen richtig; beide drücken genau denselben Sachverhalt aus. Aber bis heute wird die absolute Risikoreduktion nie erwähnt, wenn Frauen zur Teilnahme am Screening aufgefordert werden.

Sind 0,3 Prozent wenig, wenn es um Menschenleben geht? Unter Prozentzahlen können wir uns wenig vorstellen. Sie verwirren selbst Ärzte mit langjähriger Berufserfahrung.[71] Wie häufig eine Krankheit oder eine Heilung sind, verstehen wir besser, wenn das Verhältnis ganzzahlig und anhand einer möglichst kleinen Gruppe dargestellt wird. Die anschaulichste Maßzahl, um medizinische Maßnahmen jeder Art zu beurteilen, ist deshalb die Zahl der nötigen Behandlungen, die *number needed to treat* (NNT). Sie gibt an, wie viele Menschen wie lange behandelt werden müssen, damit eine der Therapierten etwas davon hat.

Doch wie wirksam sind Früherkennungsmaßnahmen? Um das zu beurteilen, ist es hilfreich, sie mit anderen medizinischen Behandlungen zu vergleichen. Eine berühmte und äußerst folgenreiche Studie fand in den 1960er-Jahren in einem ganz anderen Fachgebiet statt. Damals ging es nicht um Onkologie, sondern um Kardiologie, die Behandlung von Herzkreislaufleiden. Die US-amerikanische »Veterans' Administration« – eine Behörde, die sich um die Angelegenheiten ehemaliger Soldaten kümmert – gab eine Studie zu Bluthochdruck in Auftrag, weil sie herausfinden wollte, ob eine medikamentöse Behandlung auch Männern hilft, die bisher nicht über Beschwerden klagten. 140 ehemalige Soldaten mit einem deutlich erhöhten Blutdruck (115 Millimeter-Quecksilbersäule diastolisch[72]) wurden untersucht. Die Studienteilnehmer bekamen anderthalb Jahre lang entweder ein blutdrucksenkendes Mittel oder aber eine Tablette aus Zucker. 27 von den 70 Teilnehmern in der Kontrollgruppe, die lediglich mit dem Placebo behandelt wurde, erlitten in diesem Zeitraum ein kardiovaskuläres Ereignis wie einen Schlagfall oder eine andere Erkrankung, die auf eine Kreislaufstörung zurückgeht. In der Behandlungsgruppe waren es zwei von 70. Aus dem Unterschied ergibt sich, wie viele Männer mit einem stark erhöhten Blutdruck mit dem gewählten Medikament behandelt werden müssen, damit einer von ihnen einen Vorteil hat. Die NNT in der Veteran's Administration-Studie lag bei 1,4. Anders gesagt, zwei von drei Behandelten hatten einen Vorteil von der Blutdrucksenkung.[73]

Vergleichen wir die Wirksamkeit der Blutdrucksenkung mit der Mammografie. Für präventive Maßnahmen ist die NNT grundsätzlich klein. Im Bereich der Früherkennung müssen große Menschenmengen untersucht werden, damit ein einzelner Mensch eine Krankheit nicht entwickelt. Im Fall unserer Mammografie müssen 333 Frauen ohne tastbare Verhärtungen in ihrer Brust untersucht werden, damit eine von ihnen nicht an Brustkrebs stirbt.

Trau keiner Studie, die du nicht selbst durchgeführt hast

Ist ein gerettetes Leben nicht jeden Aufwand wert? Ganz zu Recht appellieren die Screening-Befürworter an die Solidarität. Schließlich wissen wir nicht, wer in der Gruppe der Untersuchten das Opfer sein wird, eine Röntgenuntersuchung ist nicht viel verlangt! Aber, wenden die Screening-Kritiker ein, die

Mammografie zeitigt negative Folgen – und sie bezweifeln, ob die Mortalität wirklich durch die Maßnahme sinkt.

Die Ergebnisse der Brustkrebsforschung sind nämlich mehrdeutig. Wer die Sterblichkeit zwischen den Untersuchten und der übrigen Bevölkerung umstandslos gegeneinander aufrechnet, vergleicht unter Umständen Äpfel mit Birnen. Zur Mammografie gehen überdurchschnittlich viele gebildete und wohlhabende Frauen. Angehörige aus den unteren Gesellschaftsschichten nehmen seltener die Früherkennung in Anspruch. Frauen aus höheren Schichten leben aber ohnehin länger, wodurch der Vergleich der Sterblichkeit verzerrt wird.

Auch andere Effekte führen zu Trugschlüssen, zu sogenannten systematischen Fehlern. Wenn in Menschen ohne Beschwerden Tumoren gefunden werden, gelten sie ab diesem Zeitpunkt als krank. Weil sie früher ihre Krebsdiagnose erhalten als die übrige Bevölkerung, vergeht mehr Zeit bis zu ihrem Tod, selbst wenn sie überhaupt nicht behandelt werden. Durch das Screening wird der Diagnosezeitpunkt im Krankheitsverlauf vorverlegt, wodurch sich die Prognose aber nur scheinbar verbessert. Auch welche Formen von Krebs mittels Screening entdeckt werden, unterscheidet sich. Schnell wachsende und schnell streuende Tumoren sind schwer zu behandeln, die Überlebensraten sind schlechter. Bei Reihenuntersuchungen werden aber mehr langsam wachsende, also weniger invasive Tumoren entdeckt. Es handelt sich deshalb durchschnittlich um die harmloseren Tumoren.[74]

Es lässt sich also jeder einzelne Punkt der wissenschaftlichen Studien zur präventiven Mammografie bezweifeln; »eindeutig« ist gar nichts. Die bisher umfangreichste und gründlichste Untersuchung kommt aus Kanada. Anfang 2014 wurden die Ergebnisse der »Canadian National Breast Screening Study« veröffentlicht. Im krassen Gegensatz zu der oben erwähnten winzigen und kurzen Studie zur Bluthochdrucksenkung der Veterans' Administration wurden Massen von Frauen untersucht. Die Mammografie-Studie erfasste Todesursachen und andere Merkmale von insgesamt 90.000 Frauen über 25 Jahre. Die untersuchten Altersgruppen waren Frauen ab 40, ab 50 und ab 60. Eine Hälfte der Untersuchten wurde regelmäßig von einer ausgebildeten Krankenschwester abgetastet. Die andere Hälfte wurde abgetastet und zusätzlich einmal im Jahr geröntgt. Die Zahl der Toten durch Brustkrebs war in beiden Gruppen ungefähr gleich. In der Mammografie-Gruppe starben 500 Frauen an Brustkrebs, in der anderen ohne Mammografie 505.

Mit der NNT ausgedrückt: Ungefähr 1000 Frauen zwischen dem 40. und 50. Lebensjahr mussten zehn Jahre lang einmal jährlich geröntgt werden, damit ein Todesfall verhindert wird. Unter den Frauen zwischen ihrem 50. und 60. Lebensjahr sank die NNT auf 500. »Wenn das Screening ein Medikament wäre, würde es vom Markt genommen«, kommentierte Peter Gøtzsche vom »Nordic Cochrane Center«. Die Cochrane-Organisation fordert eine evidenzbasierte Medizin, die Nutzen und Schaden ihrer Interventionen gründlich abwägt, und Gøtzsche ist ein profilierter Kritiker der Mammografie.

Moralische Empörung, finanzielle Interessen

Erfolg und Misserfolg präventiver Untersuchungen wurden in der Öffentlichkeit lange völlig einseitig dargestellt. Den Präventionsenthusiasten war es gelungen, Kritiker so sehr an den Rand zu drängen, dass sie wie Obskuranten oder Bachblütenschnüffler wirkten, die gegen Karzinome am liebsten nur mit Kräutersalbe vorgehen wollen. Dieses Bild ist falsch: Die Mehrzahl von ihnen propagieren eine »evidenzbasierte Medizin«. Darunter verstehen sie, dass nur solche Maßnahmen durchgeführt und bezahlt werden, deren Wirksamkeit zweifelsfrei nachgewiesen ist. Aus diesem Grund stehen sie alternativen Therapien und allen Experimenten fern, aber auch der Pharmaindustrie.

Ihr sozusagen buchhalterischer Blick entspricht den Interessen all derer, die den steten Strom von Steuergeldern hin zur Pharmaindustrie und den Ärzten eindämmen oder wenigstens umlenken wollen. Manche Staatsapparate bemühen sich, die Ausgaben im Gesundheitssystem zu senken und den Vertretern der evidenzbasierten Medizin fallen eine Menge Vorschläge dazu ein. Im fortwährenden Verteilungskampf um die finanziellen Mittel für die Krankenversorgung verlaufen die Fronten nicht einfach zwischen Gegnern und Befürwortern von Präventionsmaßnahmen. Auch jene, die insgesamt die Ausgaben senken wollen, können Vorbeugungsmaßnahmen mit Misstrauen beäugen, von denen in erster Linie die medizinische Branche profitiert. Manchen Screening-Gegnern geht es außerdem einfach gegen den Strich, dass die Bevölkerung für dumm verkauft wird.

Hinter der steten Ausweitung der Reihenuntersuchungen steht dagegen eine Koalition aus Herstellern, Ärzten, Politikern und Journalisten. Oft sekundieren Selbsthilfegruppen, teilweise von der Medizinindustrie bezuschusst, dieser Koalition für mehr »Vorsorge durch Diagnostik«. So wurde die »Patientinnenorganisation« *Europa Donna*, die sich für die Ausweitung der Brustkrebsdiagnostik stark machte und auch in Deutschland aktiv war, von der Pharmaindustrie finanziert.

Gegen die geballte Meinungsmacht dieser Koalition anzukommen, war lange unmöglich. Kaum jemand nahm die Skeptiker ernst, niemand wollte ihnen auch nur zuhören. Als die amerikanischen Epidemiologen Gavin Yamey und Michael Wilkes von der University of California in San Francisco im Jahr 2002 einen kritischen Artikel über das Prostatakrebs-Screening in den USA veröffentlichten, entfachten sie einen Sturm der Empörung. »Am Abend des Tages (als der Artikel erschienen war, d. A.), quoll unser E-Mail-Postfach über mit Beschuldigungen, Beleidigungen und Drohungen. Man verglich uns mit Massenmördern, wir seien schuld am Tod von Hunderttausenden Männern«, berichteten sie in einer Stellungnahme. Selbsthilfegruppen mobilisierten zu öffentlichen Protesten gegen die beiden Wissenschaftler und forderten von ihrer Universität, sie solle den »Hochstaplern und Pseudowissenschaftlern« kündigen.

Noch heute werfen die Befürworter des Screenings Kritikern vor, sie würden die Bevölkerung »verunsichern«. Tatsächlich zweifeln viele Menschen am Sinn einer medizinischen Untersuchung, bevor sich Krankheitszeichen zeigen. Die meisten schieben allerdings die Frage einfach beiseite, so wie wir es meistens tun, wenn wir auf die unangenehme Tatsache stoßen, dass uns Tod und Krankheit bevorstehen. Nur jede zweite deutsche Frau geht zur Mammografie, nachdem sie von ihrer Krankenkasse dazu aufgefordert wurde, allerdings mit steigender Tendenz. Nur jeder fünfte Versicherte macht eine Darmspiegelung.[75] Deshalb müssen Screening-Befürworter vermitteln, dass es richtig, verantwortungsbewusst und außerdem harmlos ist, sich untersuchen zu lassen. Zweifel oder Differenzierung stören da nur.

Langsam scheint sich der Wind zu drehen. Auch wegen der verschärften staatlichen Sparpolitik gewinnen die Skeptiker an Einfluss. Als 2014 die kanadische Mammografie-Studie veröffentlicht wurde, kommentierte der Onkologe Russell Harris laut der *New York Times* die Ergebnisse mit den Worten: »Das wird viele Frauen verunsichern. Sie sollten auch verunsichert sein. Niemand sollte sich die Entscheidung für oder gegen eine Mammografie leicht machen.«

Wenn die Schattenseiten ihrer diagnostischen Praxis zur Sprache kommen, betonen Mediziner oft, sie müssten zwischen Spezifität und Sensitivität der Untersuchungen abwägen. Ein engmaschiges Netz fängt nicht nur den Fisch, den wir haben wollen, es verfangen sich auch andere Arten darin. Durch ein zu weitmaschiges Netz schlüpfen viele von den Fischen, die wir eigentlich einfangen wollen.

Dieses Sinnbild leuchtet ein, aber auf medizinische Diagnostik bezogen ist das Bild verkehrt. Denn das sprichwörtliche Netz fängt restlos alle Fische ab einer bestimmten Größe. Mit Reihenuntersuchungen suchen Mediziner aber nach *Krankheitszeichen, die nur stellvertretend für eine Krankheit stehen*, nach Biomarkern. Diese Messergebnisse sind allesamt uneindeutig. Je früher eine pathologische Entwicklung erkannt werden soll, umso schwieriger wird es. Schlechtes Screening ist deshalb eher so, als würden wir ausschließlich Forellen fangen wollen, dabei haufenweise Welse, Barsche und Karpfen an Land ziehen, während uns manche Forellen trotzdem entgehen. Anders gesagt, ein Testverfahren kann gleichzeitig unempfindlich *und* unspezifisch sein. Bisher sind wir nämlich davon ausgegangen, dass jeder entdeckte Tumor auch behandlungsbedüftig und behandelbar ist. Aber das ist keineswegs der Fall, wie das Beispiel Prostatakrebs zeigt.

PSA: Ein vermeintlicher Tumormarker macht Karriere

Die Vorsteherdrüse oder Prostata ist ungefähr so groß wie eine Kastanie und liegt zwischen Enddarm und Harnblase. Die Prostata ist eine Geschlechtsdrüse und wird von dem Hormon Testosteron angesprochen. Sie bildet ein Sekret, das beim Geschlechtsverkehr das Sperma verflüssigt. In dem Drüsengewebe der Prostata können Adenokarzinome entstehen, bösartige Tumoren. Prostatakrebs ist unter deutschen Männern die dritthäufigste Krebserkrankung und im fortgeschrittenen Stadium nur selten heilbar.

Wie gut die Chancen der Erkrankten stehen, wird meist mit einem Blutwert ermittelt, dem Spiegel des Prostata-spezifischen Antigens (PSA). Dieser Eiweißstoff aus der Prostata findet sich im Sperma und zirkuliert außerdem in der Blutbahn. PSA wurde Ende der 1960er-Jahre von einem amerikanischen Pathologen namens Richard Ablin entdeckt, als er nach neuen Behandlungsmöglichkeiten gegen Krebs suchte. Über die Folgen seiner Entdeckung ist er allerdings alles andere als glücklich. »Die Vorsteherdrüse wurde dadurch zum Epizentrum einer milliardenschweren internationalen Industrie, und der PSA-Test spielt die Hauptrolle«, sagt er heute.

Richard Ablin ist Pathologe, spezialisiert auf Tumorgewebe. 1968 wollte er Antigene finden, die nur von malignen Prostatadrüsen – Tumorzellen der Prostata – erzeugt werden. Antigene sind Stoffe, die Antikörper erzeugen und damit körperfremde Stoffe abwehren. Ablin suchte nach Antigenen, die bei Prostatakrebs auftreten; er suchte lange und gründlich und er fand keine. »Ich scheiterte«, erklärt er. »Ich fand zwar ein Antigen, das ausschließlich von der

Prostata ausgeschieden wird und nicht beispielsweise von der Leber. Aber ich fand dieses Antigen in gesunden und in kranken Drüsen.« Dieses Antigen war das PSA. 1970 veröffentlichte Ablin seine Ergebnisse in einem Aufsatz in der Fachzeitschrift *Journal of Reproduction and Fertility* mit dem Titel »Antigene der normalen menschlichen Prostata« und beschäftigte sich nicht weiter mit dem Stoff, den er entdeckt hatte. Andere Forscher dagegen widmeten sich weiterhin dem PSA. Neun Jahre später gelang es einer amerikanischen Gruppe, das Antigen zu isolieren und seine chemische Zusammensetzung zu bestimmen. Das Pharmaunternehmen Hybritech entwickelte auf dieser Grundlage einen Bluttest, mit dem die relative Menge im Blut bestimmt werden kann. Wenn sich Prostatazellen durch ein Karzinom vermehren, steigt auch der PSA-Wert an. Ein »Tumormarker« war geboren, der perfekte Messwert, um die Entwicklung einer Krebserkrankung zu beurteilen – einfach, schnell und billig und ohne Gewebeentnahme zu ermitteln. 1994 wurde der Test in den USA offiziell als Früherkennungsmaßnahme zugelassen, nachdem Urologen ihn schon lange unter der Hand zu diesem Zweck benutzt hatten.

Das Problem ist nur, dass PSA gar kein Tumormarker ist. Wie Ablin korrekt in der allerersten Veröffentlichung zum Thema feststellte, bilden auch völlig gesunde Drüsenzellen PSA. Das Enzym verflüssigt schließlich das Sperma für die Ejakulation, hat also seinen Sinn. Manche Tumorzellen sind in ihrem ungezügelten Wachstumsdrang besonders eifrig und sondern mehr PSA ab, aber auch kerngesunde Männer können hohe Konzentrationen aufweisen.

Nicht nur das, mit steigendem Alter vergrößert sich bei sehr vielen Männern die Prostata. Für die Betroffenen bedeutet das einen stärkeren Harndrang und zunehmend Schwierigkeiten beim Urinieren, weil die Vorsteherdrüse auf ihre Blase drückt und ihren Harnleiter zunehmend abschnürt. Die gutartige Prostatahyperplasie (also: Wucherung) ist äußerst unangenehm und fühlt sich überhaupt nicht gutartig an – aber es sind normale Zellen, die sich da vermehren, kein Krebs. Weil aber auch diese Zellen PSA herstellen, kann eine hohe Blutkonzentration ebenso sehr auf gutartige wie auf bösartige Gewebeveränderungen zurückgehen; das Testergebnis sagt darüber nichts aus. Andererseits können Tumorzellen auch in einer Prostata entstehen, die nicht vergrößert ist, weshalb sogar ein altersuntypisch niedriger Wert keine Garantie dafür bietet, dass kein Krebs vorliegt.[76]

Ein PSA-Test ist also ein eher vager Hinweis darauf, was in der Drüse wirklich vor sich geht. Dennoch kann er in der Behandlung von Prostatakrebs sehr hilfreich sein, dies aber nicht vor, sondern *nach* einer Operation zur Erfolgskontrolle. Fast alle Prostatakarzinome sind »hormonabhängig« (in Deutschland 98 Prozent der Fälle). Diese Adenokarzinome sind auf mehreren Wegen mit unserem Hormonsystem verbunden. Die Prostata wird von Testosteron angesprochen. Die Tumorzellen sind daher fast ebenso sehr wie nicht-entartete Zellen auf das Hormon angewiesen, weil sich Drüsengewebe ohne hormonelle Stimulation zurückbildet.[77] Aus diesem Grund wird bei vielen Patienten mit fortgeschrittenem Prostatakrebs nicht nur das Tumorgewebe entfernt, sondern sie werden kastriert. Ihr Hoden wird entweder chirurgisch entfernt oder die Testosteronausscheidung durch Medikamente blockiert. So wird die Kaskade der männlichen Sexualhormone unterbrochen, die Tumorzellen sozusagen ausgehungert. Leider passen sie sich mit der Zeit oft an die Hormonblockade an. Dann vermehren sich entartete Zellen auch mit winzigen Mengen Testosteron, manche produzieren das Hormon sogar selbst. Aus diesen Gründen taugt der PSA-Test für die Diagnostik: Steigt die PSA-Konzentration wieder an, bedeutet das, dass ein Rezidiv, ein Rückfall vorliegt. Tochtergeschwüre oder ein erneutes Tumorwachstum an der operierten Stelle setzen PSA frei.[78]

Die Messung ist also eindeutig genug, um einen Rückfall festzustellen, in der Früherkennung dagegen mehrdeutig und fragwürdig. Trotzdem wurde der PSA-Test zur urologischen Standarduntersuchung – zum Entsetzen von Richard Ablin, der das Antigen als erstes identifizierte. Er kritisiert die Früherkennung durch PSA-Messungen vehement, in Beiträgen für Fachmagazine und Tageszeitungen. Das Screening sei »eine Katastrophe für das Gesundheitssystem, sowohl teuer als auch schädlich«.

Ablin macht vor allem die Pharmaindustrie dafür verantwortlich, dass sich der Test trotz seiner geringen Aussagekraft durchgesetzt hat. »Die Hersteller gehen mit dem Test hausieren und Interessengruppen schaffen ›Bewusstsein für Prostatakrebs‹, indem sie Männer auffordern, sich untersuchen zulassen. Würde die Rolle des Tests herabgestuft, dann würde diese Industrie zusammenbrechen!«

Im Zweifel: raus damit?

Auch Urologen, ihre Fachgesellschaften und die einschlägigen Krebs-Selbsthilfegruppen bestreiten nicht, dass die Gesamtmenge von PSA keine sicheren Schlüsse zulässt. Dennoch propagieren sie den Einsatz zur Früherkennung, in Deutschland beispielsweise ab dem 40. Lebensjahr »nach einer individuellen Beratung«. Wird bei einer solchen Untersuchung ein Grenzwert überschritten, raten die meisten Ärzte zu einer Gewebeentnahme. Für einen 40-jährigen Mann gelten Werte über 2,5 Nanogramm pro Milliliter als ausreichende Grundlage für weitere Untersuchungen. Altersunabhängig liegt der Wert bei 4 Nanogramm. Bei der Gewebeentnahme werden kleine Stanzproben aus der Prostata entnommen und das Gewebe untersucht. Die Zahl der falsch-positiven Testergebnisse – PSA: positiv, Biopsie: negativ – liegt zwischen einem Drittel und Dreiviertel aller Fälle.

Leider kann aber auch mit Hilfe einer Gewebeprobe nicht ausgeschlossen werden, dass nicht doch Tumoren vorliegen. Die Prostata ist einige Zentimeter lang und breit, im vergrößerten Zustand so groß wie ein kleiner Pfirsich. Die Biopsie-Nadel hat einen Durchmesser von etwa einem Millimeter und entnimmt eine Gewebemenge, die nur so groß wie ein Holzsplitter ist. An einer Stelle keine Tumorzellen zu finden, bedeutet deshalb keineswegs, dass an einer anderen Stelle nicht doch welche vorhanden sind.

Der wichtigste Vorbehalt hat aber einen anderen Grund: Nicht alle Formen von Prostatakrebs sind gleich gefährlich! In Deutschland erkranken 18 Prozent der Männer, aber nur drei Prozent versterben. Viele Tumoren wachsen so langsam, dass die Betroffenen an anderen Ursachen sterben. Oft werden diese Karzinome gar nicht zu Lebzeiten erkannt, weil sie so wenig Beschwerden verursachen, dass die Betroffenen nicht zum Arzt gehen. Ihre Karzinome sind *indolent*, sie verursachen ihnen keine Schmerzen. »Männer sterben mit Prostatakrebs, aber meistens nicht durch ihn«, lautet ein entsprechender Merkspruch.

Prostatakrebs ist zudem sehr häufig. Die Zahl der Erkrankungen steigt mit der Lebenszeit an, und zwar gewaltig: Untersuchungen an Unfallopfern haben gezeigt, dass die meisten Männer ab 60 Tumorzellen in ihrer Prostata aufweisen. Ab 70 stieg die Zahl der Erkrankten in einer Untersuchung auf acht von zehn. Andere Studien geben etwas niedrigere Zahlen an, aber unbestritten ist, dass es ab einem bestimmten Alter in einem Jahrgang mehr Männer mit als Männer ohne Prostatakrebs gibt.[79] Zwischen der Zahl der Prostatakrebsdiagnosen (18 von 100) und der Zahl der Prostatakrebstode (3 von 100) klafft eine große Lücke. Noch größer ist aber die Kluft zwischen der Zahl der Diagnosen (18 von 100) und der Zahl der älteren Prostatakrebs-Erkrankten (vielleicht 80, vielleicht nur 70 von 100).

Damit stellt sich die unbequeme Frage, wie genau wir nach Prostatakrebs suchen wollen. Offenbar gibt es eine Vielzahl von asymptomatischen Erkrankungen. Wir wissen aber einfach nicht, welche von ihnen lebensgefährlich werden und welche nicht. Wird bei einer Biopsie Tumorgewebe nachgewiesen, entscheiden sich die meisten Menschen für eine Operation – wer riskiert schon sein Leben, selbst wenn das statistisch ermittelte Risiko vergleichsweise klein ist?

Mediziner sprechen von einer Überdiagnose, wenn eine Krankheit zwar vorliegt, aber keine Beschwerden verursachen wird. Wird eine solche Krankheit behandelt, handelt es sich um eine Übertherapie. Aus Vergleichen zwischen Männern, die an der Früherkennung teilnehmen, und solchen, die das nicht tun, ergibt sich, dass etwa jede fünfte Prostatabehandlung eine Übertherapie ist – aber welche?[80] Die Folgen einer chirurgischen Entfernung können aber auch in einem frühen Stadium gravierend sein und beispielsweise zu Inkontinenz und Impotenz führen. »Unser Problem ist, dass wir nicht zwischen gefährlichen und ungefährlichen Tumoren differenzieren können«, fasst Richard Albin das Problem zusammen. »Wir müssen Biomarker finden, um zwischen den harmlosen, indolenten Karzinomen und den aggressiven Krebsformen zu unterscheiden.«

Den Krebs besiegen oder mit ihm leben?

Bei der Brustkrebsuntersuchung stellt sich dasselbe Problem. Mit dem Mammografie-Screening werden viele noch wenig entwickelte Karzinome entdeckt, etwa lokale Wucherungen in den Milchgängen.[81] In Deutschland gehört jedes fünfte Karzinom, das durch die Mammografie entdeckt wird, zu dieser »Frühform« oder »Vorstufe« von Krebs. Dieser Ausdruck ist missverständlich: Niemand weiß, wie viele von ihnen wirklich zu einer Krebserkrankung geworden wären, die den Betroffenen Beschwerden verursacht hätte. Die medizinischen Untersuchungsmethoden sind besser geworden. Bildgebende Verfahren und neue Biomarker ermöglichen, unsere Körper und unsere Krankheiten genauer als bisher zu beobachten. Nur verstehen wir vielfach noch gar nicht, was wir da eigentlich sehen.

Je genauer wir aber hinschauen, umso mehr Krebs entdecken wir. Sowohl Medizinern als auch Laien fällt es schwer zu akzeptieren, dass dieser »Befall« nicht zum Tod, noch nicht einmal zu Krankheitssymptomen führen muss. Die Tatsache passt einfach nicht zum Bild von Krebs als einem tückischen Eroberer. Unsere Vorstellung von dieser Krankheit ist zu sehr geprägt von Angst und Hass, beides eine Folge unserer Hilflosigkeit. Vor 4700 Jahren berichtete der ägyptische Gelehrte Imhotep – der erste Mediziner, dessen Name überliefert ist – von einer Patientin »mit einer Schwellung in der Brust, hart wie eine unreife Frucht«. Eine Therapie konnte er ihr nicht anbieten. »Behandlung: Es gibt keine«, stellte er lapidar fest.

Die Hilflosigkeit gegenüber Krebs führte lange zu martialischen Ausdrücken und Praktiken in der Tumortherapie. Aber je tiefer nun unsere Untersuchungsmethoden dringen, umso klarer wird, dass nicht jede bösartige Zellvermehrung tötet. Tumoren können ungezügelt wachsen und den Körper schnell zerstören, aber sie können auch ihre Größe beibehalten oder sich sogar zurückbilden. »Manche Karzinome verhungern, weil die Blutversorgung nicht ausreicht, andere werden vom Immunsystem erkannt und in Schach gehalten, manche sind von vornherein nicht aggressiv«, erklärt der US-amerikanische Früherkennungsexperte Gilbert Welch.[82] Andere wachsen so langsam, dass die Kranken versterben, bevor der Krebs spürbar wird. Mit Chemotherapie und Bestrahlung lassen sich außerdem viele Krebsformen weitaus besser behandeln als früher. Sie haben bereits ein wenig von ihrem Schrecken verloren. Lernen wir irgendwann, Krebs zu kontrollieren, mit ihm zu leben, statt ihn auszumerzen?

Hier zeigt sich eine ganz grundsätzliche Schwierigkeit der medizinischen Vorbeugung. Mit den Mitteln der kurativen Medizin sollen pathologische Prozesse aufgehalten werden. Prävention heißt: zuvorkommen, schneller sein als die Progression oder Progredienz, als das Voranschreiten der Krankheiten. In diesem Ausdruck ist die Vorstellung enthalten, Krankheiten würden in voneinander klar getrennten Etappen mit entsprechenden Biomarkern verlaufen. Aber diese Biomarker finden sich in gesunden wie in kranken Körpern, weshalb sie niemals eindeutig sind. Leo Tolstoi wird der Aphorismus zugeschrieben, jeder Körper sei auf unterschiedliche Art krank, aber auf die gleiche Art gesund. Da ist etwas dran: Die chronischen Krankheiten sind degenerativ und der Verschleiß führt zu den unterschiedlichsten Krankheitsverläufen. Es gibt viele Formen von Krebs, Diabetes, Asthma oder Krebs. Diese Krankheiten tun uns nicht den Gefallen, in übersichtlichen Stadien mit jeweils typischen Messwerten zu verlaufen.

Ist Krankheit, was ich messen kann?

Dass mittelalterliche und frühneuzeitliche Ärzte manchmal den Urin der Kranken berochen, ihn fühlten und schmeckten, erscheint uns skurril, geradezu lächerlich. Zur Überheblichkeit besteht kein Anlass. Damals setzten diese Behandler lediglich noch ihre eigenen Sinnesorgane ein, anstatt eine Probe ins Labor zu schicken. Anhand des Geschmacks fanden sie heraus, wie süß der

Urin war, wie sauer oder basisch, wie wässrig, wie fettig, wie viele Bakterien mit ihm ausgeschieden wurden. All diese Informationen sind heute noch so interessant wie damals. Der Geschmack enthält Hinweise auf die Menge an Glucose (hat der Patient möglicherweise Diabetes? Wie stark ist dieser ausgeprägt?), Ketone und Eiweiße (vielleicht eine Nierenkrankheit?) und den pH-Wert (eine Entzündung in den Harnwegen?). Die Teststreifen in den Arztpraxen von heute zielen auf die gleichen Sachverhalte. Natürlich, sie mit einer Harnschau zu erheben, ist fehleranfällig – aber das sind Laborwerte auch. Die Harnschau ermittelt keine Mengenverhältnisse – aber diese Zahlen sagen unter Umständen wenig aus.

Dass Biomarker Karriere machen, während andere Untersuchungsmethoden ins Abseits geraten, hat nicht nur wissenschaftliche Ursachen. Was also war das Erfolgsgeheimnis von PSA? Der Bluttest verbreitete sich in den späten 1980er-Jahren, weil seine Herstellung nicht besonders teuer war. Um ihn zu bestimmen, muss dem Patienten lediglich eine ambulante Blutprobe abverlangt werden. Die Proben werden heute von einer industrialisierten Labordiagnostik analysiert, deren Arbeitsabläufe und Arbeitsbedingungen sich denen in der Autoindustrie weitgehend angenähert haben. Es sind solche wirtschaftlichen und technischen Entwicklungen, die über den Aufstieg eines Markers entscheiden.

Simple Krankheitsbilder, einfache physiologische Modelle haben den Charme, sich in ebenso simple Metriken – Zahlenverhältnisse – übersetzen zu lassen, die mit einfachen Verfahren durchgeführt werden können.[83] Aber eigentlich und bezeichnenderweise war es im Fall von Richard Ablins Antigen genau umgekehrt: Die Vorstellung vom Zusammenhang zwischen »PSA« und »Prostatakarzinom« war nicht die Ursache, sondern eine Folge der neuen Untersuchungsmöglichkeiten. So wurde PSA zu einem Tumormarker – *der Reduktionismus der Theorie folgte der Rationalisierung der Diagnostik.*

Untersuchungsmethoden und reduktionistische Krankheitsbilder lassen die ärztliche Behandlungspraxis aber nicht unberührt.[84] Dann schauen Ärzte auf die Blutbildwerte vom Labor und sagen zu ihren Patienten: »Sie haben nichts.«

Vom Menschen kennt diese Form der kurativen Medizin nur einen *Ausschnitt* seiner Biochemie. Isolierte Messwerte sollen für den Gesundheitszustand oder für bestimmte Krankheitsetappen stehen. Der Fokus auf Laborwerte und bildgebende Verfahren führt in der Behandlungspraxis zu einer Pseudoobjektivierung, zu vermeintlich harten Fakten: Messwerte mit der Überzeugungskraft der rationalen Zahl, die ebenso exakt wie bedeutungslos sein können.

»Wie schlimm ist es?« fragt der Patient.
Der behandelnde Arzt antwortet: »6,2 (irgendeine Maßeinheit).«
»Wird es wieder gut?«
»Bestimmt. Ihre Überweisung bekommen Sie am Empfang.«

Blutdruck: Möglichst früh irgendetwas tun?

Einen Karrierefehler dürfen Biomarker auf keinen Fall machen: zu unempfindlich sein, nur wenige Menschen als krank klassifizieren. Gemessen werden fast immer Sachverhalte und Stoffmengen, die sich in gesunden und kranken Körpern finden, wie wir im Fall von PSA gesehen haben. Deshalb spielen Schwellenwerte in der Behandlung von chronischen Krankheiten eine bedeutende Rolle: Sie legen fest, wann Gesundheit aufhört und Krankheit beginnt. Besonders für die Früherkennung und Vorbeugung sind solche Grenzwerte entscheidend. Ihnen geht es schließlich darum, möglichst früh einzugreifen. Nur ist zwischen gut und schlecht viel Platz: Statt einer klaren Grenze zwischen Gesundheit und Krankheit existiert ein Kontinuum der körperlichen Leistungsfähigkeit.

Bei allen Menschen stehen beispielsweise die Blutgefäße auch unter Druck (Blutdruck), wenn ihr Herz sich gerade entspannt. Erfasst wird dieser »diastolische« Druck mit der Ausdehnung von Quecksilber, weshalb die entsprechende Maßeinheit »Millimeter-Quecksilbersäule« heißt. Wenn das Quecksilber bei einer Messung auf über 120 Millimeter steigt, ist das zu viel. Dieser Kreislauf steht buchstäblich »unter Druck«, was langfristig nicht ohne Folgeschäden bleiben wird. Normal sind laut der Weltgesundheitsorganisation Werte bis 90 Millimeter. Aber was ist mit den Messergebnissen zwischen 90 und 120? Ab wann muss zu hoher Blutdruck gesenkt werden, ab wann nutzt ein medizinisches Eingreifen?

Die Schwellenwerte, die für die Behandlung der chronischen Krankheiten bedeutsam sind, kannten in den vergangenen zwei Jahrzehnten nur eine Richtung: nach unten! Ob Blutzucker, Blutdruck, Blutfette, auch das Gewicht (erfasst mit dem Body-Mass-Index), überall wurden die Grenzen der Normalität verschoben und Abweichungen weniger geduldet. Zunehmend deutete man überdurchschnittliche Werte, die früher als »alterstypisch« hingenommen wurden, zu Krankheitszeichen um. Präventionsenthusiasten lancierten außerdem Begriffe wie »Prädiabetes« oder »Präostheoporose«, angeblich behandlungsbedürftige Vorstufen von Krankheiten.

Die kurative Medizin bewegt sich also auf dem Kontinuum zwischen Gesundheit und Krankheit in Richtung des Durchschnitts. So treibt sie die Medikalisierung an, das Um-Sich-Greifen der medizinischen Behandlungen. Aber je näher wir dem Durchschnittswert kommen, umso mehr Menschen werden für behandlungsbedürftig erklärt. Leichte Abweichungen sind schließlich viel häufiger als starke. Ist es sinnvoll, auch einen leicht überdurchschnittlichen Blutdruck medikamentös zu senken? Ab welchem Alter und welchen Blutzuckerwerten sollen Diabetiker Insulin spritzen? Diese Entscheidungen betreffen Millionen Menschen. 1997 definierte die Weltgesundheitsorganisation Bluthochdruck neu. Sie senkte den anzustrebenden Normwert für den diastolischen Blutdruck um zehn Millimeter auf der Quecksilbersäule von 100 auf 90. Alle Werte darüber galten fortan als prinzipiell behandlungsbedürftig. Für die USA errechnete Gilbert Welch, selbst ein Kardiologe, dass durch die neuen Normwerte 13,5 Millionen Amerikaner zu potenziellen Patienten wurden.[85]

»Diese Neudefinition war nötig geworden, weil wissenschaftliche Studien überzeugend nachgewiesen haben, dass mit steigenden Druckwerten die Zahl der Herz-Kreislauf-Komplikationen stetig zunimmt«, schrieb der Bundesverband der Deutschen Kardiologen in einer Stellungnahme. Tatsächlich lässt sich für alle gängigen Biomarker zeigen, die mit den Volkskrankheiten in Verbindung stehen, dass überdurchschnittliche Werte ein *Risikofaktor* sind. Die Betroffenen bekommen häufiger als andere einen Herzinfarkt. Werden nun ihre Werte dem Normalbereich angenähert, bedeutet das aber noch lange nicht, dass sie keinen Herzinfarkt mehr bekommen. Die Cochrane-Organisation wertete im Jahr 2013 die verfügbaren Studien zu der Frage aus, ob Patienten mit einem leichteren Bluthochdruck von abgesenkten Zielwerten profitierten. Die Einnahme von blutdrucksenkenden Medikamenten senkte die Zahl der Herzinfarkte, Schlaganfälle und Todesfälle nur geringfügig. Die Sterblichkeit lag nach vier Jahren in der Placebogruppe bei 15 von 1000, in der behandelten Gruppe bei 13 von 1000.

Wenn wir einen Risikofaktor aufweisen, werden wir einer bestimmten Menschengruppe zugeordnet. Zugespitzt gesagt: Wem die Nase läuft, der trägt ein erhöhtes Risiko, eine Grippe zu haben. Die Schleimbildung zu unterbinden, ändert an der Grippe oder Nicht-Grippe nichts, aber sehr viel am Grippeisiko. Die Gruppenzugehörigkeit sagt nichts über die tatsächliche körperliche Verfassung aus.

Entsprechend kann es durchaus sein, dass das eigentliche Problem nicht der erhöhte Blutdruck ist, sondern dieser nur ein Zeichen. Bluthochdruck oder ein hoher PSA-Wert sind Biomarker, keine Krankheiten. Dennoch geschieht eben das: sie werden zu Krankheiten erklärt.

Wer soll entscheiden, wie viel untersucht wird?

Die Aussagekraft bestimmter Biomarker übertreibt der medizinische Sektor maßlos – weil ihm das Patienten zutreibt. Hinter der Dramatisierung von Risikofaktoren steht das Interesse, möglichst viele Menschen zu untersuchen und zu behandeln. Immer noch fordern Ärzte und Pharmaindustrie regelmäßig, die Schwellenwerte weiter zu senken und die Anstrengungen zu verstärken, um Biomarker wie Blutdruck, Blutzucker und Blutfette in den normalen Bereich zu drücken. Neue Reihenuntersuchungen sind in Vorbereitung. Krankenkassen, Mediziner und auch staatliche Stellen üben immer stärker Druck auf die Bevölkerung aus, an diesen Untersuchungen teilzunehmen.

Das ist nicht verwunderlich: Die Pharmabranche produziert wie jede andere Industrie mit dem Ziel, ihre Waren zu verkaufen. Ärzte untersuchen gerne, weil sie dafür bezahlt werden. In Deutschland werden viele diagnostische Maßnahmen außerhalb des Budgets vergütet: je gründlicher untersucht wird, umso mehr wird verdient.

Während die kommerziellen Beweggründe der Industrie klar zutage liegen, ist die Sache mit den Ärzten etwas verwickelter. Für sie geht es nicht nur um Einnahmen, sondern auch um die berufliche und damit die persönliche Selbstachtung. Die Biomarker, über die wir verfügen, sind nicht perfekt. Für behandelnde Mediziner sind sie dennoch das Werkzeug, mit dem sie alltäglich hantieren. Ärzte glauben an ihre Untersuchungsmethoden wie ein Dachdecker an seinen Hammer oder ein Elektriker an seinen Strompüfer glaubt – sie arbeiten damit. Wenn es gut läuft, merken sie es sich. Wenn es schlecht läuft, ist das eine Schwachstelle, die entweder vergessen oder gut begründet wird.

Nur entscheiden in der Medizin die Handwerker, ob ein Reparaturbedarf besteht oder nicht. Die gesundheitsökonomischen Fachbegriffe dafür lauten »anbietergesteuerter Markt« oder »anbieterinduzierte Nachfrage«: Wer eine medizinische Dienstleistung verkauft, hat selbst großen Einfluss darauf, ob sie in Anspruch genommen wird. So lange Patientinnen und Krankenkassen mitmachen, entscheiden Ärzte darüber, was und wie viel untersucht wird.

Die klassische Studie zu dieser Problematik wurde schon in den 1930er-Jahren durchgeführt, dies aber völlig unbeabsichtigt. Die »American Child

Health Association« war eine Wohltätigkeitsorganisation, die mit Spenden reicher Philanthropen gut ausgestattet war. Ihr Ziel war die Förderung der Gesundheit Heranwachsender. Auch damals schon schnitt man entzündete und vergrößerte Gaumenmandeln in bestimmten Fällen heraus. Die »Amerikanische Vereinigung für Kindergesundheit« wollte sicherstellen, dass wirklich alle Kinder operiert würden, denen dies nutzen könnte. Um den Bedarf zu ermitteln, rekrutierten sie im Jahr 1934 1000 New Yorker Schulkinder mit einem Zufallsverfahren. Bei 611 von ihnen waren die Gaumenmandeln bereits zuvor entfernt worden. Weil der Verein sicherstellen wollte, dass keine nötigen Operationen ausgeblieben waren, schickte er die übrigen Kinder zu einer erneuten Untersuchung bei Schulärzten. Diese hielten eine Operation bei 174 von 389 Kindern für nötig. Um nun ganz sicher zu gehen, organisierte die Vereinigung abermals eine Untersuchung für die Übriggebliebenen; wieder fanden sich in der auf 215 Kinder geschrumpften Gruppe 99 bisher übersehene operationsbedürftige Fälle. Nach einer weiteren Untersuchung blieben nur 65 Kinder mit offenbar bemerkenswert robusten Gaumenmandeln übrig. An dieser Stelle wurde die Studie abgebrochen. Die Rate der positiven Diagnosen lag bei der ersten Untersuchung bei 60 Prozent und pendelte bei den drei folgenden um 45 Prozent.[86]

Besondere oder allgemeine Gefahren?

Die Moral von der Geschichte: Therapieentscheidungen sollen von kommerziellen Eigeninteressen so frei gehalten werden wie möglich. Wenn Krankenhäuser wie Gesundheitsfabriken agieren und ihren diagnostischen Maschinenpark abschreiben müssen, wenn Ärzte als Gewerbetreibende umso größere Einnahmen haben, je häufiger sie das Röntgengerät einsetzten, muss sich niemand wundern, wenn Patienten überflüssigen Untersuchungen ausgesetzt werden.

Fassen wir zusammen. Die Früherkennung arbeitet mit stumpfen Werkzeugen, die nur deshalb eingesetzt werden, weil a) keine besseren zur Verfügung stehen und b) es im ureigensten Interesse der medizinischen Branche liegt, möglichst viel zu diagnostizieren. Manche der eingesetzten Verfahren taugen auch durchaus dazu, um Kranke zu diagnostizieren, sollten aber dennoch auf keinen Fall auf Gesunde losgelassen werden. Mediziner hantieren mit gefährlichen Werkzeugen und auch diagnostische Maßnahmen gehören dazu. Die Früherkennung hat zur Folge, dass zu viel diagnostiziert und zu viel behandelt wird.[87]

Wer die ganze Bevölkerung unters Röntgengerät legen will, bräuchte eigentlich ein nahezu unfehlbares Testverfahren und eine wirksame gezielte Therapie. Weil beides im Fall der chronischen Krankheiten fehlt, ist die Erfolgsbilanz der sekundären Prävention schlecht.

Es bleibt die primäre Prävention, die Verhinderung chronischer Krankheiten im weiten Sinn: Mehr Sport! Kein Fett und kein Zucker! Entspannungsübungen nach Feierabend (aber nur solche ohne Bier und Schnaps)! Aber auch hier spielt die gesundheitliche Prävention eine dubiose Rolle, wie wir gleich sehen werden: Sie dramatisiert bestimmte Risikofaktoren maßlos, während sie andere ganz unbeeindruckt lassen.

5. Lasterhaft und schädlich?

Wie die Prävention dämonisiert und was sie ignoriert

Auf dem Weg zur Stadt hinunter hielt ich an der Bar und trank ein paar doppelte Scotch. Sie halfen mir auch nicht weiter.
RAYMOND CHANDLER, DER GROSSE SCHLAF

Die Tankstelle leuchtet nachts blau und gelb, wie ein Raumschiff, das gerade gelandet ist, im ganzen Universum ausgerechnet hier in diesem Gewerbegebiet, ein Lichtklecks an der Ausfallstraße zwischen Autobahn und den letzten Häusern der Stadt. Sonja hat Nachtschicht. Wenn die Kunden mit Tanken fertig sind, kassiert sie. »Das wären 44 Euro 80, danke schön …« Sie verkauft ihnen Getränke, Schokoriegel. Manchmal kommen Jugendliche von einer Party und holen Nachschub, Zigaretten und Bier. »Noch zwei Red Bull!«, fällt einem Jungen ein, der trotz der Kälte nur ein T-Shirt anhat.

»Ihre Aufgabe: Sie erbringen dem Kunden und Gast gegenüber eine hohe Produkt- und Dienstleistungsqualität«, stand in der Stellenanzeige. »Ihr Profil: Bereitschaft zu Arbeiten an Wochenenden und Feiertagen. Idealerweise konnten Sie bereits Berufserfahrung in Gastronomie oder Einzelhandel sammeln.« Ganz wichtig bei einem Job wie diesem: »Sie sind respektvoll zu Kunden, Vorgesetzten und Mitarbeitern.« In Wirklichkeit sind die froh über jeden, der diesen Job macht, denkt Sonja, und nimmt sich noch ein Mettwurstbrötchen. »Haben wir Ihre Neugierde und Ihre Begeisterung geweckt? Dann rufen Sie uns an.«

Angst hat Sonja nicht, auch wenn zwischen 24 Uhr und 4 Uhr 30 niemand außer ihr in der Tankstelle ist. Manchmal gefällt es ihr sogar, ganz allein zu sein. Sie dreht das Radio laut und denkt an irgendwas. Zwischen 2 und 3 Uhr verdünnt sich der Strom der Autos, irgendwann kommt er nur noch stoßweise. Dann schmiert Sonja Käsebrötchen und schiebt Backwaren in den kleinen Ofen.

Ihre Arme und Beine werden schwer, aber sie muss noch die Pappkisten von hinten aus dem Lagerraum holen und die Regale auffüllen. Sie bettet ihren Oberkörper auf die Verkaufstheke neben den Handscanner und legt ihren Kopf auf die verschränkten Arme. Nur ganz kurz, denn der Chef sieht das nicht gerne. Wenn es langsam wieder hell wird, kommen übermüdete LKW-Fahrer und wollen Diesel, Brötchen, Kaffee, immer öfter auch Energy-Drinks.

Sonja hat keinen Feierabend, höchstens einen Feiermorgen. Dann fühlt sie sich gleichzeitig überdreht und hundemüde. Oft ist sie schlecht gelaunt, sie ärgert sich vor sich hin, über ihre Mutter, über irgendeine alte Geschichte. Sonja läuft zur Bushaltestelle und fährt nach Hause; Schulkinder kommen ihr entgegen, Leute auf dem Weg zur Arbeit.

Daheim angekommen zieht sie die Vorhänge vor. Manchmal schläft sie gleich, weil gar nichts anderes mehr geht, aber meistens setzt sie sich noch ein, zwei Stunden vor den Fernseher. Sonja hat jetzt richtig Hunger. Salami-Pizza aus dem Tiefkühlfach und zwei Becher Erdbeerjoghurt hinterher.

Das ist falsch, das sollte sie nicht tun! Auf dem Weg nach Hause hat sie ja schon eine ganze Tafel Schokolade verdrückt. Denn Sonja ist zu dick. Weiß sie selber. Muss ihr keiner aufs Brot schmieren.

80 Kilo wiegt sie und ist nicht besonders groß. Ihr Body-Mass-Index (BMI) liegt bei 27,7. Das heißt: Übergewicht. Erlaubt wären höchstens 25. Um ein normales Gewicht zu erreichen, müsste Sonja acht Kilo oder mehr abnehmen.

Wie wurde Übergewicht zum gesundheitlichen Problem?

Übergewicht ist das wichtigste Interventionsfeld der Krankheitsprävention. Eine angeblich falsche Ernährung und die daraus entstehende Fettleibigkeit wurden in den 1990er-Jahren zum gesundheitspolitischen Hauptproblem erklärt. Es hat das klassische Fehlverhalten – den Konsum von Tabak und Alkohol – zwar nicht ganz verdrängt, aber in den Hintergrund geschoben.

Der Kampf gegen das Körperfett, der im Folgenden beschrieben wird, ist ein Beispiel für den merkwürdigen Charakter der primären Prävention. Während es bis Ende des 19. Jahrhunderts nicht einmal Waagen in den Arztpraxen gab, gilt Übergewicht heute als Kernproblem hinter möglichen Krankheiten. Um diese Entwicklung zu erklären, müssen wir zurück in die Vergangenheit blicken und herausfinden, welche Motive die Gesundheitsförderung eigentlich antreiben.

Der Fettleibigkeit wird der Krieg erklärt

Die gängige Begründung dafür, dass das Essen heute im Mittelpunkt der Vorsorgebemühungen steht, lautet schlicht: Wer zu viel und zu süß und zu fettig isst, wird dick. Wer keinen Sport treibt, sondern auf dem Sofa vor dem Laptop-

oder Fernsehbildschirm herumliegt, wird dick. Beides gilt als unverantwortlich, geradezu gesellschaftsschädlich, »asozial«. Übergewicht, heißt es, macht nämlich krank und führt zu Diabetes. Weil aber die Zahl der Übergewichtigen in der ganzen Welt steigt und steigt, rollt angeblich eine wahre Flutwelle von Diabeteserkrankungen auf uns zu. »Wenn die Politik nichts unternimmt, wird die Zahl der Menschen mit Diabetes in 20 Jahren auf 552 Millionen Menschen angewachsen sein (+50,8 Prozent)«, heißt es im *Deutschen Gesundheitsbericht Diabetes 2012*, einer Veröffentlichung der großen deutschen Selbsthilfe-Vereine. »Pro Jahr nimmt die Zahl der Menschen mit Typ-2-Diabetes um etwa 300.000 zu.«

Diabetes wiederum vermehrt die Zahl der Herzkreislaufkrankheiten, deren Behandlung teuer zu stehen kommt. Angesichts der Diabetesflut fragen sich Gesundheitspolitiker daher, wer das eigentlich alles bezahlen soll. Gerd Müller beispielsweise, CSU-Politiker und ehemaliger Staatssekretär im deutschen Bundesministerium für Ernährung, Landwirtschaft und Verbraucherschutz, schätzte im Jahr 2006 »den jährlichen Schaden für die heimische Volkswirtschaft« durch Übergewicht und Folgeerkrankungen »auf rund 80 Milliarden Euro … 30 Prozent aller Gesundheitsausgaben«.

In der öffentlichen Debatte über den erworbenen Diabetes spielen solche wirtschaftlichen Argumente eine Hauptrolle. Keine Stellungnahme der zuständigen staatlichen Stellen und Fachgesellschaften kommt aus ohne alarmierende Zahlen über unaufhaltsam steigende Fallzahlen und erwartete gigantische Behandlungskosten.

Typ-2-Diabetes ist nicht nur weit verbreitet und verbreitet sich weiter. Die Krankheit eignet sich darüber hinaus als Paradebeispiel für die Präventionspolitik, weil sie »lebensstilbedingt« sein soll. Laut der Weltgesundheitsorganisation sind mindestens 70 Prozent aller Todesfälle in den Industrienationen die Folge eines ungesunden Lebensstils. Würden sich die Menschen nur genug bewegen und weniger Fastfood zu sich nehmen, so die gängige Argumentation, entstünde diese Erkrankung erst gar nicht und den medizinischen Versorgungssystemen blieben enorme Kosten erspart. Bis zu zwei Drittel der Diabetesfälle seien durch Lebensstiländerungen vermeidbar, berichten wissenschaftliche Studien Ende der 1990er-Jahre.

Aber wie bringen wir Sonja dazu, die Finger von der Fertigpizza zu lassen und mindestens acht Kilo abzunehmen? Mit guten Worten und bunten Aufklärungsbroschüren ist es offensichtlich nicht getan. »Wir müssen es schaffen, bereits Kinder und Jugendliche zu erreichen und sie auf den Weg einer gesunden Lebensweise führen«, erklärte Gerd Müller 2012. »Bereits in der Schule könnte dies durch ein zusätzliches Fach ›Gesunde Ernährung‹ umgesetzt werden.« Mittlerweile haben alle europäischen und nordamerikanischen Regierungen nationale Programme organisiert, um die Zahl der Dicken zu senken.

Angeblich schädliche Lebensmittel werden mit Warnhinweisen versehen und durch Konsumsteuern verteuert, beispielsweise in den USA, Frankreich oder Ungarn. Auch in Mexiko belegt die Regierung seit 2014 Lebensmittel mit mehr als 2,75 Kalorien pro Gramm zusätzlich mit acht Prozent Steuer. Die Lebensmittelindustrie leistet allerdings heftigen Widerstand gegen die Stigmatisierung ihrer Produkte und zusätzliche Steuern. Verbreiteter als Strafsteuern sind Belohnungen für gesunde Lebensführung in der Form von niedrigeren Versicherungsbeiträgen.

Der amerikanische Präsident George W. Bush rief im Jahr 2002 sogar zum »Krieg gegen das Fett« auf. »Wer täglich Sport treibt, ist ein besserer Arbeiter«, sagte er in einer Radioansprache. »Wer täglich Sport treibt, senkt die Gesundheitskosten in Amerika.« Gerade in den USA häufen sich seitdem mehr oder weniger durchdachte Versuche, die Ernährungsgewohnheiten und Bewegungsmuster der Bevölkerung umzukrempeln. Im Jahr 2009 diskutierten die Volksvertreter im US-amerikanischen Bundesstaat Mississippi ernsthaft über ein Verbot, fettleibige Kunden in Restaurants zu bedienen. Den Restaurantbetreibern drohte bei Zuwiderhandlung der Entzug der Betriebserlaubnis. Das sah jedenfalls der Gesetzesentwurf des republikanischen Abgeordneten John Read vor, der ansonsten allerdings nicht besonders detailliert war: Ab welchem Bauchumfang ist ein Gast zu dick für die zweite Runde Pommes? Wie sollen Restaurants das überprüfen?

2012 sorgte der ehemalige Bürgermeister von New York Michael Bloomberg für Schlagzeilen, als er versuchte, Getränkebecher ab einer bestimmten Größe zu verbieten. Die Maßnahme sollte die New Yorker vom übermäßigen Konsum zuckriger Limonade abhalten. Außerdem machte sich Bloomberg für Hinweisschilder in Gebäuden stark, damit die Besucher Treppen steigen, anstatt den Aufzug zu benutzen.

In Mississippi scheiterte das geplante Restaurantverbot für dicke Menschen. Dafür entstand ein Präventionsprogramm mit der kuriosen Abkürzung POWER – *Preventing Obesity with Every Resource*. Es verpflichtet weiterführende Schulen, im Unterricht über die gesundheitlichen Folgen falscher Ernährung zu sprechen und mindestens zweieinhalb Stunden in der Woche Sport anzubieten. In anderen Bundesstaaten müssen Schulen die Jugendlichen regelmäßig auf die Waage stellen und ihren Body-Mass-Index (BMI) erfassen. In

Tennessee und anderen Bundesstaaten teilen die Schulen diese Messergebnisse den Eltern schriftlich mit. Amerikanische Schüler nennen das stigmatisierende Vorgehen »*fat letters*«.

Mit Sport und Diät gegen den Diabetes

In engem Zusammenhang mit der Bekämpfung des Übergewichts stand eine biomedizinische Normierung. Der BMI setzt Körpergröße und Gewicht ins Verhältnis.[88] 1997 legte die WHO anhand dieser Maßzahl fest, welches Gewicht als normal zu gelten hat. So wurde dieser Biomarker aufgewertet, sozusagen zum offiziellen Gewichtsmaßstab. Seitdem beginnt ab einem BMI von 25 das Übergewicht und ab 30 die Fettleibigkeit (Adipositas). Laut BMI hat nur jeder zweite Deutsche ein normales Gewicht. Jeder dritte ist übergewichtig, jeder siebte fettleibig.

Auch der Diabetesbegriff wurde neu bestimmt und ausgeweitet. 1997 senkten die Fachgesellschaften der Diabetologen den Grenzwert für abnormen Blutzucker von 140 Milligramm Glucose auf 126 Milligramm pro Deziliter bei nüchterner Messung. Werte über 100 Milligramm wurden außerdem zunehmend als krankheitserzeugend betrachtet und zu einer Vorstufe von Diabetes – »Prädiabetes« – erklärt. Kurze Zeit später endeten mehrere umfangreiche Studien, mit denen die Auswirkungen von Lebensstiländerungen bei Diabetikern untersucht worden waren. In der amerikanischen Studie mit dem programmatischen Titel »*Look Ahead*« war das Ziel eine Gewichtsabnahme von sieben Prozent. Die Teilnehmer wurden intensiv in Gruppensitzungen und Einzelgesprächen betreut. Sie führten ein Tagebuch über ihre sportlichen Aktivitäten und ihr Essverhalten. Einmal in der Woche wurden sie zu ihrem Essverhalten befragt. Teilweise erinnerte man sie per SMS an ihre Diät. Mit Erfolg: Tatsächlich nahmen sie ab und ihre Blutzuckerwerte sanken.

Durch solche Ergebnisse wurde der Kampf gegen die Fettleibigkeit um die Jahrtausendwende zum *common sense*. Einige Mediziner und Gesundheitswissenschaftler treibt diese Entwicklung regelrecht zur Verzweiflung – solche, die für eine Gesundheitspolitik eintreten, die nachweisbar nutzt. Der Versuch, Diabetes durch Verhaltensänderungen zu verhindern, ist nämlich in Wirklichkeit kein Paradebeispiel dafür, dass Prävention »funktioniert« oder »sich lohnt«, sondern, wie wir sehen werden, ein ideologisch überfrachtetes Projekt. Er verschafft zwar Ärzten und der Pharmaindustrie eine kaufkräftige Nachfrage, aber gesundheitsökonomisch, medizinisch und gesundheitswissenschaftlich steht dieser Ansatz auf tönernen Füßen. Diabetes und Essverhalten stehen in Wirklichkeit nämlich in einem weit komplexeren Zusammenhang, als uns diejenigen weismachen wollen, die das Übergewicht dämonisieren.

Diabetes: Wenn der Motor ins Stottern kommt

Unsere Körpermaschine braucht Brennstoff, sonst kommt sie zum Stehen. Die Kohlenhydrate, die wir essen, verwandeln der Magen und der Darm in Glucose (das heißt: Traubenzucker), indem sie die langen Molekülketten der Kohlenhydrate in Einfachzucker aufspalten. Über die Blutbahn kommt die Glucose zu den Körperzellen. Von allein kann sie aber nicht in die hungrigen Zellen hinein. Als Tankwart dient das Hormon Insulin, das den Treibstoff ins Zellinnere einfüllt, wo er verbrannt wird. Insulin wird von besonderen Zellen der Bauchspeicheldrüse gebildet, den sogenannten Betazellen. Die Leber fischt die überschüssige Glucose aus dem Blut und sorgt dafür, dass sich die Körperzellen mit dem Brennstoff für den kurzfristigen Bedarf als Glykogen und für den längerfristigen Bedarf als Fett bevorraten.

Für unsere Körpermaschine muss in jeder Situation ausreichend Energie zur Verfügung stehen. Andererseits darf aber die Menge des Blutzuckers nicht überhand nehmen, weil dadurch langfristig Zellen zerstört werden.[89] Während diverse Hormone dafür sorgen, dass mehr Zucker in die Blutbahn kommt, ist lediglich Insulin in der Lage, die Traubenzuckerkonzentration wieder zu senken.

Die Muskel- und Leberzellen von Typ-2-Diabetikern reagieren aber nur widerwillig auf dieses Hormon. Weil ihre Zellen die Glukose im Blut nicht aufnehmen, steigt der Blutzuckerspiegel. Das wiederum ist ein Signal an die Betazellen der Bauchspeicheldrüse, noch mehr Insulin auszuschütten. Irgendwann, so die Annahme, werden die Zellen durch diese Überforderung geschädigt. Die Insulinresistenz führt dazu, dass Erkrankte unterzuckert sind und entsprechende Hungergefühle verspüren, obwohl in ihrem Blut eigentlich ausreichend Glucose vorhanden ist.

Die eingeschränkte Funktionsfähigkeit der Betazellen von Diabetikern könnte aber auch eine *Ursache* der Insulinresistenz sein, nicht seine Folge. Außerdem scheint das Gehirn, das schließlich den Zuckerhaushalt koordiniert, bei manchen Menschen empfindlicher auf Insulin zu reagieren als bei anderen. Wie Typ-2-Diabetes entsteht, ist eine weitgehend ungeklärte Frage. Unterschiedliche Stoffwechselprozesse wirken hier zusammen, es handelt sich um eine degenerative Krankheit mit diversen Ausprägungen. Menschen unter 40 Jahren erkranken sehr selten.

Für den medizinischen Mainstream steht der Schurke dennoch fest: Völlerei. Fettige und süße Nahrung mit nur wenig Ballaststoffen lässt den Blutzucker nach oben schießen, weil unser Stoffwechsel solche Kohlenhydrate schneller umsetzt. Die Belastungsspitzen durch die Zuckerflut setzen die Betazellen unter Druck. Sie müssen ebenso schnell Insulin absondern, um eine Überzuckerung zu vermeiden. Angeblich werden die Insulinrezeptoren, mit denen die Muskel- und Fettzellen sozusagen aufgeschlossen werden, durch diese Schwankungen langfristig überfordert und reagieren immer unempfindlicher auf das Hormon.

Fett, aber glücklich?

Ganz so einfach ist es wohl nicht. Auch eine Ernährung, die ausschließlich aus Cola, Pommes mit Mayo und Vanilleeis besteht, muss nicht zu einer Insulinresistenz führen. Andererseits können auch dünne Menschen an ihr erkranken. Erbanlagen spielen eine große Rolle dabei, wen es trifft. In Deutschland steigt die Zahl der Erkrankten stärker als die Zahl der Übergewichtigen. Laut einer Auswertung des Robert-Koch-Instituts wuchs der Anteil der Diabetiker an der Bevölkerung zwischen 1998 und 2012 massiv: von 5,2 Prozent auf 7,2 Prozent, übrigens obwohl so viele Deutsche Sport treiben wie niemals zuvor. Aber die Anzahl der Übergewichtigen veränderte sich in diesem Zeitraum kaum und die der Fettleibigen stieg nur leicht. Obwohl es also kaum mehr Fettringe in der Bevölkerung gibt, werden mehr Menschen zuckerkrank. Der Zusammenhang ist offenbar viel komplexer als die simple Kausalkette: »Zu viel Kalorien + zu wenig Bewegung → Diabetes«.

Aus diesem Grund widmen sich immer mehr Fettstoffwechselforscher der »metabolisch gesunden Adipositas«. Im Rahmen des Tübinger Lebensstilinterventionsprogramms (TULIP) wurden etwa 400 Teilnehmer mit einem hohen Risiko für Diabetes und kardiovaskuläre Erkrankungen untersucht. Unter ihnen ermittelten die Forscher drei verschiedene Typen des Übergewichts. Etwa jeder dritte Studienteilnehmer gehörte zu den »glücklichen Fettsüchtigen«. Sie wurden nicht häufiger krank als Normalgewichtige.

Der Biomarker BMI ist für die gesundheitlichen Zukunftsaussichten insgesamt wenig aussagekräftig. Er ermittelt zwar zuverlässig starkes Untergewicht und starkes Übergewicht, aber diese Zustände sind ohnehin augenfällig. Im Bereich des eher durchschnittlichen Körpergewichts lassen sich auf den BMI weder Diagnosen, noch Prognosen stützen. Fettleibigkeit ist nicht gesund, schon weil ein hohes Gewicht Gelenke und Kreislauf belastet. Das Idealgewicht ist andererseits auch nicht ideal. 2013 wertete eine Gruppe von kanadischen Medizinern mit einer sogenannten Metaanalyse Daten aus 97 Studien über den Zusammenhang von Übergewicht und Sterblichkeit aus. Es zeigte sich, dass Übergewicht zwischen BMI 30 und 35 nicht mit einer höheren Sterblichkeit verbunden war. Bei einem Übergewicht zwischen BMI 25 und 30 war sie sogar unterdurchschnittlich. Menschen mit einem leichten Übergewicht von BMI 27 haben die geringste Morbidität und längste Lebenserwartung.[90] Mediziner sprechen in diesem Zusammenhang auch von einem »Adipositas-Paradox«.

Wegen der geringen Aussagekraft des BMI verbreiten sich neue medizinische Messverfahren, etwa das Messen des Taillenumfangs. Er zeigt nicht, wie schwer ein Mensch ist, sondern an welchen Körperstellen sich sein Körperfett befindet. Viel Bauchfett, das die inneren Organe umgibt, gilt als gesundheitlich ungünstig. Dieses Gewebe sondert Hormone ab und fördert Entzündungen. Der Taillenumfang ist tatsächlich aussagekräftiger als der BMI, aber auch hier handelt es sich um einen Biomarker, der sich verändern lässt, ohne dass die Krankheiten, auf die er hinweisen soll, deshalb seltener auftreten oder weniger tödlich verlaufen.

Begrenzter und ungeklärter Nutzen

Eben dies war in den Studien wie »Look Ahead« oder »Addition Europe« über die Lebensstiländerung bei Zuckerkranken geschehen, die in zahlreichen Ländern die Gesundheitspolitik veränderten: der Biomarker verschwand, nicht aber die Krankheit.

Die Untersuchungen sollten belegen, dass eine Gewichtsreduktion durch Diät und Sport die Folgen der Diabetes mildert. Und wirklich sorgte die Intervention in der amerikanischen Studie im ersten Jahr für eine durchschnittliche Gewichtsreduktion von fast neun Prozent. Im weiteren Verlauf verfielen aber trotz der anhaltenden motivierenden Maßnahmen viele Teilnehmer wieder in alte Gewohnheiten und wurden wieder dicker. Aber auch denjenigen, die erfolgreich ihr Gewicht und ihre langfristigen Blutzuckerwerte gesenkt hatten, brachte das Abnehmen wenig. Im Vergleich zur Kontrollgruppe starben die Teilnehmer bei »*Look Ahead*« nicht seltener an einer kardiovaskulären Krankheit und wurden nicht seltener in ein Krankenhaus wegen einer Diabetes-bedingten Folgeerkrankung eingeliefert. 2013, nach 12 Jahren, wurde die Studie abgebrochen. Die Maßnahme hatte eine Zeit lang die Diagnose zum Verschwinden gebracht, nicht aber die langfristigen Folgen der Insulinresistenz.

Das bedeutet nicht, dass Sport und Diät für Diabetiker grundsätzlich sinnlos wären. Sind die Blutzuckerwerte deutlich erhöht und die Betroffenen jung, ist eine Veränderung der Ernährung allemal besser als eine medikamentöse Behandlung (oder sollte diese wenigstens ergänzen).[91] Bei vielen Übergewichtigen ist die Insulinresistenz aber offenbar nicht die eigentliche Ursache, sondern ein Anzeichen für eine zugrundeliegende Krankheit. Die Autoren der oben erwähnten Tübinger TULIP-Studie taufte diese Gruppe »Lebensstil-Nonresponder«. Etwa jeder vierte der Untersuchten gehörte zu ihr. Ihr Zucker- und Fettstoffwechsel insgesamt scheint gestört zu sein und eine veränderte Ernährung und mehr Bewegung führten daher nicht zu einem längeren Überleben.

Hilft viel viel?

Prävention gilt im Allgemeinen und fraglos als wirkungsvoll, im schlimmsten Fall als harmlos. Die medizinische Forschung hat es deshalb bisher kaum für notwendig gehalten, sich mit der konkreten Wirksamkeit zu beschäftigen. Die Datenlage zu der Wirkung der Lebensstilinterventionen auf Erkrankungsraten und Sterblichkeit ist äußerst dünn. »Es gibt keine Belege dafür, dass Menschen mit Typ-2-Diabetes mit gesteigerter körperlicher Aktivität ihre Blutzuckerwerte normalisieren, länger leben und Folgeerkrankungen wie Niereninsuffizienz, Amputationen oder Erblindung verhindern können«, heißt es in einer Auswertung des Instituts für Qualität und Wirtschaftlichkeit im Gesundheitswesen (IQWiG) der verfügbaren Literatur von 2012. Gesundheitsökonomisch ist das ein bemerkenswerter Befund: Schließlich wird ein immer größerer Teil der Ressourcen im Gesundheitssystem für Vorbeugung eingesetzt.

In einer längerfristigen Perspektive schrumpft außerdem die Diabetesflutwelle, die angeblich auf uns zurollt. Bei jüngeren Menschen ist Typ-2-Diabetes immer noch selten. Zwischen 1997 und 2010 stieg die Erkrankungsrate laut Bundesgesundheits-Survey (BGS) von 5,2 auf 5,8 Prozent der Wohnbevölkerung. Dies betrifft zwar eine gewaltige Menge von Menschen, aber eine Auswertung des Robert-Koch-Instituts zeigt, dass etwa ein Drittel des Anstiegs mit der gestiegenen Lebenserwartung erklärt werden kann – mehr ältere Menschen bedeutet unweigerlich mehr Diabetes. Außerdem ist in diesen Statistiken »Diabetes« als behandelte und diagnostizierte Krankheit definiert. 1997 wurde der Grenzwert gesenkt und Ärzte drücken bereitwilliger als früher einen überhöhten Blutzucker medikamentös nach unten. Mit der Zahl der Behandlungen steigt automatisch auch die Zahl derjenigen, die als erkrankt erfasst werden.

Für wen ist Vorbeugen besser als heilen?

All das belegt nicht, dass Junkfood und Süßigkeiten so schlimm eigentlich nicht sind. Es rückt lediglich ihre Rolle bei der Krankheitsentstehung zurecht. Zu viele Pfunde allein sind selten das Problem. Sie richten vor allem im Zusammenspiel mit anderen Einflüssen Schaden an. Übergewicht und Fettleibigkeit entstehen nicht nur durch Fehl- und Überernährung, sondern werden ebenso von Stress, bestimmten Medikamenten und Erbanlagen begünstigt – Themen, die für die offizielle Krankheitsprävention ganz nebensächlich sind. Die Präventionspolitik kreist geradezu obsessiv um Übergewicht; dieses wiederum erklärt sie ausschließlich über das Essverhalten. »Übergewicht ist eine der größten gesellschaftlichen Herausforderungen des 21. Jahrhunderts«, warnt die Weltgesundheitsorganisation auf ihrer Webseite. »Ein übermäßiges Gewicht verursacht nicht nur verschiedene körperliche Beeinträchtigungen und psychische Probleme, sondern steigert auch drastisch das Risiko, nichtübertragbare Erkrankungen zu entwickeln, darunter kardiovaskuläre Krankheiten, Krebs und Diabetes.«

Wie kommt die gesundheitliche Prävention dazu, bestimmte Verhaltensweisen zu verteufeln? Sollen so die Ausgaben in Gesundheitssystemen gesenkt werden? Das ist unwahrscheinlich, denn nicht einmal die rücksichtsloseste Kosten-Nutzen-Rechnung kann begründen, warum sich das Übergewichtsverbot und der Kampf gegen den Diabetes *wirtschaftlich lohnen* soll.

»Volkswirtschaftlich sind sogenannte Risikofaktoren, wie Rauchen oder sehr starke Adipositas, günstig, weil davon Betroffene früher sterben und so die Rentenlast senken«, schreibt der Ernährungsforscher Christoph Klotter, etwas zynisch, aber zutreffend.[92]

Vorbeugen soll deshalb besser sein als heilen, weil das Vorbeugen angeblich billiger ist. Das ist ziemlich kurz gedacht: Trotz aller Vorbeugung kommt das Gesundheitssystem um die kurative Behandlung (und die entsprechenden Ausgaben) nicht herum. Irgendwann und letztendlich werden fast alle Menschen todkrank und behandlungsbedürftig. Wird mit Prävention beispielsweise eine kardiovaskuläre Erkrankung um einige Jahre hinausgeschoben oder gar der Tod durch diese verhindert, erkrankt der Gerettete möglicherweise an Demenz oder Krebs und muss weitere Jahre versorgt werden.

Ob vorbeugen billiger als heilen ist, kommt also darauf an, wer bezahlt und was in den zusätzlichen Lebensjahren geschieht. Die Kosten für die *Verhinderung einer Krankheit* müssen volkswirtschaftlich verrechnet werden mit den Kosten der *Behandlung der letztlich eintretenden Erkrankung* – letztlich sterben alle – und möglicherweise mit dem *Produktivitätsgewinn* durch eine längere Arbeitstätigkeit. Dabei können ganz unterschiedliche gesundheitliche Ratschläge herauskommen. Die Schweizer Ökonomen Robert Leu und Thomas Schaub von der Universität Basel errechneten in den 1980er-Jahren, dass Raucher während ihrer gesamten Lebensspanne weniger Gesundheitskosten verursachen als Nichtraucher. Gewonnene Lebensjahre durch ein allgemeines Rauchverbot würde das Gesundheitswesen durch die zusätzlichen Lebensjahre langfristig mehr kosten, argumentierten sie.[93]

Ihre Rechnung ist zurecht umstritten, vor allem weil der größte Teil der Ausgaben pro Versichertem in den letzten beiden Lebensjahren aufläuft, wenn schwere Erkrankungen mit teuren Operationen und Therapien und mit Krankenhausaufenthalten in Schach gehalten werden. Dieser bedeutende Teil der Ausgaben ist weitgehend unabhängig von der Lebensdauer.

Lohnt sich Vorbeugung? Das kommt ganz darauf an, für wen. Aus Sicht der Krankenkassen und der Staatsausgaben für das Gesundheitssystem ist ein schnelles Ableben von Menschen, die nicht mehr arbeitsfähig sind und keine Beiträge zahlen, günstiger. Für Ärzte und die Pharmaindustrie wiederum wäre eine gelingende Krankheitsprävention ruinös. Ihnen ist an der Lebenszeitverlängerung gelegen, sofern es sich um Lebenszeit in Behandlung handelt. Eine »biopolitische Bilanz« der gesamten Gesellschaft gibt es nicht. Stattdessen herrscht ein Widerspruch der Interessen, weil die Lebenszeit der einen für andere nur einen Kostenfaktor darstellt und für andere eine Vermarktungschance.

Diese widerstreitenden Interessen werden bezeichnenderweise in den öffentlichen und fachlichen Debatten über die beste Präventionspolitik niemals erwähnt. Die Akteure im Gesundheitssystem – vor allem Krankenkassen, die verschiedenen Sektoren der medizinischen Industrie und Ärzte und ihre Fachgesellschaften – argumentieren ideologisch, vom Standpunkt eines gesundheitliches Allgemeininteresses aus, das in Wirklichkeit nicht existiert. Diese ökonomische Argumentationsweise ist seit dem 19. Jahrhundert das wesentliche Kennzeichen der staatlichen und halbstaatlichen Versuche, den Umgang der

Bevölkerung mit ihrem Körper und ihrer Fortpflanzung zu steuern. »Minderwertige« Körper und »kurzsichtige« Verhaltensweisen gelten als Kostenfaktoren, die angeblich auf die Bevölkerung insgesamt zurückfallen. So soll jeder seinen Beitrag leisten, die Krankheitslast zu senken, weil schließlich alle gemeinsam die Zeche bezahlen würden.[94]

Von Medizin und Moral

Auch wenn in der Debatte über das grassierende Übergewicht immer gigantische Behandlungskosten als Argument angeführt werden, dient der Kampf gegen das Fett höchstens mittelbar wirtschaftlichen Interessen. Angesichts der dürftigen medizinischen Belege müssen wir uns bei unseren Ermittlungen »weicheren«, kulturellen Einflüssen zuwenden. Der Kampf gegen das Übergewicht ist unbestreitbar populär, weil im globalen Norden die Abneigung gegen dicke Menschen weit verbreitet ist. Die Gründe dafür liegen in einem Schlankheitsideal, das sehr alt ist, im 20. Jahrhundert allerdings eine neue Form und Bedeutung annahm.

Dick zu sein, das stand traditionell für »Maßlosigkeit und Sünde, Müßiggang und Laster«, stellt Christoph Klotter fest. Der Protestantismus verschärfte die überlieferte Abneigung gegen die Dicken noch einmal, weil er (moralische) Eigenleistung und Askese zur Glaubenspflicht machte. Das Stigma traf allerdings selten die Wohlhabenden und Mächtigen, denn deren Fleiß und wirtschaftliche Produktivität schienen außer Frage zu stehen.

Seit dem Zweiten Weltkrieg konnten in Mitteleuropa und Nordamerika auch die unteren Schichten ausreichend Kalorien bekommen. Nun wandelte der dicke Bauch seine soziale Bedeutung. Seitdem steht Fettleibigkeit stellvertretend für die Armen und Ausgegrenzten, für angeblich überflüssige und maßlose Esser. Ausdrücke wie »sitzende Lebensweise« und »exzessive Kalorienaufnahme« sind dafür quasi-medizinische Chiffren. Der Kampf gegen die Fettleibigkeit speist sich aus Vorurteilen über die Ernährungs- und Lebensgewohnheiten der unteren Klassen.

Der Vorwurf, diesen fehle es an Selbstdisziplin, ist so alt wie die Sozialmedizin. In seinem Bericht von 1848 beklagte schon Rudolf Virchow die angebliche Antriebslosigkeit der oberschlesischen Landbevölkerung: »Eben so groß als die Unreinlichkeit ist die Indolenz der Leute.« Sechs Jahre zuvor veröffentlichte der englische Sozialmediziner Edwin Chadwick einen Bericht über die hygienischen Verhältnisse in den Slums von London, in dem es heißt: »Unter diesen ungünstigen Bedingungen entsteht eine erwachsene Bevölkerung mit geringer Lebenserwartung, unbedacht, hemmungslos, unmäßig und genußsüchtig.« Für den Sozialhygieniker Chadwick war, wie für die Gesundheitspolitik seiner Zeit insgesamt, Schmutz Ausdruck von Lasterhaftigkeit.

Die vermeintliche Unmoral der unteren Klassen stand immer sinnbildlich für alles, was Bürger sich verbieten oder wenigstens verheimlichen. Zwar ändern sich die medizinischen Argumente, das zugrundeliegende Bedürfnis nach Ausgrenzung und Stigmatisierung blieb erhalten. Heute heißt es, es fehle den Dicken an Verantwortungsgefühl, Disziplin und Selbstkontrolle; die abstruse Gleichung lautet »arm = undiszipliniert = dick = krank«. »Neo-Gesundheitsförderung konzentriert sich besonders auf die Themen, die gegen die zentralen Werte der Leistungsgesellschaft verstoßen«, fasst die Gesundheitswissenschaftlerin Bettina Schmidt zusammen.[95] Obwohl einige Ernährungsforscher und Diabetologen mit wachsender Verzweiflung widersprachen, setzte sich in den 1990er-Jahren das Bild von Diabetes als Zivilisationskrankheit einer dekadenten und willensschwachen Unterschicht durch. Die Ausrichtung der Gesundheitsförderung ist keineswegs objektiv, sondern von solchen Vorurteilen geprägt.

Vom Raubbau am eigenen Körper

Mittlerweile ist Sonja aufgewacht. Die Mittagssonne scheint zwischen den Vorhängen hindurch ins Zimmer, die Straße rauscht. Gleich muss sie ihre Tochter aus der Schule abholen. Aber ihr Kopf fühlt sich an wie in Watte gepackt. »Muss mich erkältet haben«, denkt sie. Die Nase ist verstopft, der Hals kratzt, ihre Glieder schmerzen.

Wegen so was geht Sonja nicht zum Arzt. Sie geht ohnehin nicht gern zum Arzt. Zum medizinischen System hält sie lieber einen ordentlichen Sicherheitsabstand ein, so wie zu anderen sozialstaatlichen Instanzen. Aber vielleicht braucht sie ein Medikament. Oder der Brief der Krankenkasse bringt sie mit begütigend-mahnenden Worten dazu, doch einmal zu der Vorsorgeuntersuchung »Gesundheits-Check-Up« zu gehen.

In der Praxis angekommen wird Sonja zunächst vermessen. Der Arzthelfer schiebt sie auf die Waage und notiert das Ergebnis. Blutdruck, Blutfette und Blutzucker werden ermittelt. »Der Arzt bespricht das Ergebnis der Gesundheitsuntersuchung mit Ihnen unter Berücksichtigung Ihres individuellen Risikoprofils«, heißt es in der Einladung der Krankenkasse. »Er überlegt außerdem gemeinsam mit Ihnen, welche Lebensgewohnheiten geändert werden könnten, falls dies medizinisch erforderlich ist.« In Deutschland sollen die Ärzte in solchen Fällen bald Präventionsmaßnahmen verschreiben können.

Der Arzt sieht mit einem Blick, dass es sich bei Sonja um eine Hochrisikopatientin handelt. Die vier großen gängigen Risikofaktoren für kardiovaskuläre Erkrankungen – Bluthochdruck, Diabetes, Tabakrauchen und hohe Cholesterinwerte – alles vorhanden! Auf die Frage, was sie arbeitet, antwortet Sonja wahrheitsgemäß, dass sie eine Stelle in einer Tankstelle hat, mit wöchentlich wechselnden Arbeitszeiten, nächste Woche wieder Nachtschicht. Vielleicht wird der Blick des Arztes ernst. Er setzt sich an seinen Schreibtisch und erklärt der Patientin, die ihm unwohl gegenüber sitzt, dass sie Raubbau an ihrem eigenen Körper betreibt. Sonja hört es sich an und denkt: »Was weiß der schon?«

Wahrscheinlich kommentiert Sonjas Arzt ihre Nachtarbeit aber überhaupt nicht. Denn im Gegensatz zur Ernährung gilt Schlaf weitgehend als Privatangelegenheit. Das ist bemerkenswert: Sehr viele Menschen schlafen unregelmäßig und zu wenig – und das ist ein gesundheitliches Problem von enormer Bedeutung. Laut der Deutschen Gesellschaft für Schlafforschung und Schlafmedizin leiden 7,4 Millionen Deutsche an wiederkehrenden Schlafstörungen. Jeder vierte berichtet über Schwierigkeiten beim Einschlafen und Durchschlafen. Jeder fünfte beklagt, dass sein Schlaf nicht erholsam sei.[96]

Schlechter Schlaf macht krank

Unser Stoffwechsel folgt einem natürlichen Rhythmus von Schlafen und Wachen, der sich nicht ungestraft beiseite schieben lässt. Körperfunktionen wie Temperatur, Blutdruck, Herzfrequenz und Atmung unterliegen einer *cirkadianen* Rhythmik, sie steigen und fallen regelmäßig im Tagesverlauf. Tagsüber ist die Körpertemperatur höher als nachts, ebenso der Blutspiegel von Cortisol und Katecholaminen wie Adrenalin, weil die beiden Stressachsen aktiver als nachts sein müssen.[97] Beim Wechsel von Tag und Nacht und beim Einschlafen greifen das hormonelle System, das Immunsystem und das zentrale Nervensystem ineinander. Zytokine – Proteine, die das Wachstum und den Abbau von Zellen steuern – werden vor allem nachts ausgeschüttet, ihr Minimum liegt am Nachmittag. Diese Nachtarbeiter bekämpfen eingedrungene Viren und Bakterien und Tumorzellen. Sie stoßen die Tiefschlafphase an, die wir vor allem in den ersten vier Stunden nach dem Einschlafen erleben.

Daher ist ein guter Schlaf die Voraussetzung für eine wirksame Immunreaktion.[98] Das Immunsystem gerät bei Schlafstörungen außer Takt und kann Krankheiten weniger gut abwehren. Diese Schwächung führt langfristig nicht nur zu mehr Infektionen, sondern auch zu Krebs, weil bestimmte Zytokine Tumorzellen bekämpfen. Die WHO stufte deshalb 2007 Nachtarbeit folgerichtig als »wahrscheinlich krebserregend« ein. Schlechter Schlaf fördert Autoimmunkrankheiten wie Allergien. Das Risiko für eine Herzkreislauferkrankung steigt bei einer mehr als sechsjährigen Wechselschicht je nach Studie zwischen 30 und 180 Prozent an. Wenn durch Unterbrechungen Tiefschlafphasen ausbleiben, können sich die Nervenzellen im Gehirn nicht erholen. Merkfähigkeit und Konzentration nehmen deutlich ab, außerdem die emotionale Belastbarkeit.

Und so weiter, und so weiter: Es gibt kaum ein Krankheitsrisiko, das nicht von unseren Schlafgewohnheiten beeinflusst wird. Das gilt auch für Übergewicht und Diabetes.[99] Schlafentzug verändert unseren Fettstoffwechsel und die Hormone, die in unserem Körper Sättigung signalisieren. Was und wie viel wir essen, hängt damit zusammen, wie wir schlafen. Nach einer harten Nachtschicht greift niemand zu Salat und Rohkost statt zu einer deftigen und reichlichen Mahlzeit. Schlafmangel und Übergewicht hängen eng zusammen.

Schlaf: Kein Thema für die gesundheitliche Prävention

Sonja, Mutter einer achtjährigen Tochter und verdiente Mitarbeiterin einer Nachttankstelle, ist zu dick. Ihre gesundheitlichen Aussichten sind eher düster. Das liegt aber keineswegs nur an ihrer Ernährung. Ihre Gesundheit ist durch ihr Schlafverhalten ebenso bedroht wie durch ihr Essverhalten. Anhaltend schlechter Schlaf schwächt die emotionale Belastbarkeit und die geistige Leistungsfähigkeit. Er macht dick und krank. Er macht reizbar und ungeduldig, weshalb Sonja nach der Nachtschicht unfehlbar mit ihrer Tochter aneinander gerät.

Bis zum Jahr 1992 wäre ihr Job in der Nachttankstelle illegal gewesen. Arbeiterinnen war laut der geltenden Arbeitszeitverordnung »aus gesundheitlichen und sittlichen Gründen« die Beschäftigung zwischen 20 Uhr und 6 Uhr grundsätzlich verboten. Das Bundesverfassungsgericht entschied damals, dass diese Bestimmung dem Gleichheitsgrundsatz widerspreche. Die Richter betonten, dass Nachtarbeit zwar der Gesundheit schadet, aber eben bei beiden Geschlechtern gleichermaßen: »Nachtarbeit ist grundsätzlich für jeden Menschen schädlich und hat negative gesundheitliche Auswirkungen.«

Seitdem hat Sonja die Freiheit, ihre Gesundheit ebenso zu ruinieren wie Männer. Seit den 1980er-Jahren wurden die Bestimmungen über Öffnungszeiten im Einzelhandel und den Jugendarbeitsschutz gelockert. Das Arbeiten an Wochenenden und zu wechselnden Zeiten wurde seitdem immer üblicher. Unter Schicht- und Nachtarbeitern ist der Anteil von Menschen mit Schlafstörungen besonders hoch. Eine Untersuchung in einer bundesdeutschen Automobilfabrik aus dem Jahr 2003 ermittelte, dass 44 Prozent der Nachtarbeiter Schlafprobleme hatten, im Vergleich zu 24 Prozent der Tagarbeiter.

Die Präventionspolitik interessiert sich dennoch nicht für diese Entwicklung. Während Ernährung in aller Munde ist, ist der Schlaf nicht einmal ein Nebenschauplatz. Zu diesem Thema verbreiten die Krankenkassen keine bebilderten Broschüren mit allgemein verständlichen Ratschlägen. Hier warnt niemand vor den gigantischen Behandlungskosten.

»Lange zu schlafen macht dumm, träge und ungesund«

Das war nicht immer so. Schlafen war solange ein Kernthema der gesundheitlichen Vorbeugung, wie nicht der Mangel, sondern das Übermaß als schädlich galt. Die historische Rückschau zeigt, dass die gesundheitliche Vorbeugung bis heute gerade das für besonders schädlich hält, was politisch und wirtschaftlich unerwünscht ist.

Einer der ersten gesundheitlichen Ratgeber überhaupt im deutschsprachigen Raum erschien im Jahr 1802. In »Der Schlaf und das Schlafzimmer in Beziehung auf die Gesundheit« beschäftigte sich Christoph Wilhelm von Hufeland in allen Details mit dem optimalen Schlafverhalten. Er beschrieb die richtige Art der Verdunklung des Zimmers, die beste »Schlafstelle«, »Positur beim Schlafe« und das angemessene »Nachtkleide«. Bei Einschlafproblemen empfahl er warmes Bier und warnte davor, gemeinsam dasselbe Bett zu benutzen.

Von Hufeland, ein Vordenker der Krankheitsprävention, war der Leibarzt des preußischen Königs Friedrich Wilhelm II., später Direktor der Berliner Charité-Klinik und schließlich Staatsrat für das preußische Gesundheitswesen.[100] Seine Schriften sind ein frühes Beispiel der Gesundheitserziehung. Der Schlaf spielt in seinem System allerdings eine zwiespältige Rolle. Es komme darauf an, auf die richtige Art und nicht zu viel zu schlafen. »Es ist zuverlässig nicht einerlei, 7 Stunden am Tage oder 7 Stunden des Nachts zu schlafen, und 2 Stunden Abends vor Mitternacht durchschlafen, sind für den Körper mehr wert, als 4 Stunden am Tage.«

Widerwillig räumte auch der Philosoph der Aufklärung Immanuel Kant im Jahr 1798 ein, es handle sich beim Schlaf um eine »unentbehrliche Naturrestauration«. In seiner Schrift »Von der Macht des Gemüts, durch den bloßen Vorsatz seiner krankhaften Gefühle Meister zu sein«, die von Hufeland herausgab, warnte Kant eindringlich vor den Gefahren des genusssüchtigen Schlafens, dem »süßen Genuß im Schlummern«: »Wer von seiner Lebenszeit in Mannesjahren zu viel (über das Drittel) dem Schlafen eingeräumt hat«, dürfe sich »nicht versprechen, alt zu werden«. In diesem kurzen gesundheitlichen Ratgeber wolle Immanuel Kant den Schlaf zwar nicht gänzlich abschaffen, aber plädierte für eine strenge Kontrolle der Schlafmenge. Von der Fähigkeit zur Selbststeuerung hielt der große Denker von Pflicht und Freiheit wenig: »Im Genießen müssen auch Männer von Ärzten oft als Kinder behandelt werden.«

Von Hufeland und seinen gebildeten Zeitgenossen um 1800 war Schlafen verdächtig. »Das genuß- und tatleere Drittel des Lebens«, wie Kant formuliert, galt als unproduktiv, als Hindernis des Fortschritts. In den Biografien und Autobiografien des 19. Jahrhunderts findet sich immer wieder der rühmende Hinweis, ein Mann sei mit besonders wenig Nachtruhe ausgekommen. In den Aufklärungsschriften des 19. Jahrhunderts spielte exzessives Schlafen dagegen die Rolle des gesundheitlichen Schurken, die heute Fast Food und Sofa übernommen haben. Es stand sinnbildlich für Müßiggang, Faulheit und Antriebsschwäche, haargenau so wie heute das Übergewicht. In riesigen Auflagen verbreitete Gesundheitskatechismen warnten davor, sich der Langschläferei hinzugeben. Diese Fibeln wurden in Kirchen und Schulen zum Unterricht eingesetzt. »Lange zu schlafen macht dumm, träge und ungesund; man muss also kurz schlafen«, heißt es in dem populären Katechismus des hessischen Arztes Bernhard Faust, übrigens ebenfalls ein Bekannter Christoph Hufelands.

Gesundheitliche Normierung

Der Gegner der gesundheitlichen Volkserziehung des 19. Jahrhunderts war aber hartnäckig. Vor der Industrialisierung befriedigten die Menschen ihr Schlaf- und Ruhebedürfnis in anderen Formen als heute. Ihr Lebensrhythmus folgte Feiertagen, Jahreszeiten und Wetterverhältnissen. Gaslicht oder Glühbirnen waren unbekannt. Die Menschen schliefen, wenn sie müde waren und die Umstände es erlaubten. »Wo immer die Menschen ihren Arbeitsrhythmus selbst bestimmten konnten, bildete sich ein Wechsel von höchster Arbeitsintensität und Müßiggang heraus«, schreibt der englische Historiker Edward Thompson.[101] Während der Ernte schuftete die gesamte bäuerliche Familie von früh bis spät, aber Phasen der Anstrengung und Phasen der Erholung wechselten einander ab.

Wecker waren ebenso unbekannt wie die Idee, dass Kinder (oder auch Erwachsene) zu bestimmten Uhrzeiten zu Bett gehen müssen. »In Amerika und anderen Nationen der ganzen Welt schliefen die Menschen auf nicht-konsolidierte Art«, schreibt der Anthropologe Matthew Wolf-Meyer. »Sie teilten ihren Schlaf in zwei oder mehr Einheiten auf. Manchmal wurde diese Praxis als ›erster‹ und ›zweiter‹ Schlummer, Schlaf oder Nickerchen bezeichnet.«[102] Viele Menschen gingen zu Bett, standen in der Nacht noch einmal auf und blieben etwa eine Stunde wach, bevor sie sich noch einmal hinlegten.

Die gegenwärtige Norm, eine Nacht am Stück »durchzuschlafen«, ist also geschichtlich vergleichsweise neu. Nur, warum änderte sich überhaupt das Schlafverhalten der Bevölkerung? Warum wurde Schlaf zu einem wesentlichen Gegenstand der gesundheitlichen Aufklärung, dem sich Christoph von Hufeland und seine Kollegen widmeten? Dafür gab es schlicht wirtschaftliche und politische Gründe. Der amerikanische Historiker Roger Ekirch hat gezeigt, wie das »bimodale Schlafmuster« und der »segmentierte Schlaf« für die Konsolidierung des Arbeitstages zum Hindernis wurden.[103] Zuvor hatten die Menschen ihr Schlaf- und Ruhebedürfnis zu einem bedeutenden Teil auch tagsüber befriedigt. Diese Gewohnheit geriet nun in Widerspruch zu der neuen Form der industriellen Arbeit.

Die ständigen Klagen der Fabrik- und Manufakturbesitzer über die mangelnde Disziplin ihrer Beschäftigten prägten die zeitgenössische Debatte. Diese waren noch bäuerliche Rhythmen gewöhnt, teilweise betrieben sie neben ihrer Fabrikarbeit weiterhin Landwirtschaft. Arbeiter erschienen erst in der Fabrik, wenn sie ausgeschlafen waren. Während der Arbeitszeit aßen, redeten oder schliefen sie. Hatten sie etwas Wichtiges zu erledigen, verließen sie die Fabrik und kehrten danach zurück. Die Fabrikanten bekämpften solche Verhaltensweisen mit brachialen Mitteln: »In englischen Industriestädten schrillte morgens um fünf Uhr eine Dampfpfeife, um die Leute aus dem Schlaf zu reißen. Mancherorts stellten die Unternehmer ›Wachklopfer‹ an, die von Wohnung zu Wohnung gingen und mit Stangen an die Fenster der Arbeiterquartiere klopften.«[104]

Zeit wurde im 19. Jahrhundert zu Arbeitszeit und damit zu Geld, der Schlaf dagegen zur Verschwendung. Die Normierung des Schlafens war die Kehrseite der Durchsetzung des »Normalarbeitstages«.

Die industrielle Maschinerie lief ununterbrochen. Die neue Produktionsweise erforderte ein durchgängiges Arbeiten und dieses wiederum eine durchgängige Reproduktion der Arbeitskräfte. Wer weiterhin segmentiert schlief, war den Anforderungen der Arbeit schlicht nicht mehr gewachsen. Die Industrialisierung verdichtete so die Erholung ebenso sehr wie die Anstrengung und schied beides streng voneinander: Dem konsolidierten Schlaf entspricht die konsolidierte Arbeit.

Zu diesem historischen Prozess lieferte die gesundheitliche Vorbeugung eine medizinische Grundlage. Sie etablierte erst die Norm, die uns heute als die natürliche erscheint. Die Moral folgte der Nützlichkeit. Mit der Durchsetzung der »geregelten Arbeit« entstand das Schlafmuster, dass der Präventionspolitiker Christoph von Hufeland empfahl – selbstverständlich auf unbezweifelbarer wissenschaftlicher Grundlage.

Schlaflos im 21. Jahrhundert

Und heute? Die Industrialisierung (vor allem deren »zweite Welle«, die ab etwa 1890 in Mitteleuropa einsetzte) zwang der Gesellschaft den stampfenden Rhythmus der Maschinerie auf. Diesem Rhythmus entsprachen die synchronen Abläufe, denen große Menschenmassen folgten: Gleichzeitig stiegen sie morgens in die Straßenbahn, gleichzeitig gingen sie durch das Tor in die Fabrik hinein und wieder hinaus. Die Massen arbeiteten, aßen und tranken und spielten zum selben Zeitpunkt und oft auch genau dasselbe. Dieser Fabrikgesellschaft alten Typs – gelegentlich ist die Rede vom »Fordismus«, benannt nach dem amerikanischen Automobilmagnaten Henry Ford – entsprach eine Standardisierung und Normierung. Die Schlafgewohnheiten der Bevölkerung sind dafür ein Beispiel.

Wir leben immer noch in einer Fabrikgesellschaft, aber in einer neuen Typs. Die industrielle Produktion ist keineswegs verschwunden oder in ferne Länder abgewandert. Wegen der Fortschritte der Automatisierung kommt sie lediglich mittlerweile mit weniger Beschäftigten aus als früher.[105] Die Arbeit ist oft monoton, sie wird von der Maschinerie dominiert oder wenigstens maschinell überwacht. Sie dauert oft lang oder ist äußerst verdichtet. Kurz, sie unterscheidet sich in vieler Hinsicht nicht wesentlich von der klassischen Fabrikarbeit.[106]

Die Produktion der neuen Fabrikgesellschaft verläuft aber eher simultan als synchron. Statt gleichzeitig zu arbeiten und auszuruhen, geht ein Teil der Bevölkerung zur Arbeit, damit ein anderer Teil sich ausruhen oder einkaufen kann und wieder ein anderer versorgt wird. Immer mehr Menschen in Deutschland arbeiten zu wechselnden Tageszeiten und nachts. Zwischen 2001 und 2011 stieg die Zahl der Beschäftigten im Schichtdienst von knapp fünf Millionen auf sechs Millionen Menschen an. Mittlerweile arbeiten zwischen drei und vier Millionen Menschen ausschließlich nachts. Jeder vierte Beschäftigte geht gelegentlich oder ständig an Sonntagen und Feiertagen zur Arbeit. Diese Desynchronisierung von Produktion und Reproduktion ist keineswegs ein Ausdruck einer »postindustriellen Gesellschaft«. Sie zeugt von dem Triumph der industriellen Produktion, deren Maschinerie nun rund um die Uhr weiter läuft.

Im Augenblick rücken Schlafgewohnheiten in manchen Ländern wieder in den Fokus der Aufmerksamkeit von »Gesundheitsexperten«. Im Jahr 2003 setzte die spanische Regierung eine Kommission bestehend aus Wissenschaftlern, Politikern, Unternehmern und Gewerkschafter ein, die seitdem Vorschläge für eine produktivere Arbeitszeitgestaltung unterbreiten. Die Staatliche Kommission zur Rationalisierung der spanischen Zeitpläne (ARHOE) schießt scharf gegen die Siesta, die oft zweistündige Mittagspause. »Wir müssen uns von ungesunden Traditionen verabschieden«, erklärte der Präsident der Kommission Ignacio Buqueras im Jahr 2012. »Wenn wir die Arbeitszeiten verändern, steigern wir die Produktivität und das Humankapital der Unternehmen.« Aber die spanische Bevölkerung zeigt sich renitent. »Wir sind für eine Pause von einer Viertelstunde nach dem Essen«, sagte Busqueras in einem Interview 2013, »aber die Leute halten sich einfach nicht daran.«

Primärprävention: individualistisch und voluntaristisch

Die Gesundheitswissenschaft unterscheidet grundsätzlich fünf Felder, an denen die primäre Prävention ansetzen kann: Bewegung – Ernährung – Tabakkonsum – Alkoholkonsum – Schlaf. Sie will die Menschen dazu bringen, »Risikoverhalten« bleiben zu lassen oder einem hohen Risiko mit Gegenmaßnahmen (Sport, Ernährungsumstellung, Medikamenten) vorzubeugen. Die Gesundheitsvorsorge versucht, sie zu gesundem Verhalten zu aktivieren und ihnen die Verantwortung für ihre »eigene Gesundheit« zu übertragen.[107]

Aber offensichtlich wandeln sich die Inbegriffe des gesunden Lebens entsprechend der Anforderungen, die der Bevölkerung abverlangt werden, und Gesundheitsexperten spielen in diesem Prozess die Rolle des Stichwortgebers. Gesund war immer gerade das, was politökonomisch notwendig schien. Deshalb erklärt die Krankheitsprävention nur ganz bestimmten Noxen den Krieg, während andere sie ganz unbeeindruckt lassen.

Ihre Maßnahmen und Kampagnen entstehen dort, wo Wissenschaft, volkstümliche Ideologie und ökonomische Interessen überlappen. Im Zentrum steht der Appell an die »Eigenverantwortung«.[108]

Daher interessiert sich die gesundheitliche Prävention ganz besonders für »lebensstilbedingte« Krankheiten. Sie problematisiert am allerliebsten schädliche und fördernde Einflüsse, die angeblich von den Menschen selbst kontrolliert werden könnten – sofern diese sich nur selbst kontrollieren können, sich »im Griff haben«.

Mit einem Wort, der verhaltenspräventive Ansatz ist *voluntaristisch*: Alles, woran es den Betroffenen mangeln soll, ist Willenskraft. Aus der Tatsache, dass eine Krankheit in Zusammenhang mit dem Lebensstil der Betroffenen steht, folgert die Verhaltensprävention, dass es den Betroffenen frei stünde, ihren Lebensstil zu ändern und das gesundheitsschädliche Verhalten sein zu lassen.

Entsprechend einer banalen, aber weitverbreiteten Verhaltenslehre kann fehlende innere Entschlusskraft durch Druck von außen ausgeglichen werden, »intrinsische Motivation« durch »extrinsische« ersetzt werden. An dieser Stelle schlägt die wohlmeinende Hilfe zur gesundheitlichen Vorbeugung um ins Autoritäre. Sie setzt nicht auf das staatliche Verbot von Noxen – was im Fall der Nachtarbeit ja prinzipiell möglich wäre, wenn auch »politisch undenkbar« –, sondern auf eine »Stärkung der Abwehrkräfte« der Menschen, die den schädlichen Einflüssen ausgesetzt sind.

Die soziale Medizin gerät damit in einen fast schizophrenen Zustand. Sie ermittelt mit ermüdender Gleichförmigkeit den immer gleichen Sachverhalt: Es sind die sozialen Verhältnisse, die Menschen krank machen. Sie thematisiert Sonjas Lebensverhältnisse – um gleich darauf Tipps zu geben, die den Rahmen von Sonjas Möglichkeiten übersteigen und an ihren wirklichen (gesundheitlichen) Problemen völlig vorbeigehen.

6. Der Stresstest

Warum Sündigen für manche schlimmer ist als für andere

Es liegt nicht daran, dass sie die Lösung nicht kennen.
Es liegt daran, dass sie kein Problem erkennen können.
GILBERT KEITH CHESTERSON, PATER BROWN – DIE SPITZE EINER NADEL

Stress, so viel ist klar, spielt die entscheidende Rolle bei der Entstehung chronischer Krankheiten. Aber dieser Begriff ist äußerst weit gefasst, letztlich kaum fassbar. Was ist Stress überhaupt? Hinter seiner Allgemeinheit kann sich ein schimpfender Ehemann ebenso verbergen wie Tabakrauch, Asbest im Dachstuhl, Heroinkonsum oder eine Arbeitsstelle mit Nachtschicht.

In diesem allgemeinen Sinne ist Stress nichts weiter als ein Überbegriff für alle schädlichen Einflüsse, die unserem Körper eine Anpassungsleistung abverlangen, die ihn langfristig überfordert.

Die Stressoren entfalten ihre schädliche Wirkung auf den Körper außerdem überraschend wahllos: Besondere Krankheiten lassen sich nur selten auf besondere Noxen zurückzuführen. Am eindeutigsten ist da noch das Rauchen, das mit steigendem Konsum zu immer mehr Lungentumoren führt. Starke Raucher haben ein mindestens zwanzigfach erhöhtes Risiko als vergleichbare Nichtraucher. Aber auch der schimpfende Ehemann, die Nachtschicht und der Asbest führen zu mehr Krebserkrankungen.

Auf welche Stressoren kommt es also an, welche sollten vermieden werden? Mit welchen präventiven Maßnahmen lässt sich die Belastung überhaupt vermindern? Dies sind ebenso sehr politische wie medizinische Fragen.

Belastung wird zur Krankheit

Hans Selyes Leben und Werk sind in diesem Zusammenhang bemerkenswert. Als Mediziner entdeckte er in den 1930er-Jahren die überragende Bedeutung der hormonellen Stressachse.[109] Unsere Vorstellung von dem, was Stress ist, prägte er aber noch stärker auf andere Art – als Verfasser populärwissenschaftlicher Darstellungen, stilbildend für die Lebensratgeberliteratur. Selye beschäftigte sich mit den inneren Ausscheidungen und damit mit dem Koordinationssystem unseres Körpers. So stieß er unwillkürlich auf das komplizierte Zusammenspiel der Organe und die körperliche Adaptionsleistung. In seinem weiteren Leben konnte er als Biomediziner keine Beiträge von wissenschaftlicher Bedeutung mehr leisten. Weil er aber »Belastung als solche« zum Thema gemacht hatte, wurde er unversehens zu einem Wissenschaftsstar.

Krankheiten haben ihre Zeit, und nach dem Zweiten Weltkrieg war sie reif für die »Zivilisationskrankheit Stress«. Zunächst stand der Begriff lediglich als Chiffre für die Kehrseite der rabiaten wirtschaftlichen und technischen Entwicklung, für den unvermeidlichen Preis des Fortschritts. Als dieser Fortschritt in den 1970er-Jahren im globalen Norden zunehmend in die Kritik geriet, wurde Stress immer stärker kulturkritisch verstanden. Der Begriff wurde zum Ausdruck für ein verbreitetes Unbehagen an der gesellschaftlichen Entwicklung, die dem Individuum zu viel zuzumuten schien.

Im Juli 1976 veröffentlichte das Wochenmagazin *Der Spiegel* einen großen Artikel mit dem Titel »Stress – Die neue Krankheit des Jahrhunderts«. Ein paar Jahre lang galt »Belastung als solche« als gefährliche Krankheit, bis Stress allmählich wieder zu einer banalen und selbstverständlichen Lebenstatsache erklärt wurde.[110] Stress geriet zu einem Modethema und Selyes Theorie bot ein medizinisch-wissenschaftliches Vokabular, um über Belastung und Überlastung zu sprechen. So geriet der nüchterne Naturwissenschaftler als »Vater der Stressforschung« unbeabsichtigt in die Rolle eines prominenten Kulturkritikers – und fand Gefallen daran. Sein Buch »Stress beherrscht unser Leben« erlebte riesige Auflagen und wurde bald in zwölf weitere Sprachen übersetzt. In seinen Veröffentlichungen für ein Laienpublikum kritisierte er nun die zunehmende Beschleunigung und Technisierung von Verkehr und Kommunikation, die den Menschen zu viele ungewohnte Reize zumuten würden, und gab Tipps für den richtigen Umgang mit Stress. »Den meisten psychosomatischen Krankheiten liegt eine falsche Lebensphilosophie, ein ungeeigneter Lebenscodex der Patienten zugrunde«, lautet eine typische Stelle in einem dieser Bücher.

Entscheidend für den durchschlagenden und anhaltenden Erfolg des Begriffs war aber, dass Stress auch als individuelle, individuell zu kurierende Krankheit verstanden werden kann. Schon in den 1950er-Jahren kündigte sich so eine populäre Medikalisierung der Belastung an – kurz gefasst, das Ausgreifen medizinischer Begriffe und Behandlungen für alle möglichen Leiden und Probleme, das uns bald wieder begegnen wird. Die Auffassung, beim Stress handle es sich um eine Art Krankheit, hatte zwiespältige Folgen. Einerseits wurde Belastung als Leidensursache anerkannt. Andererseits konnte sie zu einer Aufgabe werden, die jeder allein zu bewältigen hat.

Die Stressforschung entdeckt die Psyche

In den 1970er-Jahren entdeckte die Forschung zunehmend die menschliche Psyche als den eigentlichen Ursprungsort, an dem Stress entsteht – oder auch nicht entsteht. Hans Selye selbst hatte bei seinen Experimenten keineswegs an psychosoziale Einflüsse gedacht: Er traktierte die Versuchstiere mit Formaldehyd, nicht mit Isolation. Obwohl er zunächst nicht recht wusste, wie ihm geschah, machte er sich schnell die Grundzüge des entstehenden »psychosozialen Stressmodells« zu eigen.

Die Psychologie beschäftigte sich zunehmend mit Bewertungsschemata und Bewältigungsmöglichkeiten der Menschen. Der amerikanische Psychologe Richard Lazarus entwickelte ein ausgefeiltes Modell für den Ablauf der Stressreaktion, das auf Selyes Ideen aufbaute, diese aber auch ergänzte. »Die Interpretation der belastenden Ereignisse ist wichtiger als das Ereignis selbst«, betonte Lazarus. Ob Stress krank macht, hängt demnach davon ab, wie die jeweilige Belastung bewertet und bewältigt wird. Damit wurde erklärbar, warum ein gleichartiger und gleich starker Stressfaktor einmal Schaden anrichtet, aber ein anderes Mal keinen.

Tatsächlich hatte die psychologische Belastungsforschung einen wichtigen Erkenntnisfortschritt erzielt. Erinnern wir uns an den Ausdruck »Kampf oder Flucht«. Angesichts einer Gefahr wird der Körper hormonell in Alarmbereitschaft versetzt.[111] Ohne psychische Aktivität findet aber tatsächlich keine Stressreaktion statt. Die Jägerin und Sammlerin löst im Löwen die langfristig schädliche Cortisolkaskade ja nur dann aus, wenn das Tier davon ausgeht, dass der Mensch für ihn eine Bedrohung darstellt. Allerdings – diesen Punkt müssen wir uns merken – kann die Wahrnehmung des Löwen durchaus richtig sein, weil entspannte Tiere häufig überm Feuer landen.[112]

Resilienz entscheidet

Psychologen wie Richard Lazarus betonten, dass Interpretation eine entscheidende Rolle in der Stressreaktion spielt. Aber auch von anderer Seite wurde Selyes grobschlächtiger Stressbegriff kritisiert. Denn obwohl die Belastbarkeit jedes Menschen eine Grenze hat, gibt es große individuelle Unterschiede. Manche sind widerstandsfähiger als andere, sie verfügen über größere *Resilienz.* Diese Widerstandskraft beruht nicht nur auf körperlichen Eigenschaften im engen Sinne. Sie beruht ebenso auf unserer Persönlichkeit. Über Gesundheit oder Krankheit entscheidet daher nicht nur, welcher Art und wie stark die Belastung ist, sondern wie wir mit ihr umgehen. Gesundheitswissenschaftler sprechen vom »Coping«, Verhaltensweisen, mit denen wir Disstress bewältigen.

Was hält uns gesund, was macht uns krank? Gesundheit ist nicht einfach das, was unter dem Strich dabei herauskommt, wenn wir alle schädlichen und fördernden Einflüsse zusammenzählen, die auf uns wirken. Wir machen unsere Gesundheit, indem wir Stressoren bewältigen. Der israelische Medizinsoziologe Aaron Antonovsky prägte für diesen Zusammenhang den Begriff der *Salutogenese.* Erfolgreiche Bewältigungsstrategien erhalten uns gesund, auch wenn wir krankmachenden Faktoren ausgesetzt sind – selbst wenn diese Faktoren äußerst brutal, beängstigend und entwürdigend sind, selbst wenn die Betroffenen hungern, um ihr Leben fürchten, äußerster Folterung und Entwürdigung ausgesetzt waren. Auf das Phänomen der Salutogenese stieß Antonovsky zum ersten Mal unter Holocaust-Überlebenden.

Aaron Antonovsky war in vieler Hinsicht ein Gegenspieler Hans Selyes. 1923 kam er in New York, im Stadtteil Brooklyn, auf die Welt. »Seine Kindheit war von dem Leben russisch-jüdischer Migranten in Brooklyn, der Armut gerade dieser Gruppe während der Weltwirtschaftskrise bis zur Mitte der 1930er-Jahre und dem Wiederaufleben des Rassismus in breiten Bevölkerungsschichten der USA geprägt.«[113] »Ich bin ein Kind der Depression«, erklärte er später. Nach Kriegsende begann er, als Wissenschaftler zu arbeiten und beschäftigte sich mit der Frage, wie Diskriminierung entsteht und auf die Betroffenen wirkt. Seine ersten Veröffentlichungen kreisen um Angst und Antisemitismus und um sozioökonomische Diskriminierung. Auch später behandelte er Stress immer auch als gesellschaftliches, nicht nur medizinisches Problem.

1960 zog Antonovsky nach Israel, wo er eine Stelle am Israelischen Institut für angewandte Sozialforschung in Jerusalem antrat. Eine seiner Untersuchungen beschäftigte sich mit der Frage, wie Frauen auf das altersbedingte Ausbleiben ihrer Menstruation reagieren. Mit den Wechseljahren verändert sich die soziale Rolle und das Hormonsystem. Der Übergang wird von manchen Frauen als seelisch und körperlich belastend empfunden und kann zu Depressionen führen.[114] Mit der Studie wollte Antonovskys Institut herausfinden, welche sozialen Umstände das Klimakterium (auch »die Wechseljahre« genannt) erschweren.

Zu diesem Zweck wurden die Studienteilnehmerinnen in Alters- und Herkunftsgruppen eingeteilt. Antonovsky war aufgefallen, dass muslimisch-arabischen Frauen aus dörflichen Verhältnissen das Klimakterium weniger Probleme zu verursachen schien. Der Gesundheitszustand der Frauen wurde mit ausführlichen Interviews ermittelt. Eine der untersuchten Gruppen bestand aus Einwanderinnen aus Mitteleuropa, von denen viele in nationalsozialistischen Konzentrationslagern gewesen waren und überlebt hatten. Zwei Drittel von ihnen berichteten über eine eingeschränkte Gesundheit. Damit waren sie überdurchschnittlich anfälliger als der Durchschnitt in der Kontrollgruppe, wo die Hälfte der Frauen über gesundheitliche Probleme berichtete. Aber etwa jede vierte Holocaust-Überlebende war überhaupt nicht gesundheitlich beeinträchtigt! »Wie zum Teufel war das möglich?«, beschrieb Antonovsky später seine Reaktion. »Wie gelang es manchen Überlebenden, ihr Leben wieder aufzubauen?«

Die gesundheitlichen Folgen des Klimakteriums waren für ihn nicht länger interessant. Fortan ging es ihm darum, die *Widerstandskraft* jener Minderheit zu erklären, die trotz ihrer Lagererfahrung gesund geblieben waren. Mit dieser neuen Fragestellung drehte er die Blickrichtung der Stressforschung um. Statt nach den unspezifischen Einflüssen zu suchen, die krank machen, sollte die Forschung sich mit den unspezifischen Ressourcen beschäftigen, die gesund erhalten, die eine Anpassung an unterschiedliche Stressoren ermöglichen. Wieso hatte die Tortur bei manchen der Lagerinsassen keine bleibenden gesundheitlichen Schäden verursacht? »Den absoluten unvorstellbaren Horror des Lagers durchgestanden zu haben, anschließend jahrelang eine Vertriebene gewesen zu sein und sich dann auch noch ein neues Leben in einem Land aufgebaut zu haben, das drei Kriege erlebte ... und dennoch in einem angemessenen Gesundheitszustand zu sein!«[115]

Quellen der Widerstandskraft

Unter den Frauen, die Antonovsky befragte, war auch »Frau N.« Im Jahr 1926 wurde sie in einem tschechoslowakischen Dorf geboren. Sie und ihre vier Geschwister erfuhren von den jüdisch-orthodoxen Eltern eine strenge Erziehung. »Jeder hatte seine Aufgabe, die Mädchen andere als die Jungen«, erzählte sie. Sie waren arm, der Alltag hart, aber die Familie hielt zusammen. »Mein Vater wusste alles«, berichtete sie später in ihrem Interview. Immer sei er bereit gewesen, auf die Fragen der Kinder zu antworten. Mit 16 Jahren schloss sich Frau N. einer jüdisch-sozialistischen Jugendorganisation an.

Nach ihrem 18. Geburtstag wurde die gesamte Familie in das Konzentrationslager Auschwitz deportiert und getrennt. Später kam sie in ein anderes Konzentrationslager, um schließlich wieder nach Auschwitz verbracht zu werden. »Ich hatte die Ehre, zweimal durch die Selektion zu gehen«, kommentierte sie diese Odyssee sarkastisch. Nach ihrer Befreiung ging sie nach Israel, heiratete und zog 1952 in ein Kibbutz, wo sie als Schneiderin arbeitete und eine wichtige Rolle in der Selbstverwaltung spielte. Als alte Frau beschrieb sie ihr Leben seit der Kindheit als eine Abfolge von »Arbeitsaufträgen«. Frau N. war wohlgemerkt niemals eine Einzelkämpferin. Ob in ihrer Familie oder in der politischen Jugendorganisation, sogar noch in Auschwitz suchte und fand sie Solidarität.

Sich nicht unterkriegen lassen. Hilfe finden. Verletzung und Verlust aushalten. Nicht zurückschauen. All das sind Aspekte der Widerstandskraft. Ein anderer Befragter drückte es so aus: »Wie wir all die Schwierigkeiten in unserem Leben gemeistert haben? Du brauchst Geduld. Du musst an die Verheißung glauben … Es muss nicht Gott sein. Es kann eine andere Macht sein, aber du musst Glauben haben. Sonst kannst du nicht so viel erleiden und weitermachen.«[116]

1971 veröffentlichten Antonovsky und einige Institutskollegen die Ergebnisse über die Salutogenese unter Holocaust-Überlebenden.[117] Darin sprachen sie von miteinander verwobenen Quellen der Widerstandskraft. Offenbar spielte die Kindheit eine entscheidende Rolle bei der Entstehung einer »ursprünglich zugrundeliegenden Vitalität«, vermuteten die Autorinnen. Nach ihrer Befreiung fanden die gesund gebliebenen Frauen außerdem »eine Umgebung, die Möglichkeiten zum Wiederaufbau einer befriedigenden Existenz lieferte«. Schließlich habe eine erfolgreiche »Abhärtung« stattgefunden, die »einen gewissen Gleichmut gegenüber gegenwärtigem Stress gewährte«.[118]

»Tod, Krieg, Versagen können eintreten, aber solch eine Person kann sie sich erklären«, charakterisierte Aaron Antonovsky später die erfolgreiche Salutogenese. Wie sie gelingt, welche Strategien die Belasteten anwenden, ist ganz unterschiedlich. Dennoch lassen sich auf einer allgemeineren Ebene unterschiedliche Aspekte ihrer Widerstandskraft identifizieren. Ob Stressoren krank machen, hängt davon ab, ob die Belasteten sie verstehen und handhaben können und für sinnhaft halten (auch wenn diese Begriffe angesichts der Holocaust-Erfahrung seiner Interviewpartnerinnen reichlich befremdlich klingen).

Gesundheit, schloss Aaron Antonovsky aus all dem, beruht auf einem Gefühl von Kohärenz, Stimmigkeit. »Du bist auf dem richtigen Weg: du kannst es schaffen, du bewährst dich«, so beschrieb er diese Einstellung. Das Kohärenzgefühl zeugt nicht nur von Selbstvertrauen, sondern ebenso sehr von Weltvertrauen. Was uns Schlimmes widerfahren wird, sagt dieses Gefühl, ist erklärbar. Es kann abgewehrt werden, weil wir die dazu nötige Kraft haben und Hilfe finden werden – und es handelt sich um »Herausforderungen, die Anstrengung und Engagement lohnen«.[119] Das Kohärenzgefühl ist das Ergebnis von Erfahrung und Reifung; kurzfristig lässt es sich kaum beeinflussen. Aber es ist eine unhintergehbare Grundlage von Gesundheit. Gesundheitsförderung, argumentierte Antonovsky, muss deshalb ihren Blick auf die Ressourcen richten, die in der Bevölkerung vorhanden sind, statt lediglich krankmachende Einflüsse zu bekämpfen.

»Stress – es kommt drauf an, was man daraus macht«

Seit vier Jahrzehnten rückt so stärker die Bewältigung statt die Vermeidung von Stress in den Vordergrund – und die Stressforschung trug einiges dazu bei, Belastung zu einem medizinischen und individuellen Problem zu erklären.

Aaron Antonovsky wollte Gesundheit »entmystifizieren«, wie der Untertitel seines bekanntesten Werks lautet. betonte die aktive Rolle der Einzelnen und ihre subjektive Verarbeitung von Stress, das Coping. Entscheidend ist, was sie tun, wie sie sich gegenüber den Stressoren *verhalten*.

Insofern sind seine Forschungsarbeiten wie die von Hans Selyes oder Richard Lazarus Ausdruck der »kognitiven Wende« der Stressforschung in den 1970er-Jahren. »Es ist lohnender, das Umfeld und ihre psychische Bedeutung mit den Augen der Individuen zu betrachten«[120], erklärte Lazarus. Die kognitive Wende der Forschung führte mit der Zeit dazu, dass vom gesellschaftlichen Charakter der Stressfaktoren immer weniger die Rede war. »Die richtige Einstellung zu entwickeln, kann eine schlechte Belastung in eine gute Belastung verwandeln«, postulierte Hans Selye, entsprechend seines unspezifischen Begriffs von Belastung.

Er entwickelte zu diesem Zweck sogar eine eigene sozialphilosophische Doktrin. »So wie die Gesundheit einer Person davon abhängt, ob die Organe in seinem Körper harmonisch zusammenarbeiten, so müssen auch die Beziehungen zwischen Individuen und davon ausgehend zwischen den Familien, Gemeinschaften und Nationen harmonisch gestaltet werden. Der altruistische Egotismus wird automatisch friedliche Zusammenarbeit sichern und alle Gründe für Revolutionen und Kriege abschaffen.«

Selyes altruistischer Egotismus war nichts weniger als das Programm für eine Gesellschaftsreform. Seine Naturphilosophie zielte aber ausdrücklich nicht auf eine Änderung der Rechtsordnung oder der Eigentumsverhältnisse. Grundlage dieser »Politik auf physiologischer Grundlage« (Rudolf Virchow) sollte der Willensentschluss der Menschen sein, die einsehen, dass Kooperation statt Konkurrenz letztlich für alle das Beste seien. Selyes System beruhte sozusagen auf der Pflicht, seinen Mitmenschen nicht auf die Nerven zu gehen.[121]

Mit positivem Denken gegen die Arbeitslosigkeit

1982 starb Hans Selye im kanadischen Montreal. Mit seinem individualisierenden und voluntaristischen Ansatz prägte Selye die Belastungsforschung bis heute und inspirierte Praktiken wie das autogene Training und das Neurolinguistische Programmieren, das positive Denken und die säkulare Gesundbeterei. Die von Selye begründete Tradition der Stressforschung stellt *ausschließlich* auf die Bewertung der Individuen ab. Sie wählt die Salutogenese und Resilienz zum Ausgangspunkt ihrer präventiven Maßnahmen, aber sie begreift Bewältigungsmöglichkeiten lediglich als mentale, als geistige und emotionale Fähigkeiten und stellt keinen Zusammenhang zwischen diesen Fähigkeiten und den sozialen Beziehungen und materiellen Ressourcen her. Psychotherapeutische Interventionen stehen im Zentrum. Die Hilfe der medizinischen Experten bei der individuellen Stressbewältigung ist hier immer nur als Hilfe zur Selbsthilfe zu sehen.

Glücksforscher wie der britische Wirtschaftswissenschaftler und Psychologe Richard Layard behaupten heute, dass sich soziale Probleme am effizientesten durch Verhaltenstherapien lösen ließen. Das, so Layard, sei nämlich das beste Mittel gegen Armut und Arbeitslosigkeit. »Unter Erwachsenen im arbeitsfähigen Alter sind psychische Störungen für fast ebenso viele verlorene Arbeitstage und Sozialhilfeausgaben verantwortlich, wie alle körperlichen Krankheiten zusammen«, begründete Layard in einem Artikel von 2013 seinen gesundheitspolitischen Ansatz. »Unter den Kindern sind Verhaltensstörungen der aussagekräftigste Vorhersagewert für eine spätere kriminelle Karriere. Aber glücklicherweise haben wir sehr gute Mittel gegen dieses Problem zur Verfügung … wir brechen den Teufelskreis, indem wir den Menschen helfen, ihre Art zu denken zu verändern.«

Dass klingt obskur, aber Layard ist kein randständiger Akademiker. Der

Glücksforscher und Verhaltensökonom lehrt an der renommierten London School of Economics (LSE) und hatte großen Einfluss auf die Arbeitsmarktreformen der Labour-Partei unter Tony Blair. Vor seiner Wahl zum Premierminister hatte Blair versprochen: »Arbeit für alle, die arbeiten können – Hilfe für die, die es nicht können«. Die *New Deal*-Gesetze zielten auf die »Aktivierung« von Arbeitslosen. Sie konnten nunmehr zu unbezahlten oder nur geringfügig bezahlten Arbeitseinsätzen verpflichtet werden, um ihre angebliche Passivität zu brechen.

Arbeitslosigkeit wurde in Großbritannien zunehmend als psychisches Problem begriffen, als Ausdruck mangelhafter Motivation oder fehlenden Selbstvertrauens, und Richard Layard spielte dabei eine Schlüsselrolle. Nach Tony Blairs Rücktritt 2007 leitete er das Regierungsprogramm *Improving Access to Psychological Therapies* (IAPT) und erreichte, dass die Regierung im Jahr 2009 zusätzliche 173 Millionen Pfund für Gesprächstherapien einplante. Mit diesen häufig auf wenige Sitzungen beschränkten Therapien versuchen Psychologen ihre Patienten zu anderen Verhaltensweisen zu bewegen. Zu diesem Zwecke weisen sie beispielsweise auf die Widersprüche zwischen deren Gesundheitszielen und ihrem Verhalten hin – »Ich weiß, ich sollte weniger rauchen …« – und vermitteln Techniken der Selbstkontrolle, wie etwa ein Tagebuch über gesundheitsrelevante Verhaltensweisen zu führen. Sie motivieren die Patienten, ihre Aufmerksamkeit auf die guten Seiten ihres Lebens zu richten.

Dieser Versuch der psychologischen Krankheitsvorbeugung verbreitet sich zunehmend, auch in Deutschland im Rahmen der betrieblichen Gesundheitsförderung. Die Strategie ist allerdings, vornehm gesagt, wenig erfolgversprechend. Ist Sonjas Wirklichkeit oder ihre Wahrnehmung der richtige Ansatzpunkt? In dieser Fragestellung steckt bereits ein Körnchen Irrsinn. Auch wenn unsere Wahrnehmung nicht an den Tatsachen hängt wie ein Pferd im Kutschgeschirr, sind Eindruck und Wirklichkeit doch immerhin verbunden wie ein Hund an der Leine festgebunden ist. Wir haben eine gewisse, aber letztlich eben doch beschränkte Bewegungsfreiheit.

Der Ansatz von Layard und ähnlich orientierten Verhaltensökonomen ist geradezu atemberaubend zynisch. Sie setzen auf »positives Denken«. Die Menschen sollen aus inneren Ressourcen schöpfen, während äußere Ressourcen verknappt werden. Sie sollen sich am eigenen Schopf aus dem Sumpf ziehen. Das Kalkül dieser Art von Vorbeugung ist, den Menschen *das Gefühl zu geben*, sie hätten Kontrolle über ihr Leben, während gleichzeitig Transferzahlungen wie Arbeitslosen- oder Krankengeld gesenkt werden, die wirksame Kontrolle über das Leben ermöglichen – weil sie, um ein krasses Beispiel zu nennen, sie die Gelegenheit bieten, sich einer unerträglichen beruflichen oder familiären Situation zu entziehen.

Muss das salutogenetische Denken in die Gesundbeterei führen?

Dass die individuelle Resilienz heute im Vordergrund steht, wurde erst möglich durch die Vorarbeit Aaron Antonovskys. Er entwickelte den differenzierten Gesundheitsbegriff, auf dem die gegenwärtige individualistische Stressbewältigung aufbaut. Der israelische Stressforscher selbst war aber keineswegs einverstanden mit dieser Entwicklung des ressourcenorientierten Ansatzes. »Nichts, was ich sage, sollte so missverstanden werden, dass alles nur auf die Persönlichkeit ankäme, dass es jedem Menschen frei stünde, Anforderungen zu bewältigen«, sagte er in einer Rede 1993, ein Jahr vor seinem Tod.

Antonovsky betonte die Resilienz, aber *nicht als Ersatz für oder im Gegensatz zu Verhältnisprävention.* Die Verhältnisse müssten so gestaltet werden, dass Menschen stark werden können: »Erstens: Wir müssen eine Gesellschaft schaffen, in der die Lebensumstände aller Menschen weniger unbeständig sind. Zweitens: es ist in erster Linie eine gesellschaftliche Aufgabe, Umstände zu schaffen, die Stärken fördern, die eine erfolgreiche Bewältigung möglich machen, also jene Stärken, die ich das Kohärenzgefühl nenne.« Im Gegensatz zu dem individualistischen Mainstream der Stressforschung wies Antonovsky damit darauf hin, dass auch die ganz persönliche, jeweils einzigartige Bewältigung ein gesellschaftliches Fundament braucht. Sein Ziel war eine Gesellschaft, die vielen, potenziell *allen* Menschen ein Gefühl von Kohärenz ermöglicht. In der Praxis der Gesundheitsförderung kam allerdings das Gegenteil heraus: Sie mutet den Gestressten auch noch die Aufgabe zu, ihre Belastungen selbst zu senken.

Machtlosigkeit und Gratifikationskrisen machen krank

Erinnern wir uns an Sonja, unsere Protagonistin aus der unteren Klasse. Bei ihrer Autopsie zeigten sich überdeutlich die Folgen ihrer Belastung, ein vorzeitig verbrauchter Körper. Sonjas Alltag ist ein unaufhörlicher Kampf – gegen die Widrigkeiten in ihrer Arbeit, um die Versorgung ihrer Tochter, um ein klein wenig Ruhe! Die Zukunft planen ist in dieser Tretmühle fast unmöglich: Sonja bewältigt nur, was unvorhersehbar auf sie zu kommt.

Was macht uns krank, was erhält uns gesund? Die Arbeitsstressforschung zeigt, dass Menschen trotz großer beruflicher Anforderungen gesund bleiben, solange sie ausreichend große Entscheidungsspielräume haben, *wie* sie ihre Tätigkeit gestalten. Um mit Stress fertig zu werden, brauchen wir eine große Kontrolle über unser Leben oder, um es im psychologischen Jargon zu sagen, die Erfahrung von »Selbstwirksamkeit«. Der amerikanische Industriesoziologe Robert Karasek betonte in den 1970er-Jahren als erster die entscheidende gesundheitliche Bedeutung von Kontrollerfahrungen und entwickelte das »Anforderungskontrollmodell«. Dabei dachte er vor allem an die Belastung am Arbeitsplatz, aber sein Modell lässt sich verallgemeinern: Gesund erhält uns das Gefühl, Belastungen nicht ausgeliefert zu sein, sondern sich wehren zu können.

Das Gefühl von Kontrolle allein reicht allerdings nicht aus, um gesund zu bleiben: Leistung muss Anerkennung finden. Im Fall von Lohnarbeit sollte diese Anerkennung in einer ausreichenden Geldmenge bestehen, aber sie kann auch Elemente von sozialer Zuwendung, Prestige und einem positiven persönlichen Selbstbild enthalten. Bleibt eine angemessene Anerkennung aus, führen »Gratifikationskrisen«, wie sie der Medizinsoziologe Johannes Siegrist nennt, in die Krankheit. Als Beispiel nennt er Herzkreislauferkrankungen: Der Sympathikus, der anregende Teil des vegetativen Nervensystems, dominiert, ohne dass der beruhigende Teil des Nervensystems, der Parasympathikus, dies ausgleichen kann. Herz und Kreislauf sind übermäßig erregt, aber es fehlen Ruhephasen und Möglichkeiten zur Regeneration.[122] Karasek und Siegrist entwickelten ihre Modelle für die Lohnarbeit, aber sie taugen für Beanspruchungen in allen Lebensbereichen: Wer ausreichende Anerkennung findet und genügend Kontrolle über sein Leben ausüben kann, wird mit stärkeren Belastungen fertig werden.

Dabei scheinen Stressfaktoren durch die Lohnarbeit eine Schlüsselrolle zu spielen. Jedenfalls erklären manche Epidemiologen die kürzere durchschnittliche Lebenserwartung von Männern damit, dass sie immer noch häufiger als Frauen Lohnarbeit verrichten. Damit seien sie einer schädlicheren Belastung ausgesetzt als Frauen, die eher Reproduktionsarbeit leisten, sich um Kinder und Küche kümmern. Jedenfalls verschwindet in Studien über die Bewohner von bayrischen Klöstern der Unterschied in der Lebensspanne zwischen den Geschlechtern. Dort haben beide Geschlechter sehr ähnliche Tagesabläufe und Lebensumstände. Die mittlere Lebenserwartung der Nonnen entsprach in einer Studie etwa der der weiblichen Bevölkerung. Mönche lebten durchschnittlich nur gut ein Jahr weniger als die Nonnen, die männliche Bevölkerung insgesamt aber sechs Jahre.[123] Irgendein Aspekt des Klosterlebens muss gesund sein.

Mit den Begriffen aus der Stressforschung können wir nun Sonjas Schicksal neu betrachten. Anhaltende Überlastung macht krank. Besonders schädlich sind permanente Besorgnis, kein Nachlassen der Anforderungen, keine Erfolgserlebnisse und Gefühle von Machtlosigkeit. Stressoren und Bewältigungsressourcen sind aber in der Bevölkerung äußerst ungleich verteilt. In den unteren Klassen sind deshalb alle chronischen Krankheiten (mit Ausnahme von Brustkrebs und Asthma) häufiger. Ihnen fehlen die Mittel, um – wie Hans Selye gesagt hätte – »Disstress in Eustress zu verwandeln«. Daher werden sie häufiger krank und sterben früher. Wir sind der Erklärung des sozialen Gradienten – der gesundheitlichen Ungleichheit zwischen oben und unten – ein großes Stück näher kommen. Aber welche Rolle spielt dabei, wie Sonja sich verhält, ob sie raucht, wie sie sich ernährt? Wie wichtig sind die Lieblingsthemen der gesundheitlichen Prävention wirklich?

Der soziale Gradient und »Lebensstil«

Alle chronischen Krankheiten sind in den unteren Statusgruppen häufiger. Beispiel Diabetes: Frauen mit einem niedrigen sozioökonomischen Status (gemessen an beruflicher Stellung, Einkommen und Bildungsabschluss) sind in Deutschland fünfmal so häufig in Insulinbehandlung wie Frauen aus der hohen Statusgruppe. Diese eindeutige soziale Verteilung wird aber in der Öffentlichkeit fast ausschließlich als Folge des Lebensstils interpretiert, niemals als Folge besonderer Belastungen. »In Halle und Umgebung beläuft sich die Prävalenz von Personen mit bereits nachgewiesenem Diabetes auf annähernd zwölf Prozent. … Um Augsburg sind es dagegen nur fünf Prozent«, berichtete die *Frankfurter Allgemeine Zeitung* im Mai 2014 über die »Pandemie« der Zuckerkrankheit. »Wer in einer sozioökonomisch benachteiligten Region lebt, hat ein höheres Risiko, an Diabetes zu erkranken. Vergleicht man eine Landkarte, die die Verteilung sozioökonomischer Messgrößen in Deutschland zeigt, mit der der Diabeteshäufigkeit, finden sie sich annähernd deckungsgleich.«

Der Titel des Artikels lautet: »Das ungesunde bequeme Leben«. Sozial Benachteiligte machen es sich dieser Ansicht zufolge einfach zu bequem.

Anhaltende starke Belastung ohne entsprechend starke Anerkennung und Belohnung führt in stressbedingte Gratifikationskrisen. Ob arm oder reich, ob gebildet oder ungebildet – alle Menschen neigen dazu, solche Krisen mit kleinen Belohnungen zu bewältigen. Wir gönnen uns eine Zigarettenpause oder eine Süßigkeit, eine leckere Currywurst, Bier nach Feierabend. Wir spielen am Computer bis tief in die Nacht, statt brav zu Bett zu gehen. Wir können nicht nach Belieben unseren Lebensstil verändern

»Der Arbeiter kommt müde und erschlafft von seiner Arbeit heim«, beschrieb Friedrich Engels im Jahr 1845 den Feierabend der arbeitenden Klasse in England. »Er bedarf dringend einer Aufheiterung, er muß etwas haben, das ihm die Arbeit der Mühe wert, die Aussicht auf den nächsten sauren Tag erträglich macht; seine abgespannte, unbehagliche und hypochondrische Stimmung … wird durch seine übrige Lebenslage, durch die Unsicherheit seiner Existenz, durch seine Abhängigkeit von allen möglichen Zufällen und sein Unvermögen, selbst etwas zur Sicherstellung seiner Lage zu tun, bis zur Unerträglichkeit gesteigert; sein geschwächter Körper, geschwächt durch schlechte Luft und schlechte Nahrung, verlangt mit Gewalt nach einem Stimulus von außen her.«[124] Engels Beschreibung ist konzise und so aktuell wie damals: Gratifikationskrisen führen zu kurzfristigem, teilweise kurzsichtigem Bewältigungsverhalten.

Drogen wie Alkohol oder Cannabis beeinflussen die Stressreaktion unmittelbar, denn sie greifen in den Haushalt unserer Neurotransmitter und Hormone ein. Nahrungsmittel und Medienkonsum beeinflussen aber ebenfalls das Stress-Level und sind nicht unbedingt weniger wirksam. Leider können Coping-Strategien selbst wieder zum Problem werden. Übergewicht beispielsweise ist gesellschaftlich stigmatisiert und kann daher noch tiefer in eine Gratifikationskrise führen. Jahrelang betrieben haben solche Bewältigungsversuche auch körperliche Folgen, die tatsächlich die Handlungsfähigkeit der Betroffenen einschränken.

Das Bewältigungsverhalten der oberen und unteren Klassen unterscheidet sich deutlich. Dieser Unterschied hat mit Geschmacksfragen zu tun (weil die oberen sozialen Milieus besonders jene Genüsse schätzen, die sie für sich alleine haben). Er erklärt sich aber vor allem aus der Tatsache, dass die unteren Klassen viel mehr zu bewältigen haben! Aus diesem Grund sind langfristig körperschädigende Verhaltensweisen dort wesentlich häufiger verbreitet. Arbeitslose, schlecht bezahlte Beschäftigte, Alleinerziehende, die von ihren familiären Aufgaben überfordert sind, müssen sich ohnehin maßregeln, um das Notwendige zu leisten. Auf Gratifikationen zu verzichten, ist für sie ein Luxus.

Riskante Bewältigungsverhalten wie Rauchen sind in unteren Klassen weiter verbreitet – kein Wunder also, dass die Armen kränker sind und früher sterben. Chronischer Stress schadet dem Körper sowohl direkt als auch indirekt über körperschädigende Verhaltensweisen. Haben wir damit die Erklärung für den sozialen Gradienten und Sonjas Schicksal gefunden – mehr Belastung und eine falsche Art der Bewältigung? Nein, das haben wir nicht. Denn wenn wir das Gesundheitsverhalten in der Bevölkerung insgesamt betrachten, sieht der soziale Gradient noch rätselhafter aus.

»Wie kriegen wir die Leute dazu, nicht dauernd wiederzukommen?«

Der junge Arzt Michael Marmot arbeitete in den 1960er-Jahren in einem großen Krankenhaus in Sydney, Australien. »Ich lief durch die verschiedene Abteilungen, in die Herzklinik, in die Brustabteilung«, erinnerte er sich vierzig Jahre später. »Ich war damals nicht besonders belesen. Ich lief also herum und sagte zu meinen Kollegen: ›Ich kennen den Burschen, der war vor drei Monaten schon mal hier, akutes Lungenversagen. Jetzt ist er wieder hier.‹«

Damals betrachtete Marmot weder die Medizin, noch die Gesellschaft insgesamt besonders kritisch, aber seine Erfahrungen am Arbeitsplatz machten ihn nachdenklich. »Mir kam es vor, als wäre das, was wir in dem Krankenhaus betrieben, lediglich gescheiterte Vorbeugung, besonders in der Chirurgie«, erinnerte er sich später in einem Interview. »Entsprechend meiner damaligen, ziemlichen primitiven Vorstellung stellte ich mir die Frage: ›Warum kriegt dieses Kind immer wieder Asthma? Warum kommen die immer wieder?‹ Ich dachte wirklich, wenn wir die Patienten nur richtig behandeln würden, könnten wir unsere Abteilungen leer kriegen.« Aber der Strom der neuen Patienten und der alten Patienten mit denselben Krankheiten riss niemals ab.

Die Frustration darüber trieb Michael Marmot aus der medizinischen Praxis in die wissenschaftliche Forschung. 1970 ging er von Australien in die USA an die Universität Berkeley und zwei Jahre später nach Großbritannien an die Universität London. Marmot begann, die sozialen Einflüsse auf Gesundheit zu untersuchen. »Mein Professor sagte zu mir: ›Nur weil du ein paar medizinische Bücher gelesen hast, bedeutet das noch lange nicht, dass du eine Ahnung davon hast, was über die Gesundheit in einer Gesellschaft entscheidet.‹ Ich war ziemlich schockiert. ›Wer um Himmels Willen soll es denn sonst wissen?‹, dachte ich mir damals.«[125]

Was macht uns krank, was hält uns gesund? Michael Marmot dachte schon als junger Krankenhausarzt wie ein Epidemiologe. Das ist ungewöhnlich. Ein behandelnder Mediziner untersucht Individuen. Sein Wissen entsteht aus den Erfahrungen seiner konkreten medizinischen Arbeit am Körper. Ein Epidemiologe dagegen untersucht Populationen. Er fragt, welche Eigenschaften von Gruppen Krankheiten erzeugen. Epidemiologen beschäftigen sich sozusagen mit Wäldern, Ärzte mit Bäumen. Anders als ein Baum, der ganz gut ohne andere Bäume auskommen kann, brauchen Menschen Gemeinschaft. Notwendigerweise gehören sie sozialen Gruppen an, was in ihrer medizinischen Behandlung aber keine Rolle spielt. Die Individuen, die der Arzt behandelt, können gesund sein, auch wenn seine Gruppe krank ist – und umgekehrt, ein Individuum aus einer gesunden Gruppe krank. Wegen dieser grundverschiedenen Perspektive lautet der gängige Vorwurf der einen, die anderen würden den Wald vor lauter Bäumen nicht sehen, und die anderen meinen, die einen hätten keine Ahnung von den Besonderheiten des einzelnen Baums.

Ein Wald lässt sich natürlich nicht beschreiben, ohne etwas über den Stoffwechsel der Bäume wissen; die Epidemiologie beruht auf einer medizinischen Grundlage. Dennoch unterliegt ein Wald anderen Einflüssen und verändert sich auf andere Art. »Kranke Individuen und kranke Gesellschaften« formulierte der englische Epidemiologe Geoffrey Rose diesen Sachverhalt 1985 in einem wegweisenden Aufsatz. Menschen in Japan beispielsweise haben die höchste Lebenserwartung und sterben seltener an der koronaren Herzkrankheit als alle anderen Nationalitäten. Aber, das zeigte Michael Marmot in den 1970er-Jahren, wenn Japaner ihr Land verlassen und fortan in den USA leben, nähert sich die Krankheitsrate jener in der lokalen Bevölkerung an (auch wenn sie diese nicht ganz erreicht). Der Wald verändert die Bäume. Erst in dieser Perspektive wird deutlich, welche Rolle Sonjas Tabak- und Alkoholkonsum für ihre Gesundheit spielt.

Die Whitehall-Studie

In den 1960ern rückte der Zusammenhang zwischen Herzkreislauferkrankungen und Stress ins öffentliche Bewusstsein. »Die Leute sagten damals ›Mach langsam, entspann dich, sonst kriegst du einen Herzinfarkt‹«, erinnert sich Marmot. Seine Londoner Universität betrieb eine Studie über die Risikofaktoren für Krankheiten des Herzens und der Atmungsorgane. 18.000 Angestellte im öffentlichen Dienst wurden einige Jahre lang gründlich untersucht. Erfasst wurde unter anderem, wie viel die Männer wogen, ihr Blutdruck, Blutzucker und

Cholesterinspiegel, ob die Teilnehmer Raucher waren und – »eigentlich nur der Gründlichkeit halber«, wie Marmot sagt – ihre berufliche Position.

Die Whitehall-Studie, die Marmot auswertete, belegte eindrücklich, wie stark sich der soziale Gradient im britischen öffentlichen Dienst ausgeprägt hatte. »Die Männer auf dem untersten Rang (Boten) trugen ein um 3,6 erhöhtes Mortalitätsrisiko im Vergleich mit Männern im obersten Rang (Behördenleiter)«, heißt es in Michael Marmots erster Veröffentlichung zum Thema.[126] Hohe Blutdruck- und Blutzuckerwerte waren ebenfalls in den unteren Hierarchieebenen häufiger.

Diese Ergebnisse überraschten selbst die Forscher, denn das Stresssyndrom galt als »Managerkrankheit«, als Ausdruck der Überlastung von Menschen, die zu schwer an ihrer Verantwortung trugen. Die Studie zeigte, dass das Gegenteil der Fall war. Gerade die leitenden Angestellten in den entscheidenden Positionen waren die gesündesten. Heute bestreitet niemand mehr, dass Herzinfarkte und andere Herzkreislaufkrankheiten umso häufiger auftreten, je niedriger der sozioökonomische Status ist. Statt um »Managerkrankheiten« handelt es sich um eine Krankheit der »Gemanagten«.

Michael Marmot wird gelegentlich zugeschrieben, er habe den sozialen Gradienten entdeckt. Tatsächlich hat er lediglich eine altbekannte Tatsache so gründlich nachgewiesen, dass die Forschung heute nicht mehr am Einfluss der sozialen Position auf die Gesundheit vorbeikommt. Wissenschaftlich bedeutsamer – und für unsere Ermittlung viel wichtiger – sind zwei andere Ergebnisse seiner Studie. Der soziale Gradient der Gesundheit besteht auch *unabhängig von den Auswirkungen von Armut* und *unabhängig davon, wie sich die Betroffenen verhalten.* »Was um Himmels Willen bedeutet das?«, fragte sich Michael Marmot, als ihm dieser Umstand bewusst wurde. »Ich war damals noch sehr unwissend. So begann meine Forschungsodyssee über die sozialen Grundlagen von Gesundheit.«

Wie dringt Ungleichheit unter die Haut?

Der britische öffentliche Dienst ist stark hierarchisch geprägt. Marmot und seine Kollegen untersuchten Reinigungskräfte, Wächter und Hausmeister ebenso wie einflussreiche Staatssekretäre und Minister, die Eliteuniversitäten wie Oxford besucht hatten und nach ihrem Ausscheiden aus der Bürokratie häufig mit einem Adelstitel belohnt wurden. Dass zwischen ganz unten und ganz oben große Unterschiede bestehen, ist wenig überraschend. Der Gradient wirkt aber auch zwischen unten und etwas höher oder zwischen dem gehobenen Durchschnitt und ganz oben. »Wenn du an zweiter Stelle nach dem Mann an der Spitze gestanden bist, hattest du eine schlechtere Gesundheit als er. Wenn du an der dritten Stelle gestanden bist, war deine Gesundheit schlechter als die des zweiten. Und so weiter, den ganzen Weg von der Spitze bis nach unten.«

Der soziale Gradient ist abschüssig, aber schnurgerade: Ein leitender Angestellter ist weniger gesund als sein Vorgesetzter, selbst wenn er ein Jurastudium abgeschlossen hat und es ihm materiell an nichts fehlt. Armut führt zu schlechterer Ernährung und schlechter Behausung, aber in dieser Untersuchung spielte das keine Rolle. Solche Entbehrungen – der Fachbegriff lautet absolute Deprivation – schieden als Erklärung des sozialen Gradienten aus.

Michael Marmots anderer überraschender Fund bestand darin, dass die Einflussgrößen, nach denen er und seine Kolleginnen gesucht hatten, nicht ausreichten, um den Unterschied in der Mortalität zu erklären. Die gesundheitliche Ungleichheit unter den Angestellten schien zu einem bedeutenden Teil *unabhängig von ihrem konkreten Verhalten* zu sein. Den Einfluss von Blutzucker, Tabakkonsum und wenig Bewegung hatten die Wissenschaftler herausgerechnet, trotzdem blieb das größere relative Risiko bestehen. »Die höhere Mortalität kann mit den etablierten Risikofaktoren nur zum Teil erklärt werden«, heißt es in Marmots erster Veröffentlichung über die Whitehall-Studie. Obwohl er sorgfältig die Daten stratifiziert und alle gängigen Risikofaktoren ausgeschlossen hatte – also beispielsweise Raucher mit niedrigem Status lediglich mit Rauchern mit hohem Status verglich –, blieb der soziale Gradient erhalten. Die niedrigste Statusgruppe entwickelte immer gut doppelt so häufig eine koronare Herzkrankheit wie die höchste Statusgruppe. »Wir untersuchten alle Risikofaktoren, die mit dem Lebensstil zu tun haben: das Rauchen, den Cholesterinspiegel, der mit einer fettigen Ernährung zusammenhängt, die sitzende Lebensweise mit wenig Bewegung, Übergewicht … Sie alle zusammengenommen erklärten zwischen einem Viertel und einem Drittel des Unterschieds in der kardiovaskulären Mortalität. Nicht mehr.«

Das Verhalten der unteren unterscheidet sich deutlich von dem der oberen Klassen, aber das kann nur den kleineren Teil des gesundheitlichen Unterschieds erklären.

Nicht nur das, der soziale Gradient wirkt scheinbar wahllos, unabhängig von bestimmten Krankheiten, als ob er die Anfälligkeit insgesamt erhöhen würde. »Wir suchten nach Risikofaktoren für Herzkreislauferkrankungen. Aber der soziale Unterschied fand sich bei allen Todesursachen, bei Krankheiten des Verdauungstrakts, der inneren Organe, der Niere, bei Schlaganfällen und Unfalltoden und Suizid«, erklärt Marmot. Der Zusammenhang zwischen Bluthochdruck und einem Herzinfarkt ist wohlbekannt, aber der sozioökonomische Status begünstigt ebenso sehr Nierenversagen oder einen Autounfall.

Wie kann das sein? Seit den 1980er-Jahren verbreitete sich unter Epidemiologen für dieses Problem ein anschaulicher Ausdruck: Der soziale Gradient dringt »unter die Haut«. Soziale Ungleichheit hat einen deutlichen Effekt, aber scheinbar unabhängig davon, was die Betroffenen konkret tun und über welche Ressourcen sie verfügen. Sie wirkt auf unsere Körper, verändert diese. Ungleichheit macht krank, aber die Frage muss vorerst offen bleiben, *wie* sie das tut.[127]

Mit Wissenschaft gegen den sozialen Gradienten

Der Saal ist voll, als Michael Marmot die Bühne betritt. Der hagere Mann mit schütterem Haar und Brille wird die Eröffnungsrede auf dem Kongress »Armut und Gesundheit« 2008 in Berlin halten. Im Publikum sitzen Wissenschaftler, Sozialarbeiter, Vertreter der Gesundheitsbehörden; auch ein paar Studierende sind gekommen, um den bekannten Sozialmediziner mit eigenen Augen zu sehen. Marmots Rede trägt den Titel »Faire Gesellschaften, gesundes Leben«. Bevor er aber zur Sache kommt, lockert er die Stimmung mit ein paar scherzhaften Kommentaren auf: »Der allerbeste Gesundheitstipp lautet: Sei nicht arm! Wenn du doch arm bist, versuch damit aufzuhören.«

Als er einst die Whitehall-Studie zum Herzkreislauf-Risiko auswertete, stieß Marmot zum ersten Mal auf den sozialen Gradienten. Aber er war zu sehr Arzt, um sich mit einer bloßen Diagnose ohne Therapie zufriedenzugeben. Mit wissenschaftlichen Studien für politische Entscheidungsträger kämpft er seitdem gegen pathogene gesellschaftliche Strukturen. Wie einst Rudolf Virchow mischt sich der Epidemiologe ein und kommentiert Lebensverhältnisse, die mit Medizin nun wirklich nichts zu tun haben. Er schreibt über öffentlichen Nahverkehr, Stadtplanung, Bildung, Stigmatisierung und Ausbeutung.

Seiner eigenen Karriere geschadet hat das nicht. Heute ist er der einflussreichste lebende Gesundheitswissenschaftler, ehemaliger Vorsitzender der British Medical Association und Mitglied in zahllosen nationalen und internationalen Expertengremien. Er arbeitet unter anderem der Weltgesundheitsorganisation zu. Im Jahr 2000 erhob die englische Königin den Sohn armer jüdischer Einwanderer aus dem Londoner East End in den Adelsstand. Geehrt wurde Sir Michael Marmot für seine wissenschaftlichen Verdienste als Epidemiologe, besonders für seinen Beitrag zum Verständnis der gesundheitlichen Ungleichheit.

Zurück nach Berlin in die Kongresshalle, wo Marmot seinen Vortrag beginnt. »Lesen Sie besser keine englischen Zeitungen, das ist gesundheitsschädlich«, scherzt er, gleich darauf ernst und fast zornig: »Die Presse und die Politiker erwecken den Eindruck, die wirtschaftlichen Probleme seien die Schuld der Arbeitslosen. Die Armen sind angeblich schlechte Leute, unverantwortlich.« Und dann sagt er einen charakteristischen Satz: »Die Daten widerlegen diese These.«

Denn trotz seiner scharfen Kritik an den politischen Verhältnissen betont Marmot bei jeder Gelegenheit, er sei alles andere als ein Politiker, pocht auf wissenschaftliche Objektivität. »Ich bin ein Empirist: Ich will herausfinden, warum Menschen krank werden«, erklärte er seine Haltung einmal in einem Interview. »Wir müssen unsere Erkenntnisse in den politischen Prozess einbringen. Wir sagen: ›Dies sind die Fakten, und diese Fakten bedeuten jenes.‹« Dass die Regierungen trotzdem nicht einfach das Richtige tun, empört ihn unausgesetzt. Andererseits berichtet er stolz, dass der irische Gesundheitsminister ihn nach einem seiner Vorträge schockiert angesprochen habe und versicherte, man müsse endlich etwas gegen die wachsende Ungleichheit der Gesundheitschancen unternehmen.

Unten am Fluss

Risikoverhalten ist nicht für alle gleich riskant. Umgekehrt scheint »gesundes Verhalten« für manche Menschen gesünder zu sein als für andere. Menschen in den oberen Statusgruppen nutzt Nichtrauchen gesundheitlich mehr. Die Kehrseite davon: Auf die Armen und Ausgegrenzten wirkt sich der kurzsichtige Genuss schädlicher aus. Sündigen ist für manche schlimmer als für andere.

»Ich musste nach der Whitehall-Studie immer wieder den Leuten erklären, dass ich nicht sage, dass Rauchen unschädlich ist«, erklärt Marmot. »Ich glaube das keineswegs. Aber wenn wir die Mortalität insgesamt anschauen, ist Rauchen nur ein Teil der Geschichte, und es gibt viel mehr.« Was heißt das für die Möglichkeiten der gesundheitlichen Prävention? Sie kann versuchen, mit höheren Verkaufspreisen und Rauchverboten im öffentlichen Raum den Tabakkonsum einzudämmen. Aber gerade diejenigen, die gesundheitlichen Folgen des Rauchens am deutlichsten spüren, beeindrucken Aufklärungskampagnen, Rauchverbote und selbst verteuerte Zigarettenpreise wenig, solange es sie nach irgendeinem Ausgleich, irgendeiner Gratifikation verlangt.

»Ich stehe also am Ufer eines reißenden Flusses«, sagte 1970 der amerikanische Arzt und spätere Medizinsoziologe Irving Zola in einer Rede. »Da höre ich den Hilferuf eines Ertrinkenden. Ich springe ins Wasser, lege meinen Arm um ihn, ziehe ihn ans Ufer und mache Nasen-Mund-Beatmung. Und dann, gerade als er wieder von selbst zu atmen beginnt, höre ich einen neuen Hilferuf. Also wieder rein in den Fluss, festhalten, hinausziehen, beatmen – und noch ein Hilferuf! Und so geht es weiter, ohne ein Ende in Sicht! Ich bin so damit beschäftigt, Menschen aus dem Wasser zu ziehen und zu beatmen, dass ich keine Zeit habe, herauszufinden, wer zum Teufel diese ganzen Leute ins Wasser wirft!«

Die Frustration mit seiner eigenen medizinischen Praxis trieb Irving Zola ebenso wie Michael Marmot in die Sozialmedizin.

Entsprechend des Sinnbilds unterschied er die gesundheitlichen Faktoren je nachdem, an welcher Stelle des Flusses sie auftreten. Nahe der Quelle liegen die gesamtgesellschaftlichen Ursachen: Arbeitslosigkeit beispielsweise oder das Verhältnis zwischen den Geschlechtern, aber auch gesetzliche Bestimmungen wie Rauchverbote. Unten am Flusslauf – dort, wo der Mediziner versucht, seine Patienten dem Strom zu entreißen – wirkt das individuelle Verhalten. Dazwischen liegen unter anderem kulturelle Normen, die das Rauchverhalten beeinflussen. »*Moving upstream*« wurde seit Zolas Rede zum geflügelten Wort: die krankmachenden Einflüsse bekämpfen, wo sie entstehen.

Das Dilemma der Vorbeugung

Damit sind wir wieder bei Sonja und der gesundheitlichen Vorbeugung. Soll die gesundheitliche Prävention versuchen, ihr Verhalten zu verändern oder ihre Lebensverhältnisse? Soll sie – epidemiologisch – den Wald umgestalten oder – kurativ, verhaltenspräventiv – die einzelnen Bäume?

Der Versuch, immer mehr Patienten aus dem Wasser zu fischen, ist wenig aussichtsreich. Die medizinischen Versorgungssysteme sind andererseits wenig geeignet dafür, die Gesundheitsdeterminanten weiter oben am Fluss zu verändern. Die Arbeitsverhältnisse können sie nicht beeinflussen. Übrig bleiben Appelle an die Regierungspolitik, gründliche, fußnotengesättigte Studien, die von den Entscheidungsträgern souverän abgeheftet werden.

Praktisch setzen sich bisher individualistische sozialmedizinische Maßnahmen durch. Allesamt sind sie, wie der Soziologe Hagen Kühn 2001 erklärte, entweder biomedizinisch kurativ oder verhaltenspräventiv. Im ersten Fall, schreibt Kühn, »heißt das implizite Praxismuster, ›aus dem unveränderten Feld wird das Agens entfernt‹, mit der wichtigen Konsequenz, dass der mikro- und makrosoziale Kontext unberührt bleibt«. Das Agens – also der Sachverhalt, der auf den Körper wirkt – wird isoliert betrachtet. Ein Tumor beispielsweise wird herausgeschnitten, die Nachtarbeit, die ihn entstehen lässt, bleibt.

Im zweiten Fall zielen die Maßnahmen auf Verhaltensänderungen, »auf individuell-vermeidende Verhaltensweisen im Konsum- und Freizeitbereich. Aber warum«, fragt Hagen Kühn, »sollte beispielsweise das ›Erlernen gesunden Kochens‹ in Kochkursen per se einen höheren Gesundheitseffekt haben als die Aneignung von Kenntnissen und die Übung von Verhaltensweisen, mit denen Beschäftigte sich in der Arbeit zusammen mit ihren KollegInnen gegen Lärm, Staub oder inkonsistente Anforderung und Mobbing durch Vorgesetzte zur Wehr setzen können?«[128]

»Es verstört mich tief, wenn ich unter Public-Health-Kollegen auf die Ansicht stoße, um gesund zu bleiben, genüge es, nicht zu rauchen, vernünftig zu essen und Sport zu treiben«, klagte einst der Stressforscher Aaron Antonovsky. »Selbst für die Bessergestellten unter uns ist das Leben voller Stressoren und Konflikte – und doch gibt es auch viele Atempausen, wir können uns auf jeweils ein besonderes Problem konzentrieren, können Problemen von Zeit zu Zeit ausweichen und uns sogar den Luxus gönnen, uns freiwillig Situationen auszusetzen, die Spannung produzieren.«[129] Verhaltensprävention bezeichnete er als »gute Ratschläge für die Mittelschicht«.

Die Verhaltensprävention ist aber nicht einfach nur sinnlos, schon weil sie moralisch wirkt und das Bewusstsein über Gesundheit prägt. Die staatlich moderierte gesundheitliche Vorbeugung hat weitreichende Folgen. Sie erreicht zwar nicht diejenigen, die Hilfe nötig haben, aber sie belohnt diejenigen, die ohnehin »gesundheitsbewusst« sind. Ein verhaltenspräventives Gesundheitssystem, in dem Verhaltensweisen wie Sport oder Ernährung beispielsweise zu niedrigeren Beiträgen für die Krankenversicherung führen, bevorteilt systematisch reiche und gebildete und übervorteilt systematisch arme und ungebildete Versicherte. Dieser Umstand wird gelegentlich als Präventionsdilemma bezeichnet. Die Maßnahmen nutzen ohnehin »gesundheitsbewussten« Menschen, die darüber hinaus über Ressourcen verfügen, über ausreichend Zeit und Geld, um die Ratschläge der Mediziner auch tatsächlich umzusetzen.

Sonja hat von der Vorbeugung wenig. Im Gegenteil: der Fokus auf ihre Ernährungsgewohnheiten, ihren Bauchumfang oder ihren Zigarettenkonsum trägt dazu bei, Nebensachen zur Ursache zu erklären. Sie soll dafür sorgen, dass sie gesund bleibt. So wird Gesundheit zur Aufgabe jedes Einzelnen – zu einer unlösbaren Aufgabe.

7. Gesund um jeden Preis

Warum das präventive Selbstverhältnis ungesund ist

All das Bemühen, Anomalien in menschlichem Verhalten aufzuspüren, sie zu klassifizieren und zu unterteilen, hatte am Ende nur dazu geführt, dass man eigentlich nicht mehr wusste, was ein geistig gesunder Menschen war.
GEORGES SIMENON, MAIGRET HAT SKRUPEL

»Ich will damit sagen«, beharrte Miss Marple, während sie mit gerunzelter Stirn ihre Maschen zählte, »dass mir so viele Leute weder gut noch schlecht, sondern einfach töricht erscheinen.«
AGATHA CHRISTIE, DER DIENSTAGABEND-KLUB

»Alles wird gut, ich muss nur die Praterhauptallee hinauf- und hinunterrennen.« Jessica geht joggen. Es ist kalt in Wien an diesem Wintermorgen, auf den Wegen liegt Schnee. Sie ist übernächtigt und friert, weil sie in der Nacht zuvor nicht geschlafen hat.

»Ich möchte nicht, eigentlich möchte ich nicht«, denkt sie und wünscht sich nach Hause zurück, in eine Badewanne voll mit warmem Wasser. Aber sie reißt sich zusammen. »Du hättest ja das Eis nicht essen müssen ... dieses Schokoeis, und dann noch eine ganze Packung Mövenpick Maple Walnut und wenn die Dose Schlagobers nicht ausgegangen wäre, hätte ich die auch noch gegessen«. Allein das nächtliche Gelage deckt, laut Herstellerangaben, mindestens 40 Prozent der empfohlenen Tagesdosis an Zucker. Die überzähligen Kalorien müssen weg. Jessica steigt aus ihrem Auto und läuft los.

Jessica Somner, 30 Jahre alt. Geboren in Graz und wohnhaft in Wien. Akademikerin, mittlerweile freie Mitarbeiterin verschiedener Zeitschriften. Liiert mit einem verheirateten konservativen Berufspolitiker. Sie ist die Hauptfigur des Romans »Jessica, 30« von Marlene Streeruwitz.[130] Ihr quälend anstrengender Dauerlauf, mit dem das Buch beginnt, taugt als Sinnbild für das präventive Selbstverhältnis: Jessicas Bewusstseinsstrom beim Joggen ist auch eine Reflexion darüber, was Gesundheit ist und wofür wir sie brauchen. Jessica ist anders als Sonja, obwohl die beiden Frauen viel mehr gemeinsam haben, als ihnen bewusst ist. Ihr Gesundheitsverhalten und dessen Antriebskräfte sind Thema dieses Kapitels.

Sünde und Buße

Jessica Somner ist rundherum aufgeklärt. Sie beurteilt sexuelle Praktiken und Lebensstile pragmatisch. »Es ist mein Recht, mich zu befriedigen, mein sehr gutes Recht«, denkt sie – und kann sich dennoch den Kalorienexzess der letzten Nacht nicht verzeihen. So pragmatisch sie ihr Leben ansonsten betrachtet, die »Schoko-Maple-Walnut-Orgie« erscheint ihr geradezu als moralische Schuld. Jessica hat sich versündigt, der Völlerei hingegeben, und nun bleibt nur ein Ausweg: Sie muss Sport treiben und Kalorien verbrennen, tätige Buße tun.

Während sie über die Parkwege joggt, erinnert sie sich an die vergangene Nacht. »Dann doch noch der Gang zum Eiskasten und das Eis aus dem Tiefkühlfach und das Schlagobers darüber und auf dem Sofa sitzen und in sich hineinlöffeln und alles ist wohlig und wunderbar.« Handelt es sich dabei um Bewältigungsverhalten? Hat Jessica gestern Nacht maßlos gegessen, weil sie Kummer hat, mitten in einer Gratifikationskrise steckt? »Hast du das nötig«, fragt sie sich, »ich meine, es ist gerade nicht alles so toll, aber deswegen gleich in die Fettsucht.«

Jessica hat Sorgen. Die Beziehung zu ihrem Liebhaber ist in vielerlei Hinsicht unbefriedigend. Sie schreibt für ein Lifestyle-Magazin, aber die Honorare sind niedrig und fließen unregelmäßig. Jessica ist gebildet und versiert; sie war »länger in New York«, ihre beruflichen Aussichten sind trotzdem vage.

»Warum in sich hineinstopfen und doch schon ohnehin keine Größe 36 mehr und Größe 38 die absolute Grenze, mehr geht auf keinen Fall«. Eine Stunde muss sie heute laufen, wenigstens 40 Minuten. Der Dauerlauf schmerzt, aber sie darf nicht stehen bleiben. Nachher hat sie noch einen wichtigen Termin mit ihrer alten Freundin Claudia, die in der Redaktion der Frauenzeitschrift arbeitet und ihr gelegentlich einen Text abnimmt. Da muss sie gut aussehen.

Das duldet keinen Aufschub

Jessica ignoriert ihre Erschöpfung und die Schmerzen in ihren Gelenken und läuft weiter. Sie übersetzt Gesundheit mit erhöhter Fettverbrennung. Auf die deutlichen Signale, die ihr Körper aussendet, hört sie nicht. Was macht krank, was erhält gesund? Tut Jessica ihrem Körper etwas Gutes, wenn sie sich zum Joggen zwingt?

Die gesundheitliche Vorbeugung setzt darauf, Belastungen auszugleichen: Sport gegen Übergewicht, Rückentraining gegen Bildschirmarbeit, Yoga-Kurse gegen *Burnout*, den chronischen Erschöpfungszustand. Tatsächlich kann unsere wunderbar anpassungsfähige Körpermaschine starke Beanspruchung aushalten, wenn sie Zeit und Ressourcen für die (zelluläre) Wiederherstellung bekommt. In seiner banalen, dennoch erstaunlich weit verbreiteten Form hält der kompensatorische Ansatz dieses Verhältnis zwischen Beanspruchung und Erholung aber für *linear*: Je mehr Belastung, umso mehr Entlastung ist nötig. Das ist folgerichtig gedacht: Wenn alles beschleunigt wird, muss die Entschleunigung natürlich ebenfalls beschleunigt werden. Aber unser Körper ist eigensinnig. Die Abläufe des Stoffwechsels, Immunsystems und unserer Zellregeneration lassen sich nur bedingt zeitlich raffen. Wer beispielsweise lange gegen den eigenen circadianen Rhythmus (die Regeneration und Immunreaktion entsprechend unserer »inneren Uhr«) ankämpft, wird auf die ein oder andere Art krank werden.[131]

Natürlich ist der zukünftige Zustand unseres Körpers das Ergebnis der angehäuften Einflüsse, denen er unterliegen wird. Er wird von den Lebensverhältnissen geformt. Es macht aber einen entscheidenden Unterschied, *wann* ihm diese Einflüsse zugefügt werden. Es kommt bei den Noxen nicht nur auf die absolute Menge an, sondern auch auf den Zeitpunkt, an dem sie wirksam werden. Ein Verbrennungsmotor kann viermal hintereinander einen Tag lang laufen, aber nicht vier Tage am Stück. Wer den Ölwechsel versäumt, kann dies nicht dadurch ausgleichen, dass er dem Motor beim nächsten Mal doppelt so viel Schmiermittel zuführt. Trotz seiner allostatischen Anpassungsfähigkeit und dem ständigen Austausch unserer Körperzellen gilt das langfristig auch für unsere Körpermaschine. Degenerative Krankheiten können eine eigene Dynamik entwickeln, die sich später nicht mehr aufhalten lässt.

Wir können daher nicht gegenwärtig beispielsweise viel Tabak rauchen und dafür in zehn Jahren überhaupt keinen mehr, ohne die Summe der zu erwartenden Lebensjahre insgesamt zu senken. Erstaunlicherweise wird die Wirkung von Risikofaktoren über den ganzen Lebenslauf hinweg nur selten untersucht. Der amerikanische Kardiologe Jarett Barry ist da eine Ausnahme. Mit seinem »Cardiovascular Lifetime Risk Pooling Project« prüft er, wie längst vergangene Lebensjahre, in denen geraucht wurde oder Blutdruck und/oder Blutzucker erhöht waren, das Risiko beeinflussen, später ein kardiovaskuläres Ereignis wie einen Herzinfarkt oder eine Herzrhythmusstörung zu erleiden.[132] In seiner Metaanalyse verglich Barry das relative Risiko von jüngeren Menschen bis zu ihrem 80. Lebensjahr. Sie ergab unter anderem, dass in der Gruppe 45-jähriger Männer, auf die kein Risikofaktor zutraf – die also beispielsweise einen durchschnittlichen Blutdruck hatten und nicht rauchten – nur einer von 71 ein kardiovaskuläres Ereignis erlitt. In der Gruppe der 45-jährigen mit zwei Risikofaktoren – beispielsweise Rauchen und Bluthochdruck – war es dagegen jeder zweite! Anders gesagt, die Verfassung und das Verhalten in jungen Jahren und im mittleren Lebensalter waren entscheidend, ob die Betroffenen krank wurden oder nicht.[133]

Für die meisten gesundheitsfördernden Einflüsse gilt andererseits, dass ihr Grenznutzen abnimmt. Grüntee, linksdrehende Milchsäuren und Dauerlauf sind möglicherweise hilfreich, aber ihre Dosis zu erhöhen nutzt wenig. Viel hilft nicht unbedingt viel und zu viel schadet. Der Kardiologe und Sportmediziner Herbert Löllgen zeigte in einer umfangreichen Untersuchung über Bewegungsverhalten und Mortalität, dass körperliche Bewegung besonders gänzlich inaktiven Menschen nutzt. Der größte Unterschied in der Sterblichkeit bestand zwischen gar keiner und moderater Bewegung. Der Vergleich zeigte »eine dosisabhängige Kurve, besonders zwischen inaktiven Individuen und moderater sportlichen Aktivität. Eine weitere Steigerung des Aktivitätsniveaus brachte nur eine kleine zusätzliche Reduktion«.[134]

Die kompensatorischen Möglichkeiten haben also Grenzen. Dies gilt für alle Belastungen, auch für eine unbefriedigende und anstrengende berufliche Tätigkeit. Jetzt bis zum Umfallen schuften und später dafür früher in Rente gehen – das ist eine Milchmädchenrechnung und führt zu einer kürzeren Lebensspanne. Um noch einmal die Maschinenmetapher für unseren Körper und Geist zu bemühen: Wer eine übermäßige Belastung mit zusätzlichen sportlichen Aktivitäten, Entspannungsübungen und Psychotherapie zu kontern versucht, verhält sich wie ein Autofahrer, der immer wieder mit Vollgas beschleunigt, um mit aller Kraft die Handbremse zu ziehen. Irgendwann ist der Bremseffekt – die Entspannung – aufgebraucht. Gesundheit lässt sich nicht aufschieben.

Die Hauptsache Gesundheit

Aber was ist das überhaupt – Gesundheit? Wie lässt sie sich feststellen? Die Romanfigur Jessica von Marlene Streeruwitz ist nicht deshalb so interessant, weil sie auf eine falsche Art gesund sein will, sondern wegen der Rolle, die die Gesundheit in ihrem Leben spielt.

Aaron Antonovsky, der israelische Stressforscher und Vorkämpfer einer »holistischen Gesundheitsbewegung«, wollte zur »Entmystifizierung der Gesundheit« beitragen. Krankheit und Gesundheit waren für ihn keine einander ausschließenden Zustände, sondern nur entgegengesetzte Pole auf einem Kontinuum. »Wir sind alle sterblich«, erklärte er. »Ebenso sind wir alle, solange noch ein Hauch Leben in uns ist, in einem gewissen Ausmaß gesund.«[135] Gesundheit war für Aaron Antonovsky mithin nicht das Gegenteil oder die Abwesenheit von Krankheit – aber was sonst? Mit Inhalt füllte er den Begriff niemals.

Seine Haltung machte Schule und Geschichte. »Um ein umfassendes körperliches, seelisches und soziales Wohlbefinden zu erlangen, ist es notwendig, dass sowohl Einzelne als auch Gruppen ihre Bedürfnisse befriedigen, ihre Wünsche und Hoffnungen wahrnehmen und verwirklichen sowie ihre Umwelt meistern beziehungsweise verändern können«, heißt es in der Ottawa-Charta. Sie gilt bis heute international als Leitlinie der Gesundheitspolitik und verlieh dem subjektiven Gesundheitsbegriff offizielle Weihen.

Die Charta entstand als Abschlusserklärung der ersten internationalen Konferenz zur Gesundheitsförderung, die im Jahr 1986 in der kanadischen Stadt Ottawa abgehalten wurde. Die Konferenz wurde von der WHO organisiert. Regierungsvertreter, Wissenschaftler und Vertreter von Nichtregierungsorganisationen aus 40 verschiedenen Ländern hatten sich auf den Text geeinigt. Er markiert den offiziellen Beginn einer neuen, bis heute andauernden Phase der Gesundheitsförderung, häufig als *New Public Health* bezeichnet.

Die medizinischen Therapien und die Gesundheitserziehung wurden in den 1970er-Jahren zunehmend skeptisch beurteilt. Von den Versprechen des goldenen Zeitalters der Medizin nach dem Zweiten Weltkrieg war kaum etwas übrig geblieben.[136] Einflussreiche Medizinkritiker wie der österreichisch-amerikanische Philosoph Ivan Illich, der britische Psychiater Ronald Laing, der Arzt Thomas McKeown und auch Aaron Antonovsky warfen der kurativen Medizin vor, ihre Behandlungsweise sei entmündigend, auf die Krankheitsabwehr fixiert, fehlgeleitet. Die Medizinkritik entstand im Umfeld der neuen sozialen Bewegungen und entsprach einer grundsätzlichen Skepsis gegenüber dem wissenschaftlichen und technischen Fortschritt. Patientenbewegungen, besonders aktiv in der Psychiatrie, forderten nun mehr Rechte für sich ein. Gesundheitsförderung solle den ganzen Menschen in den Blick nehmen, forderten die Kritiker, die Vorherrschaft der Ärzte und der kurativen Medizin müsse gebrochen werden.

Die Ottawa-Charta griff diese verbreitete Unzufriedenheit auf. »Gesundheit wird von Menschen in ihrer alltäglichen Umwelt geschaffen und gelebt«, heißt es in der Deklaration, »dort, wo sie spielen, lernen, arbeiten und lieben.« Daraus entwickelte sich der Setting-Ansatz der Gesundheitsförderung, der in »Lebenswelten« wie Bildungseinrichtungen, Betriebe oder Stadtteile einzugreifen versucht. Statt behandlungsbedürftig und ahnungslos erscheinen die Bürger in der Ottawa-Charta als aktive Subjekte. Die Aufgabe der Gesundheitspolitik bestehe nicht so sehr darin, »Menschen gesund zu machen«, sondern darin, die Grundlagen zu schaffen, damit diese Menschen ihre eigenen gesundheitlichen Entscheidungen treffen können. Diese Grundlagen umfassen so ziemlich alles: »Frieden, angemessene Wohnbedingungen, Bildung, Ernährung, Einkommen, ein stabiles Ökosystem, eine sorgfältige Verwendung vorhandener Naturressourcen, soziale Gerechtigkeit und Chancengleichheit.«

Kurz, die Ottawa-Charta dehnt den Begriff der Gesundheit weit aus. Weil diese als »umfassendes Wohlbefinden« von Körper und Seele und obendrein Zufriedenheit mit den gesellschaftlichen Verhältnissen aufgefasst wird, kann jedes soziale oder persönliche Problem nunmehr zum Gegenstand von Gesundheitsförderung werden. Wie Aaron Antonovsky bestimmte die Charta aber den Begriff der Gesundheit an keiner Stelle konkret. Gesundheit ist notwendigerweise subjektiv, die Maxime lautet: »Jeder muss selbst wissen, was für ihn gut ist.«[137] Damit distanzierte sich die Gesundheitsförderung quasi offiziell von der bisherigen normierenden und stigmatisierenden medizinischen Praxis, von jeder Bevormundung, wie es dem Drang vieler Menschen nach Emanzipation und Selbstbestimmung entsprach.

Medikalisierung von unten

Jessica läuft immer noch durch den Wiener Prater, obwohl sie nicht mag. »Ich bin die langsamste Läuferin in der Praterhauptallee«, fällt ihr auf, »ich sollte schon noch schneller sein, die sind alle nicht so jung«.

Jessica ist fraglos emanzipiert. Sie übernimmt Verantwortung für sich selbst und ihren Körper. Kein Vater, Priester, Lehrer oder Vorgesetzter kann ihr Disziplin und eine Norm aufzwingen. Aber ihr Verhältnis zu sich selbst ist bemerkenswert autoritär. Dass sie letzte Nacht viel zu viel gegessen hat, erscheint ihr als Kontrollverlust, den sie sich kaum verzeihen kann.

Für ihre sportliche Aktivität sucht Jessica nach objektiven Kriterien: Sie will messbare Ergebnisse. »Ich sollte doch einen Pulsmesser nehmen«, überlegt sie, während sie durch den Park läuft, »dann wüsste ich wenigstens, dass dieses langsame Schleppen jetzt wirklich gesund ist.« Die junge Frau sucht nach kompetenten Ratgebern. »Ich sollte zu einem Sportarzt gehen oder einem personal trainer und meinen Laufstil bearbeiten, wahrscheinlich hab ich einen superfalschen Laufstil«.

Seit dem 19. Jahrhundert spielt das medizinische System im Leben von immer mehr Menschen eine immer größere Rolle. Früher konnten sich die unteren Klassen ärztliche Behandlungen selten leisten; ein regelmäßiger Arztbesuch war auf das Bürgertum beschränkt. Aber seit der epidemiologische Übergang in seine letzte Phase eingetreten ist, wird der Umgang mit dem medizinischen System zunehmend alltäglich und dessen Aufgaben immer umfassender. Behandlungszeiten machen einen immer größeren Teil unserer Lebenszeit aus. Für diese historische Entwicklung steht der Begriff der Medikalisierung.

Die Medikalisierung wird der Bevölkerung aber nicht einfach von oben aufgenötigt, sondern entspricht offensichtlich weit verbreiteten Bedürfnissen. Die »Medikalisierung von unten« umfasst beispielsweise die Enttabuisierung von Pharmazeutika, die regelmäßiger und auch ohne handfeste Diagnose eingenommen werden.[138] Und während die Individuen ihre Körper immer professioneller betrachten und begutachten, deuten sie gleichzeitig ihre sozialen, psychischen und körperlichen Leiden als Krankheiten, die individuell und medizinisch behandelt werden sollten. Die Behandlung kann, muss aber nicht durch Ärzte erfolgen. Das existierende medizinische Wissen benutzt die volkstümliche Medikalisierung wie einen Steinbruch: Sie klaubt zusammen, was sie brauchen kann.

Der Datenkörper

Eine Avantgarde der Medikalisierung von unten ist die Selbstvermessung. Ihre Anhänger wollen durch das gründliche Erfassen und Analysieren von Biomarkern wie Blutspiegel, Puls oder Urinmenge die Kontrolle über ihre Gesundheit übernehmen. Teilweise tauschen sie diese Daten über das Internet untereinander aus. Der Ausdruck »*Quantified Self*« steht für die Ansicht, durch das möglichst detaillierte und ununterbrochene Messen – das sogenannte *Tracking* – ließen sich die individuellen physiologischen Funktionen restlos abbilden. Der Slogan lautet: »*Self-knowledge through numbers* – Selbsterkenntnis durch Zahlen«. Die Selbstvermesser wollen nichts mehr dem Zufall überlassen, es ganz genau wissen.

Der Trend zur Selbstvermessung ist ein komplexes Phänomen: Teils handelt es sich um eine modische Spielerei in enger Kooperation mit der IT- und

Medizintechnikindustrie, teils um wirksame Selbsthilfe von chronischen Kranken. Teils speist sich die Selbstvermessung aus einem neurotischen Körperverhältnis (wenn physiologische Veränderungen mit Bedeutung überfrachtet werden – was keineswegs gesund ist!), teils nährt es sich einfach aus der Freude an der gelingenden Körperformung und Selbstbemächtigung, wie sie Sportler immer schon verspürten.

Trotz der großen medialen Aufmerksamkeit, die diese Bewegung erfährt, gibt es in Wirklichkeit nur wenige aktive Selbstvermesser. Die kalifornische Firma *Quantified Self Labs*, die eine zentrale Rolle in der Bewegung spielt, spricht von einigen zehntausend Aktiven weltweit. Dennoch stehen sie wie die Spitze eines Eisbergs für eine weit verbreitete und tiefgreifende Veränderung des Körperbildes und Gesundheitsverhaltens. Die Frustration über die gegenwärtige kurative Medizin legt es nahe, sein gesundheitliches Schicksal nicht den Ärzten zu überlassen und sich mit Leidens- und Gesinnungsgenossen zu vernetzen. Insofern hat der medizinische Blick auch mit einer Emanzipation von alten Autoritäten zu tun und ist sozusagen die zeitgemäße Entsprechung der »Patientenbewegung« der 1970er-Jahre und der späteren Selbsthilfegruppen.

In ihrer Praxis ist die Medikalisierung von unten allerdings häufig auf isolierte Biomarker fixiert und beruht auf reduktionistischen, manchmal falschen Krankheitsbildern.[139] Von der salutogenetischen Perspektive eines Aaron Antonovskys, die auf größere soziale und geistige Bewältigungsressourcen zielt, ist die Gesundheitsbewegung der Selbstvermessung jedenfalls weit entfernt. Emanzipation besteht für sie nicht darin, die ärztliche Arbeit überflüssig zu machen, sondern darin, *sein eigener Arzt zu werden*. Kaum ein kranker Mensch ist damit nicht überfordert.

Prävention und Diätetik

Was erhält uns gesund? Nur einzelne Krankheiten erfolgreich abzuwehren, reicht dazu nicht aus. Gesundheit durchdringt das ganze Leben und hängt mit den individuellen Bedürfnissen und Fähigkeiten zusammen. Sind hilfreiche Ratschläge überhaupt möglich, und falls ja, wie sieht dieser Rat aus? Das sind Leitfragen der Diätetik, der Lehre von der richtigen *Lebensweise*.

Zum ersten Mal wurde das Problem in der griechischen Antike systematisch durchdacht. Damals entwickelte der Philosoph Epikur eine hedonistische Diätetik. Auch seine Lehre zielte auf ein »umfassendes körperliches, seelisches und soziales Wohlbefinden«, wie es in der Ottawa-Charta heißt. Epikur empfahl zu diesem Zweck eine Lebensführung, die den größtmöglichen Genuss verschafft. Dennoch warnte er vor dem Exzess, aus ganz handfesten Gründen: Die Unlust durch den Kater am nächsten Tag wiegt die Lust des Rausches nicht auf. Oder eben doch, das kommt durchaus darauf an. Für Lust oder Glück gibt es kein objektivierbares Maß – nicht einmal für einen einzelnen Menschen. »Wir gehen über viele Lustempfindungen hinweg, wenn sich aus ihnen ein Übermaß an Lästigem ergibt«, heißt es in Epikurs »Brief an Menoikeus«. »Wir ziehen auch viele Schmerzen Lustempfindungen vor, wenn uns auf das lange dauernde Ertragen der Schmerzen eine größere Lust nachfolgt« – Schmerzen können sich lohnen.

Jedes Körperverhältnis steht in dieser Spannung zwischen Gegenwart und Zukunft. »Was für ein wunderbares Maschinchen, der Körper«, fällt Jessica ein, als sie endlich ihren Laufrhythmus findet. Atmung, Kreislauf und Fettverbrennung haben sich an die Anstrengung angepasst und die Gedanken fließen. »Das ist ist doch der Sinn von dem Laufen, dieses Nur-in-sich-Gefühl«. Aber Sport ist für sie dennoch ein Mittel zu ganz anderen Zwecken. Sie muss gut aussehen und fit bleiben.

Jessicas Gesundheitsverhalten ist auf die Zukunft gerichtet, auf die Vermeidung drohender Unlust, nicht auf Genuss im Augenblick. Sie geht joggen, obwohl es ihr keine Freude macht. Sie will nicht essen, was ihr schmeckt und wenn sie Lust dazu hat. Dann tut sie es doch, manchmal ohne Maß, gefangen in einer Spirale aus Frustration und Exzess. »Gesundheit« ist für sie eine Aufgabe, die niemals aufhören kann, ein Abwehrkampf gegen die Cellulitis, die Speckpolster und das Altern bis zum Tod. Das präventive Selbstverhältnis ist in einem schlechten Sinn *instrumentell*. Der Körper soll verbessert, optimiert werden. Das wird ungesund, sobald ein Verhalten nicht mehr gegenwärtig, sondern *nur noch zukünftig* nutzen soll. In diesem Fall unterscheidet sich die Krankheitsvorbeugung kaum von der beruflichen und familiären Arbeit. Freudloser Ausgleichssport und frustrierende Diäten sind entfremdete Arbeit am eigenen Körper.

Dem entspricht ein geradezu naiver Glaube an *Machbarkeit*, an eine unbegrenzte Herrschaft über den eigenen Körper.[140] Ein Gedanke, der früher in der Bevölkerung ganz gängig war, mutet uns völlig überholt an: Der kranke Körper sei ein Schicksal, das wir nur annehmen und ertragen können. Wenigstens im Prinzip soll alles heilbar, behandelbar und abwendbar sein – wenn nur die richtigen Mittel in ausreichendem Umfang und früh genug eingesetzt würden! Aus dem Vorhandensein von »Risikofaktoren« wird so abgeleitet, die Betroffenen sollten Gegenmaßnahmen ergreifen. Ein *kontemplatives* Körperverhältnis wird unmöglich: sich vom eigenen Körper überraschen und führen zu lassen, sich ihm hinzugeben.

Aber das präventive Körperverhältnis verändert nicht nur die Gegenwart, sondern auch die Zukunft. Die gesundheitliche Prävention stellt das Jetzt unter den Schatten bevorstehender Bedrohungen, die abzuwehren sind. Krankheit erobert gerade deshalb die Gegenwart, weil sie in der Zukunft ausbleiben soll, denn im Geist sind die drohenden Übel immer präsent. Diese Verhaltenslogik kennzeichnet der deutsche Soziologe Ulrich Bröckling treffend als einen »aktivistischen Negativismus«: »Vorzubeugen heißt eben nicht passiv abzuwarten, sondern alles zu tun, um die negativen Zukunftserwartungen zu widerlegen«, schreibt Bröckling. »Prävention kennt Gesundheit zwar nur als Nicht-Krankheit, ... aber dieses Fehlen positiver Zielvorstellungen führt dazu, dass die präventiven Anstrengungen sich tendenziell schrankenlos ausweiten«[141] – so wie Jessicas asketische Ansprüche nur dazu führen, dass ihre Gedanken nach dem Dauerlauf um nichts als die nächste Mahlzeit kreisen.

Diätetik und Gesellschaftsschicht

Die Journalistin Jessica ist anders als die Verkäuferin Sonja aus der Unterschicht. Sie denkt voraus und übernimmt Verantwortung. Frauen wie sie »kümmern sich um sich selbst«. Aber ein Vergleich zwischen diesen beiden Idealtypen des Gesundheitsverhaltens – oder auch: Klischees – zeigt zunächst, dass beide Frauen exakt dasselbe genießen, nur ist ihr schlechtes Gewissen unterschiedlich stark ausgeprägt. Immer sind ihre Genüsse »sündhaft gut«.

Der entscheidende Unterschied zwischen der Akademikerin und der Verkäuferin ohne Abitur ist die zeitliche Dimension ihres jeweiligen Gesundheitsverhaltens. Sonja *investiert* nicht in ihren Körper wie Jessica. Eine solche längerfristige Perspektive macht keinen Sinn, wenn schon am nächsten Tag der Jobverlust und die Deklassierung droht. »Die Zeitperspektive, sich durch Mühe und Arbeit eine auf später aufgeschobene Befriedigung zu verdienen, erfordert ... bestimmte, dafür günstige äußere soziale und materielle Bedingungen der gesellschaftlichen Organisation und auch Machtverteilung«, schreibt der Politikwissenschaftler Michael Vester. Die Überzeugung, »dass Arbeit und Mühen ihren Lohn auch bekommen werden, erfordert eine gewisse Planungssicherheit, die durch Recht, Sitte, aber auch die Sozialpolitik gewährleistet werden muss.«[142] Eben darin liegt das oft beklagte Dilemma der gesundheitlichen Prävention begründet: Diejenigen mit den größten Belastungen und daher Krankheitsbedrohungen erreicht sie nicht.

Sonja folgt aber ebenso sehr wie Jessica einer Diätetik, nur eben einer anderen. Auch sie hat Vorstellungen davon, was ihrem Körper gut tut, was gesund sein und bleiben bedeutet. Sonja geht nicht gern zum Arzt, weil sie mit dessen paternalistischen Ratschlägen nichts anfangen kann: Sie sind in ihrem Leben irrelevant. Sonjas Haltung zu den aktuellen medizinischen Wahrheiten lautet: »Glaub nur die Hälfte von dem, was du hörst, und nichts von dem, was du liest!« Ihr Opa hat geraucht wie ein Schornstein und gesoffen wie ein Loch und ist trotzdem 80 Jahre alt geworden.[143] Sonja glaubt an Hausmittel. »Nur Bares ist Wahres«, das weiß sie genau: Gesundes Verhalten muss sich unmittelbar auszahlen, muss den Schmerz zum Verschwinden bringen und den Körper wieder in die Gänge. Die gesundheitliche Prävention redet Sonja und Jessica gleichermaßen zu, doch vernünftig zu sein. »Was heißt das schon?«, antwortet die eine. Die andere nickt.

Schlankheit als Sinnbild

Aber warum macht Jessica sich überhaupt die vorbeugende Verantwortung für ihren Körper zu eigen? Offenbar geht es ihr um mehr als nur darum, einem Schönheitsideal zu genügen. Die Spur führt uns zurück in die Vergangenheit, als überlieferte Körperbilder und Handlungsnormen in die Krise gerieten.

1986 verlieh die Ottawa-Charta einem subjektiven und umfassenden Gesundheitsbegriff offizielle Weihen. »Jeder muss selbst am besten wissen, was für ihn gut ist!«, lautet heute wie selbstverständlich der Ausgangspunkt jeder Diskussion über Gesundheitsziele. Und dennoch zeigen die Untersuchungen zu Essstörungen und Essverhalten, dass normative Vorstellungen über ein richtiges oder falsches Körpergewicht nicht verschwunden sind. Im Gegenteil, sie sind stärker geworden.

Die »Fettphobie« hat in der Bevölkerung epidemische Ausmaße angenommen. Die australische Soziologin Deborah Lupton erklärt diese Entwicklung damit, dass Körpermasse immer stärker kulturell mit Bedeutung aufgeladen wird. »Die Körper werden zu aussagekräftigen Symbolen dafür, über wie viel Selbstkontrolle ihre ›Besitzer‹ verfügen«, erklärt sie. »Ein übergewichtiger Körper steht für Völlerei, fehlende Selbstkontrolle, Hedonismus, Genusssucht, während ein dünner Körper ein hohes Ausmaß an Kontrolle kennzeichnet, eine Fähigkeit, die Begierden des Fleisches zu überwinden.«[144]

So wird der eigene möglichst fettfreie und muskulöse Körper zum Sinnbild für Leistungsfähigkeit und persönliche Autonomie, zum Symbol für verantwortliches Verhalten. Die Magersucht folgt eben dieser Logik von Selbstbemächtigung und Selbststeuerung durch ein hartes Kontrollregime der Ernährung, bis zur neurotischen Verdrängung von körperlichen Schäden und Schmerzen. Deborah Lupton hat im Rahmen ihrer Untersuchungen viele Interviews zu Essen, Essverhalten und Identität durchgeführt. Sie berichtet, dass viele ihrer Gesprächspartner nicht bereit waren, andere Erklärungen für Übergewicht als unkontrolliertes Verhalten auch nur zu tolerieren. Einige hielten sogar einen hohen Cholesterinspiegel für ein Zeichen fehlender Selbstkontrolle.

Die kulturelle Überfrachtung der Schlankheit hat aber nicht nur für die ausgegrenzten Dicken, sondern auch für die andern schlimme Folgen. Gelingt die Gewichtskontrolle, lässt sich darauf ein starkes Selbstvertrauen, unter Umständen ein ganzes Selbstbild aufbauen. Gelingt sie nicht, wird das subjektiv als überflüssig empfundene Körperfett zur Quelle fortwährender Frustration.[145]

»Das muss jeder für sich selbst entscheiden!«

In der Zwischenzeit ist Jessica an der Autobahnunterführung angekommen. »Weiter, meine Liebe, jetzt ist es nur noch 1 Kilometer, das schaffst du noch«, redet sie sich zu. »Wir werden angehalten, zu strampeln«, sagte die Autorin Marlene Streeruwitz 2012 in einem Interview mit der österreichischen Tageszeitung *Kurier*. Ihre Romanfigur Jessica strampelt, strampelt sich ab und kommt dennoch nicht recht voran.

Tatsächlich ist auch Jessica vom sozialen Absturz bedroht, wenn sie auch bestimmt nicht so tief fallen wird wie Sonja. Was geschieht, wenn sie nicht bald einen Auftrag im Medienbetrieb an Land zieht? »Dann gibt es nur noch den Papa für den Mietzuschuss und der hat ja auch nicht so viel mehr … nichts mehr hinterlassen kann er mir mehr«. Ihre Einkünfte sind unsicher. »Ich habe nur mehr meine Wohnung in Graz und die bringt ja auch nicht so viel und dann muss ich das Auto aufgeben … dann beginnt ein ganz anderes Leben, ohne Auto, aber Schluss, nur gute Gedanken denken«.

Vor diesem Hintergrund ist Jessicas schlanker Körper einer ihrer letzten *assets*, ein Pfund zum Wuchern. Ihr Aussehen, ihre körperliche Gestalt sind ihre Visitenkarte. Der Dauerlauf muss ihr das frische Aussehen und sichere Auftreten verschaffen, die sie für das entscheidende Treffen später mit Claudia vom Frauenmagazin braucht. Tatsächlich ist Übergewicht gerade für Frauen ein kaum überwindbares Karrierehindernis. Aber Jessica braucht ihre Schlankheit nicht nur aus diesem pragmatischen Grund. »Ich würde mich sicherer fühlen«, denkt sie, »die Claudia, die hat da ja keine Probleme, die sieht immer so aus, als wäre sie wieder dünner geworden«. Ihre Freundin ist beruflich erfolgreich und das sieht man ihr auch an. Eine falsche Gestalt dagegen ist Zeichen für Scheitern und führt tiefer ins Scheitern.

Jessicas präventives Denken und Handeln lässt sich treffend mit einem Begriff Michel Foucaults als »Selbstführung« beschreiben. Niemand muss ihr vorschreiben, wie ihr Körper zu sein hat, denn sie führt sich selbst. Ganz selbstbestimmt tut sie, was die gesellschaftliche Norm verlangt.

Soziologen sprechen in diesem Zusammenhang von einer »Responsibilisierung«, einem Verantwortlich-Machen. Der Begriff der Responsibilisierung verbindet subjektiven Willen und objektive Umstände. »Neoliberale Strategien (verlagern) die Verantwortung für gesellschaftliche Risiken wie Krankheit, Arbeitslosigkeit, Armut etc. … in den Zuständigkeitsbereich von kollektiven und individuellen Subjekten (Individuen, Familien, Vereinen etc.) und transformieren sie zu einem Problem der Selbstsorge«, erklärt der Soziologe Thomas Lemke.[146] Dies gelingt gerade dadurch, dass die Entscheidungskompetenz der Menschen und unterschiedliche Lebensentwürfe akzeptiert werden. Jessica entscheidet selbst über ihren Körper; niemand darf ihr Vorschriften machen. Die Folgen ihrer Entscheidung – das ist entscheidend – muss sie allerdings ganz alleine tragen. Daher sollte sie gut überlegen, »was sie eigentlich will«. So zwingen die Umstände Jessica ganz von allein ein »rationales Verhalten« auf.

Verantwortung übernehmen (müssen)

Jessicas Wunsch, den eigenen Körper zu verbessern, ihn zu optimieren, muss allerdings ins Verhältnis gesetzt werden zu den sozialen Folgen, die ein schwacher, unvermögender, leistungsunfähiger Körper hat – zu der Konkurrenz, in der sie steht. Ansonsten werden wir nur an der kulturellen Oberfläche, den Erscheinungen kratzen. Will Jessica schlank sein? Will sie einem Ideal genügen, dass sie »verinnerlicht« hat? Das ist eher nebensächlich. Jessica *muss* schlank sein, wenn sie ihren bereits wackelnden sozialen Status nicht verlieren will. Sie will, was sie muss. So funktioniert Ideologie – als innere unkritische Abbildung der gesellschaftlichen Verhältnisse.

Deshalb müssen wir an dieser Stelle die subjektive Ebene verlassen. Gesundheitlichen Schlagworten wie »Eigenverantwortung« und »mündige Patienten« entspricht der »Arbeitskraftunternehmer«. Mit diesem Ausdruck kennzeichnen die Soziologen Hans Pongratz und Günter Voß Lohnabhängige, die – unter den Bedingungen verschärfter Konkurrenz und Arbeitsplatzunsicherheit – die eigene Arbeitskraft unternehmerisch betrachten. Auch sie sind frei in ihren Entscheidungen, aber aus Eigeninteresse zu einem vernünftigen, vorausschauenden Umgang mit sich selbst gezwungen. Gesundes Verhaltens entspricht für den »Arbeitskraftunternehmer« den Erhaltungskosten eines Betriebs, denn die Arbeitsfähigkeit muss langfristig zur Verfügung stehen. Eine Ausbildung entspricht einer Investition in den zukünftigen Marktwert. Freundeskreise werden unter Umständen zu beruflich bedeutenden Netzwerken. Pongratz und Voß nennen das die »Verbetrieblichung der Lebensführung«: Tendenziell alle Lebensäußerungen werden unter dem Aspekt ihres wirtschaftlichen Nutzens betrachtet.[147]

»Das Spezifikum der neoliberalen Rationalität liegt in der anvisierten Kongruenz zwischen einem verantwortlich-moralischen und einem rational-kalkulierenden Subjekt«, schreibt Thomas Lemke.[148]

Vernünftiges Verhalten erscheint auch als moralisch gut. Diese Übereinstimmung ist erstaunlich: Warum sollte gesundheitliche Selbstsorge nicht nur eigennützig erfolgreich, sondern auch ethisch angemessen sein? »Da die Wahl der Handlungsoptionen als Ausdruck eines freien Willens, einer selbstbestimmten Entscheidung erscheint, sind die Folgen dem Subjekt allein zuzurechnen und von ihm selbst zu verantworten.« Die erstaunliche Zugkraft von Responsibilisierung und Selbstführung, ihr Beharrungsvermögen trotz aller Leiden, die ein Scheitern den Betroffenen abverlangt, erklärt sich aus Bedürfnissen, die tief in unserer Persönlichkeit verwurzelt sind: dem Bedürfnis nach Anerkennung und einem konsistenten, widerspruchsfreien Selbstbild. Wer sich entschieden hat und trotzdem mit dem Ergebnis unzufrieden ist, ist demnach weder frei, noch in der Lage, Verantwortung für sich selbst zu übernehmen.

Selbstführung an der langen Leine

Jessica Somners Gesundheitsverhalten steht für Selbstführung. Das bedeutet aber keineswegs, dass der Staat sich nun aus dem Gesundheitsverhalten heraushalten würde. Ein indirektes, aber durchaus planvolles Regieren ist lediglich zeitgemäßer und wirksamer. Michel Foucault und andere Philosophen haben den Staat als biopolitischen Akteur beschrieben, der bevölkerungspolitisch eingreift, mit dem Ziel, nützliches, nutzbares Leben zu erzeugen. Als solcher Akteur zieht sich der Staat keinesfalls zurück.[149] Er geht lediglich in Deckung, dirigiert aus der Ferne. »Die Taktiken des Regierens gestatten es, zu jedem Zeitpunkt zu bestimmen, was in die Zuständigkeit des Staates gehört und was nicht in die Zuständigkeit des Staates gehört, was öffentlich ist und was privat ist, was staatlich ist und was nicht staatlich ist«, stellte Michel Foucault in einer Vorlesung 1979 fest.[150] Deshalb müssen wir noch einmal die Perspektive wechseln und die Verhältnisse genauer betrachten, unter denen Sonja und Jessica ihre gesundheitlichen Entscheidungen treffen. Welche Auswahl haben sie eigentlich?

Bezeichnenderweise erklärte die WHO-Nachfolgekonferenz der Ottawa-Charta 1997 Gesundheit nicht nur zum »grundlegenden Menschenrecht«, sondern auch zur »Schlüsselinvestition«. Bei aller Toleranz ist eine gesunde Bevölkerung kein Selbstzweck, sondern ein wirtschaftlicher Faktor. Ja, eine leistungsfähige Bevölkerung war immer das eigentliche Ziel der Gesundheitspolitik. Geändert hat sich allerdings die Art der Leistungen, die von dieser Bevölkerung erwartet werden; die Anforderungen durch Arbeit, Bildung und Familie haben sich gewandelt.

Seit gut drei Jahrzehnten betonen die Experten zurecht den untrennbaren Zusammenhang von Gesundheit, familiärer Erziehung und Ausbildung, Arbeitsfähigkeit oder im Gegenteil einem späteren »abweichenden Verhalten«, wie etwa Drogenabhängigkeit oder Kriminalität. Daher verschmelzen tendenziell die staatlichen Kompetenzen, die eine Zeit lang während des 20. Jahrhunderts säuberlich getrennt als »Gesundheitspolitik«, »Bildungspolitik«, »Familienpolitik« und »Sozialpolitik« betrieben wurden:

Im Kindergarten findet Gesundheitserziehung statt.

Der Angestellte im Arbeitsamt wirkt darauf hin, dass ein Arbeitsloser eine Gesprächstherapie absolviert.

Unternehmer und Betriebsräte kümmern sich um die psychische Gesundheit der Mitarbeiter.

Von dem Lehrer wird erwartet, dass er seinen Schülern emotionale und soziale Kompetenzen vermittelt, weil diese von ihren Familien angeblich nicht ausreichend mit solchen ausgestattet werden.

Trotz einer fortbestehenden, teilweise sogar wachsenden Zersplitterung der Institutionen, die an der sozialarbeiterischen Front engagiert sind, entsteht so eine Art *Biosozialbildungspolitik*. Die Verschmelzung der verschiedenen Zweige der staatlichen Sozialpolitik (einschließlich der Polizei) zeigt sich in einer behörden- und ministerienübergreifenden Medikalisierung sozialer Problemlagen von oben. Staatliche und staatlich finanzierte Organisation nehmen sich zunehmend einem angeblich »kontraproduktiven Gesundheitsverhalten« an. Auch wenn Behörden selten direkt in die Details der Lebensführung eingreifen, behalten sie ihre »Richtlinienkompetenz« und steuern die Interventionen außerdem über ihre Finanzierung von karitativen Organisationen und Vereinen und der Forschung.

Diese Politik formuliert den Anspruch, den »ganzen Menschen« zu fördern, um seine Leistungsfähigkeit und Belastbarkeit zu erhöhen. Sie zielt nicht mehr nur auf seine körperliche Konstitution ab, sondern ebenso auf seine geistigen Fähigkeiten und seelische Verfassung. Damit greift sie Elemente der Medizinkritik der 1970er-Jahre auf und entlehnt ihr Vorstellungen wie die Salutogenese, die sie allerdings strikt individualistisch interpretiert.

Dass in seiner ganzheitlichen Perspektive diese Gefahr enthalten sein konnte, war dem Medizinkritiker und Soziologen Aaron Antonovsky übrigens durchaus bewusst. »Ich bin mir völlig darüber im klaren, dass eine Implikation des salutogenetischen Ansatzes für die institutionelle Organisation des Gesundheitssystems einer Gesellschaft die endlose Expansion sozialer Kontrolle in den Händen derjenigen ist, die dieses System beherrschen«, warnte er 1987. »Der ganze Mensch mit all seinen Facetten« gerät in den Bereich der Einflussnahme, weil etwa ein salutogenetisch arbeitender Arzt sich für *jeden Aspekt* des Lebens seines Patienten interessiert. »Ich weiß keinen einfachen Ausweg, wie man mit diesem hartnäckigen Widerspruch umgehen kann«, bekannte Antonovsky einigermaßen hilflos. »Insofern es überhaupt eine Antwort gibt, liegt sie exakt in der Frage, wer das System dominiert.«[151]

Bevölkerungspolitik auf der Höhe der Zeit

Die Biosozialbildungspolitik ist *Bevölkerungspolitik* auf der Höhe der Zeit. Manchmal offen ausgesprochen, meist aber nur stillschweigend vorausgesetzt, zielt sie darauf, die wirtschaftliche Produktivität der Menschen zu erhöhen oder die staatlichen Transferzahlungen für Arbeitslosigkeit, Invalidität, Krankenbehandlung und Versorgung der Alten zu senken. Ob ein bestimmtes Gesundheitsverhalten nur scheinbar in die Krankheit führt – wie etwa stigmatisierte Ernährungsgewohnheiten – oder tatsächlich – wie die Nachtarbeit –, in jedem Fall erscheint es in der bevölkerungspolitischen Debatte als Kostenfaktor.

Die Politik betreibt, politökonomisch und illusionslos betrachtet, die Optimierung der Lebensumstände, die neue Arbeitskräfte entstehen lassen.[152] Wir dürfen uns die Aushandlung der präventiven Programmatik nicht als gradlinigen und widerspruchsfreien Prozess vorstellen. Die unmittelbaren Ziele von Bildungspolitikern, Familienpolitikern und Arbeitsmarktpolitikern widersprechen sich durchaus. Trotz des Gezerres hinter und vor der medialen Kulisse um die Details der Bevölkerungspolitik herrscht Einigkeit über deren Prämissen: »Individuelle Ansprache« und »Eigenverantwortung«. Prävention appelliert an das Eigeninteresse, gesund zu bleiben. Sie argumentiert ökonomisch und spricht die Individuen als ökonomische Akteure an.

Die Bevölkerungspolitik agiert außerdem unter den Bedingungen einer verschärften Krise der Staatshaushalte. Ihre erste Voraussetzung ist Austerität, eine Senkung der Ausgaben für den Sozialtransfer. Dem entspricht der präventive Ansatz in gewisser Weise, soweit die »private Vorbeugung« und die finanzielle »private Vorsorge« als Ersatz für bislang flächendeckende Ansprüche angepriesen werden. Individuelle gesundheitliche Prävention wird von einigen gesundheitspolitischen Fraktionen als *Alternative* zu einer späteren Behandlung dargestellt, während es andererseits vielen Menschen zunehmend schwerfällt, an Leistungen der kurativen Medizin heranzukommen, die nicht vorbeugen, sondern lindern.

Weil die Grundlagen der späteren Lebens- und Leistungsfähigkeit in jungen Jahren gelegt werden, versuchen bevölkerungspolitische Interventionen immer früher im Lebensverlauf anzusetzen. Man geht zutreffend davon aus, dass über die wesentlichen Entwicklungs- und Bewältigungsfähigkeiten im Familienleben entschieden wird. Die Familie ist sowohl zeitlich als auch sachlich der primäre Ort, an dem Arbeitskraft entsteht und sich erhält (reproduziert). Es gibt keine gangbare Alternative zu dieser »Keimzelle menschlicher Sozialität«, wie es Georg Wilhelm Friedrich Hegel 1802 in seinem »System der Sittlichkeit« formulierte. Die Bevölkerungspolitik steht daher in einer gewissen Spannung zu dem rechtlichen Status der Familie und der Entscheidungsmacht der Eltern, sofern deren Entscheidungen bevölkerungspolitisch als »unproduktiv« gelten.

Moralische Sünde oder Kostenfaktor?

Tatsächlich ist die Gesundheitsförderung gegenüber vielen Verhaltensweisen toleranter geworden. Noch bis ins späte 20. Jahrhundert unterschied sie scharf zwischen richtig und falsch, normierte Schlaf, Essen und Sexualität. Ihre Ideale der Vorbeugung speisten sich aus einer puritanischen, genussfeindlichen Gesundheitsmoral. Schon wegen der Bedeutung von Massenproduktion und Massenkonsum ist heute eine Moral des Verzichts schwer umzusetzen. Der Puritanismus ist sozusagen hedonistisch geworden. Das ist nur scheinbar paradox: Zum Ideal wurde der gesundheitsförderliche Genuss. Sexualität, Essen, Spiel und Sport *dürfen* Spaß machen, müssen es aber nicht unbedingt.

Die entscheidende Frage lautet allerdings, ob die Genüsse in gesunder Form erreicht werden und sich langfristig »auszahlen«. »Pflicht« und »Verzicht« sind keine populären, einleuchtenden Begriffe mehr. Mit Sitte und Moral kann der Bevölkerung niemand mehr kommen, ohne eine vernünftig klingende Begründung zur Hand zu haben, warum das richtige individuelle Verhalten im allgemeinen Interesse liegt. »Unnütze Moral« ist insofern nicht mehr zeitgemäß. Ethik und Nutzenkalkül durchdringen einander; die dialektische Kehrseite des »hedonistischen Puritanismus« ist eine »utilitaristische Moral«.

Polemisch gesprochen: Die einzige Sünde, die heute noch entschieden (gesundheitspolitisch) bekämpft wird, ist jener unverantwortliche Umgang mit sich selbst, der später (angeblich) die Behandlungskosten in die Höhe treiben wird. Solche stigmatisierten Verhaltensweisen behandelt die Prävention weiterhin als moralische Verfehlungen.

Ob Drogen, Selbsttötung, Sexualität oder Fortpflanzung – in zentralen Bereichen sind seit den 1970er-Jahren Verbote gefallen. Zwangsabtreibungen und Zwangsgeburten beispielsweise wurden weitgehend abgeschafft. 1992 stoppte Deutschland die Zwangssterilisation von behinderten Frauen. Heute bestimmen die Bürger über ihren Körper in einem Umfang wie niemals zuvor. Selbst Angehörige der unteren Klassen (bei denen die Hemmschwelle für staatlichen Zwang immer schon tiefer lag) können sich darauf berufen, es gehe schließlich um ihren Körper und damit um ihre eigene Angelegenheiten. Gleichzeitig aber ist ihre souveräne Praxis – ihr Gebrauch des eigenen Körpers – zur öffentlichen Angelegenheit geworden und zunehmend eine Kernaufgabe des Souveräns.

Die gegenwärtige Gesundheitspolitik scheut das Verbot

Die Bevölkerungspolitik fördert Gesundheit nicht, indem sie Ressourcen zur freien Verfügung stellt, ganz im Gegenteil. Sie versucht mit detaillierten Regelungen und Kontrollen das »bevölkerungspolitisch Falsche« zu vermeiden. Sie will *zielgerichtet* beeinflussen. Im Fall der Geburtenrate etwa geht es ihr nicht mehr nur um Quantität – möglichst viele Kinder –, sondern um vermeintliche Qualität. Bestimmte Eltern sollen bestimmte Kinder bekommen und sich in bestimmter Weise verhalten. Als ihre Tochter Rosa geboren wurde, bekam Sonja weniger Elterngeld als eine Frau mit einem höheren Einkommen, weil diese Leistung in Deutschland seit dem Jahr 2007 entsprechend der Einkünfte vor der Geburt zugeteilt wird. Ist Sonja zum Zeitpunkt der Geburt arbeitslos, bekommt sie gar nichts.[153]

Aus bevölkerungspolitischer Perspektive drohen überall »Fehlanreize« und »Trittbrettfahrer«; jede finanzielle Leistung kann »zweckentfremdet« werden. Widmen sich Vater und Mutter in der Elternzeit wirklich ihren Kindern? Lohnt es sich für Angehörige der »Unterschicht« wegen des Kindergelds vielleicht doch, mehr Nachwuchs zu bekommen? Verfassungsrechtlich lässt sich diese Praxis schwer begründen. Seinem Anspruch nach müsste der liberale Staat sich wertneutral verhalten. Ob Männer und Frauen Kinder in die Welt setzen, geht ihn eigentlich nicht das Geringste an. »Der freiheitliche Staat soll genau diese Freiheit verfassungsrechtlich schützen, nicht in sie hineinregieren«, kritisiert die Staatsrechtlerin und Richterin Ute Sacksofsky.[154] Die Förderung der Gebärfreudigkeit sei kein legitimes Staatsziel, schon gar nicht dessen selektive Förderung: »Im demokratischen System darf der Staat nicht entscheiden, welches die ›richtigen‹ und welches die ›falschen‹ Kinder sind.« »Aber«, antwortet da die gegenwärtige Familien- und Gesundheitspolitik, »ich schreibe ja nichts vor. Ich verbiete überhaupt niemandem, ein Kind zu bekommen.« Die Bevölkerungspolitik interessiert sich für jeden Aspekt der Lebensführung, aber sie steuert diese in der Regel *indirekt*. Statt zu bestrafen, setzt sie lediglich Anreize. »Anreize klingen unschuldig, zwingen sie doch nicht, sondern belohnen nur«, schreibt Ute Sacksofsky.

Selbstführung und Krankenkassen

Die gesundheitliche Prävention scheut die offene Repression. Sie setzt nicht auf das Verbot, sondern auf die Warnung, nicht auf die Vorschrift, sondern auf den Anreiz. Ihr wesentlicher Hebel ist die *Krankenversicherung*. Ein Risiko zu versichern, bedeutet, die Grenze zwischen individueller und kollektiver Verantwortung zu ziehen. »Werde ich mir die Behandlung leisten können, wenn ich krank werde?«, ist schließlich eine existenzielle, existenzbedrohende Frage.

Versicherungsrechtlich wird nun, kaum überraschend, Gesundheit nicht schwammig als subjektives »umfassendes körperliches, seelisches und soziales Wohlbefinden« definiert wie in der Ottawa-Charta, sondern ganz handfest als Abwesenheit von Krankheit. »Versicherte haben Anspruch auf Krankenbehandlung, wenn sie notwendig ist, um eine Krankheit zu erkennen, zu heilen, ihre Verschlimmerung zu verhüten oder Krankheitsbeschwerden zu lindern«, bestimmt Paragraph 27 des deutschen Sozialgesetzbuchs 5. Nach ständiger Rechtsprechung – also nach der üblichen Praxis der zuständigen Gerichte – ist Krankheit »ein regelwidriger Körper- oder Geisteszustand, der die Notwendigkeit einer ärztlichen Heilbehandlung oder zugleich oder allein Arbeitsunfähigkeit zur Folge hat«. Nirgendwo ist in der Rechtsprechung noch die Rede davon, jeder müsse selbst am besten wissen, was für ihn Gesundheit bedeutet. Vielmehr gilt als gesund, wer arbeitsfähig ist. Krankheit dagegen wird bestimmt als normabweichender psychischer und physischer Zustand, der möglichst abgestellt werden sollte.

Die Sozialversicherungen verteilten ihre Leistungen immer entsprechend individueller Unterschiede – nach Beruf, Beschäftigungsdauer, vor allem nach der Höhe des Einkommens (und deshalb auch nach Geschlecht), aus der sich der individuelle Beitrag ergibt. Die neuen Strukturen, die seit den 1980er-Jahren eingeführt wurden, unterscheiden allerdings immer kleinteiliger zwischen den Versicherten. Krankenversicherung wird zunehmend als Markt gestaltet, auf dem Kassen miteinander im Wettbewerb stehen und Kunden sich das Passende aussuchen. Wenn Versicherungen miteinander auf einem Markt konkurrieren, liegt es nahe, die Versicherten entsprechend von Risikoprofilen zu sortieren.

Dabei spielen Bonuszahlungen für präventives Verhalten eine wachsende Rolle. In den USA, wo anteilig finanzierte Betriebskassen eine wichtige Rolle im Gesundheitssystem spielen, kann es für Beschäftigte teuer werden, wenn sie bestimmte medizinische Untersuchungen und Vorbeugungsmaßnahmen verweigern, die von ihrem Unternehmen organisiert werden. Sie erhalten daraufhin deutlich geringere Zuschüsse zu ihrer Krankenversicherung. Auch in Deutschland stiegen die Auszahlungen der gesetzlichen Krankenkassen an die Teilnehmer von Bonusprogrammen zwischen 2008 und 2012 von 140 Millionen auf knapp 203 Millionen Euro. Bares Geld gibt es für Maßnahmen der Zahnpflege, Früherkennungsuntersuchungen gegen Krebs, ärztliche Untersuchungen, Schwangerschaftskurse und Ähnliches.

Informationen über die Zahl der Teilnehmer behandeln die Kassen als Geschäftsgeheimnis und sind entsprechend rar. In Bayern zahlte die DAK 2013 Prämien in Höhe von 2,1 Millionen Euro an gut 87.000 Versicherte, das ist etwa jeder zehnte. »Mit unseren Bonusprogrammen setzen wir ganz bewusst darauf, finanzielle Anreize für eine gesunde Lebensführung zu schaffen«, erklärte Gottfried Prehofer, Landeschef der Krankenkasse. Allerdings spielen Prämien in Deutschland im Vergleich zu der gesamten Beitragsmenge nach wie vor eine vernachlässigenswerte Rolle. Im Jahr 2013 wurden nur 0,16 Prozent der Beitragseinnahmen der gesetzlichen Krankenkassen zurückerstattet.

Dennoch verlieren spätestens hier die Anreizsysteme alle Unschuld. Weil bestimmte einst kostenfreie Leistungen verknappt werden und die Versicherungsbeiträge steigen, werden Prämien oder Zuzahlungen zunehmend wichtig für die Versicherten.

Die spielerische Selbstvermessung schafft ganz neue Möglichkeiten für die kleinteilige Vertragsgestaltung. Tracking-Geräte können beispielsweise die Zahl der Schritte, die ein Mensch zurücklegt, oder seine Schlafdauer erfassen. Solche Messdaten sind für Unternehmer und Krankenkassen hochinteressant. In den USA teilen große Unternehmen bereits Tracking-Geräte aus, um den Gesundheitszustand ihrer Belegschaft zu erhöhen. Das Unternehmen Fitbit verkauft solchen Firmen anschließend Zusammenfassungen über deren Gebrauch, dies allerdings nicht individualisiert, sondern auf die ganze Firma bezogen: Wie viele der ausgeteilten Geräte wurden benutzt, was haben die Angestellten damit gemacht?

Krankenkassen wiederum untersuchen, ob sich durch Selbstvermessung die Behandlungskosten senken lassen. Diese Entwicklung ist bereits in Deutschland angekommen. DAK, AOK und die Betriebskrankenkasse der Firma Daimler verteilen Smartphone-Apps, die Gewicht, Größe und Bewegungsverhalten aufzeichnen. Die so anfallenden Daten nutzen sie als Grundlage für Prämien, die gesundes Verhalten belohnen.

»In die richtige Richtung schubsen«

Mit solchen Neuerungen nehmen Staat und Kassen immer stärker Einfluss auf das Gesundheitsverhalten, obwohl, oberflächlich betrachtet, den Versicherten lediglich Angebote gemacht werden, unter denen sie frei auswählen.

Die systematischste Theorie der bevölkerungspolitischen indirekten Steuerung haben zwei amerikanische Wirtschaftswissenschaftler von der Universität von Chicago entwickelt. Cass Sunstein und Richard Thaler sind »Verhaltensökonomen«. Mit psychologischen Experimenten versuchen diese Wissenschaftler zu erklären und vorauszusehen, wie Menschen sich verhalten, um auf dieser Grundlage Sozialpolitik »effizienter« zu gestalten.

»In vielen Situationen treffen Menschen ziemlich schlechte Entscheidungen – Entscheidungen, die sie nicht getroffen hätten, wenn sie richtig aufgepasst hätten, umfassend informiert wären und unbegrenzte kognitive Fähigkeiten sowie absolute Selbstkontrolle besäßen«, heißt es in Thalers und Sunsteins Bestseller »Nudge – Wie man kluge Entscheidungen anstößt«.[155] Irren ist menschlich, aber laut Thaler, Sunstein und anderen Verhaltensökonomen keineswegs zufällig, vielmehr vorhersehbar und nützlich. Menschen entscheiden kurzfristig, je nach Situation, geprägt von kulturellen Normen. Werden solche »systematischen Abweichungen« ins Kalkül einzogen, lasse sich das Verhalten wirksam steuern. Die Pointe von Sunsteins und Thalers Theorie ist, dass kleine Schubser – englisch *nudges* – dazu ausreichen sollen. Kaum oder gar nicht spürbare Anstöße sollen die individuelle Entscheidung über Essverhalten, sportliche Aktivitäten oder die Wahl einer Krankenversicherung lenken. Direkter staatlicher Zwang sei also gar nicht nötig, um die Leute dazu zu bringen, sich vernünftig, sprich: auf die erwünschte Weise zu verhalten. »Anreize und Schubser werden Vorschriften und Verbote ersetzen.«

»Nudge« wurde auf Englisch im Frühjahr 2008 veröffentlicht, als die Weltwirtschaftskrise mit dem Zusammenbruch des Immobilienmarktes in den USA begann. Wegen des Versprechens, mit kostengünstigen Interventionen ließen sich große Einsparungen erzielen, wurde die Verhaltensökonomik in Regierungszirkeln begeistert aufgenommen. 2009 machte der neu gewählte amerikanische Präsident Barack Obama den Verhaltensökonomen Sunstein zum Chef der zentralen Aufsicht über Regierungsmaßnahmen, dem »White House Office of Information and Regulatory Affairs«. Diese Abteilung überprüft die zu erwartenden Wirkungen und die Gesetzmäßigkeit aller Regierungsinitiativen. Auch Richard Thaler beriet diverse Staatspolitiker. Die britische und amerikanische Regierung haben feste Beraterstäbe mit Verhaltensökonomen. Thaler und Sunstein beeinflussten unter anderem die Reform der Krankenversicherung in den USA unter Präsident Obama und zahlreiche sozialpolitische Umstrukturierungen in Großbritannien.

Verhaltensökonomische Schubser können in geschickter Rhetorik bestehen oder in der räumlichen Gestaltung eines Gebäudes. In den Kantinen von Schulen, Universitäten und Betrieben werden beispielsweise gesunde Nahrungsmittel wie frisches Obst attraktiver platziert, während der fettige Joghurt nach hinten geräumt wird. Mit Anreizen können aber durchaus auch langfristig wirksame Entscheidungen beeinflusst werden, etwa ob Beschäftigte in eine Betriebskasse einzahlen oder nicht. Das bevorzugte Verhalten wird beispielsweise zur »Standardoption« gemacht, die von den Versicherten erst aktiv verändert werden muss, oder durch eine psychologisch geschickte Gestaltung der Vertragsbedingungen mit nur langsam steigenden Beiträgen.

Thaler und Sunstein sprechen von einer »Entscheidungsarchitektur« – die verhaltensökonomisch geplante Struktur der Lebenswelt. »Ein Entscheidungsarchitekt hat die Verantwortung für den Kontext, in dem die Menschen ihre Entscheidungen treffen«, heißt in ihrem Buch. »Wenn du eine Wahl konzipierst, mit der Wähler unter den Kandidaten auswählen, bist du ein Entscheidungsarchitekt. Wenn du ein Arzt bist und einem Patienten erklären musst, welche Therapien zur Auswahl stehen, bist du ein Entscheidungsarchitekt. Wenn du das Formular über die Betriebskrankenkasse entwickelst, das die Neueingestellten ausfüllen, dann bist du ein Entscheidungsarchitekt.«

Was rational ist, bestimmt der Staat

Thalers und Sunsteins Sozialtheorie ist in gewissem Sinn radikal, denn sie rückt letztlich alle Aspekte der Lebensführung in die staatliche Zuständigkeit. Gleichzeitig sind sie von Skrupeln geplagt, denn ihr Selbstverständnis ist *liberal*. Immer wieder betonen die beiden Wissenschaftler, dass die Wahlfreiheit durch staatliche Eingriffe keineswegs abgeschafft werden darf.

Ihre Haltung bezeichnen sie als »libertären Paternalismus«: »Paternalistisch ist eine Politik, wenn sie versucht, Entscheidungen auf eine Art zu beeinflussen, die den Entscheidern nutzt, und zwar entsprechend dem, was diese Entscheider selbst glauben.« Dem Staat billigen sie zu, er dürfe prinzipiell in alle Lebensbereiche eingreifen, aber nur im »Eigeninteresse« der Bevölkerung. Die »smarte Regulierung« verbietet nicht, sondern manipuliert. Dieser Haltung entspricht eine Regulierung, die die Angebotsvielfalt im Supermarkt nicht einschränkt und eine besonders zuckerhaltige Limonade aus dem Warenverkehr zieht, sondern diese lediglich verteuert und ganz unten im Regal versteckt. Statt in den Markt der Angebote einzugreifen, wollen Thaler und Sunstein das Verhalten der Käufer in geordnete Bahnen lenken.

Anreize und sozialpsychologische Schubser im Supermarkt sind vergleichsweise harmlos. Die bevölkerungspolitische Steuerung durch Anreize beeinflusst allerdings auch Lebensentscheidungen größter Tragweite, von der Zeugung eine Kindes über die Bildungseinrichtungen bis zur Berufswahl und der Organspende am Lebensende. Der »libertäre Paternalismus« ist letztlich so paradox, wie es der Ausdruck nahelegt. Im *Ergebnis* unterscheiden sich direkte Vorschrift und indirekte Steuerung nicht. Gesundheit erhält einen Preis, der individuell aufgebracht werden muss. Die verhaltensökonomischen Interventionen erhöhen die Kosten für diejenigen, die trotzdem weiterhin entschlossen sind, sich »ungesund zu verhalten«. Beispielsweise macht die um sich greifende Pflicht, bei einem Fehlverhalten einen Teil der Behandlungskosten selbst zu tragen, bestimmte Verhaltensweisen riskant. Selbstverständlich sind diese Kosten für ärmere Menschen schwerer aufzubringen.

Der »libertäre Paternalismus« von Thaler und Sunstein bringt den Widerspruch der gegenwärtigen Gesundheitspolitik auf den Punkt. Dieser Liberalismus schreckt vor tiefgreifenden Interventionen nicht zurück – solange diese als freier Markt erscheinen und die Betroffenen als mündige Konsumenten. Cass Sunstein spricht in diesem Zusammenhang bezeichnenderweise auch von »erzwungenem Wählen«.[156] Niemand kann sich den angebotenen Handlungsoptionen ganz verweigern. Der »stumme Zwang der Verhältnisse«, von dem Karl Marx sprach, stellt sich bevölkerungspolitisch als Notwendigkeit dar, den Zwang nicht laut und augenfällig werden zu lassen. Er wird als Wahlfreiheit und Sachzwang maskiert.

Habeas Corpus und sonst nichts

Endlich hat Jessica ihr Laufpensum absolviert und sitzt wieder in ihrem Auto. Sie hat gute Vorsätze. »Ich werde nur einen Salat essen, und regelmäßig laufen, wenn die Figur stimmt, dann ist es nicht so schlimm, krass wird es erst, wenn alles aus dem Leim geht«. Durch den Dauerlauf fühlt sie sich gewappnet für die Auseinandersetzung mit ihrer Chefin Claudia.

Aber diese Auseinandersetzung ist nur ein Umwerben.

Ihre Chefin ist eigentlich gar keine Chefin, sondern nur eine von vielen möglichen Auftraggebern, dazu noch eine Freundin.

Die Herrschaft, die über Jessica ausgeübt wird, entzieht sich der Konfrontation. Sie erscheint in Form innerer Widersprüche.

Auf dem Rückweg nach Hause zerrt der Straßenverkehr an ihren Nerven. Schon das Suchen nach einem Parkplatz vor ihrer Wohnung ruiniert alle Entspannung, die das Joggen gebracht hat. »Wenn die Claudia nicht will, dann gibt es andere Möglichkeiten«, sagt sie sich, aber welche eigentlich? Jessica hat Angst. Ihre Selbstführung, die subjektive Seite der gesundheitlichen Prävention, bleibt unverständlich, ohne die wirtschaftlichen und sozialpolitischen Verhältnisse zu betrachten.

So greifen Austeritätspolitik, Selbstführung und Individualisierung ineinander. Manche Kritiker der Präventionspolitik warnen vor einer drohenden »Gesundheitsdiktatur«, weil der Staat sich in Bereiche einmischt, aus denen er sich zuvor herausgehalten hatte. Aber die Ansätze einer offenen Bestrafung von Gesundheitsverhalten – etwa die der Weigerung, an einem Krebs-Screening teilzunehmen – werden zwar regelmäßig in die politische Debatte geworfen, aber ebenso regelmäßig wieder in die Schublade gelegt. Der Ausdruck »Gesundheitsdiktatur« passt nicht wirklich. Die Paradoxien der Gesundheitsförderung von heute sind nichts als die zeitgemäße Form der alten Paradoxie des Liberalismus.

»Jeder Mann hat Besitz an seiner eigenen Person«, schrieb der englische Mediziner und Philosoph John Locke im Jahr 1689. Die Menschenrechte fasste er als Besitzrechte. Locke postulierte als erster moderner Denker das Recht auf Leben, die Selbstbestimmung über den eigenen Körper. Aber dieses Recht begründet keine positiven Ansprüche auf Versorgung, die einer Person zustehen. Das Besitzrecht ist lediglich das Recht, andere vom Gebrauch dieses Körpers auszuschließen (oder ihnen dieses Besitzrecht zu übertragen).[157] Entsprechend verurteilte John Locke den gewaltsamen Übergriff (außer gegen »Straftäter«), nicht aber den Hungertod.

»Habeas Corpus« lautet das entsprechende Rechtsprinzip, das die herrschaftliche Willkür einschränkt: Die Menschen selbst besitzen ihre Körper ganz und gar. Für die Konsequenzen ihrer »Entscheidungen unter Restriktionen«, wie ein gängiger ökonometrischer Ausdruck lautet, tragen sie im Gegenzug alle Konsequenzen.

Die vorherrschende gesundheitliche Prävention ist insofern, trotz ihrer bevölkerungspolitischen Ausrichtung, durchaus liberal. Sie begreift die Gesundheitsförderung gerade nicht als zugangsfreie Infrastruktur, die allen Menschen zur Verfügung steht; für solche Infrastrukturen hat sie bekanntlich wenig übrig. Stattdessen ist sie individualistisch ausgerichtet und wirkt individualisierend, indem sie die Bevölkerung als isolierte ökonomische Akteure anspricht und als solche belohnt oder bestraft. Das Leitbild dieser Maßnahmen ist der Homo Oeconomicus, der rationale Akteur, isoliert von allen anderen Bezügen (gelegentlich mit Ausnahme der engsten Angehörigen), ein Atom der Gesellschaft.

Unter diesem Blickwinkel betrachtet wirken die gesundheitlichen »Entscheidungsarchitekuren« wie eine einzige große Lehrstunde für die Bevölkerung, der »ökonomische Vernunft« beigebracht werden soll; mit Anreizen und Sanktionen wird sie zur Raison gebracht. Ein Versicherungsmarkt, auf dem körperliche Unterschiede und Verhalten über die Höhe des Beitrags entscheiden, züchtet aber geradezu Gerechtigkeitsvorstellungen, die jede unverdiente Hilfe als unfair empfinden, weil man selbst ja auch nichts geschenkt bekommt. Gesundheit gilt als Ware, die verdient, verkauft und einverleibt wird. Sie gehört einem ganz allein. Der Haken dabei ist nur: Das funktioniert nicht, wie im nächsten Kapitel erläutert wird.

Was macht krank, was erhält gesund? Der vage, aber immer noch beste Rat heißt:

Gut schlafen.
Gut essen und trinken.
Gut arbeiten und spielen.
Lieben und geliebt werden, Anerkennung finden.

Was um Himmels Willen Liebe und Anerkennung mit der Gesundheit zu tun haben? Zwischenmenschliche Beziehungen sind ein wesentlicher Bestimmungsfaktor für den individuellen Gesundheitszustand, dafür hat die Verhaltens- und Gesundheitsforschung sehr klare Belege zusammengetragen. Nicht in einem wolkigen Sinn von Zufriedenheit, sondern konkret und unmittelbar. Unbefriedigende soziale Beziehungen machen krank und verhindern die Gesundung.

Die gesundheitlich entscheidenden Beziehungen umfassen nicht nur Kinder, Ehepartner oder Freunde, sondern auch das Verhältnis des Einzelnen zu seiner Gesellschaft. Den schädlichsten Einfluss haben daher Ungleichheit, Abwertung und Statuskonkurrenz.

8. Homo Oeconomicus Morbus

Wie Ungleichheit krank macht

»Warum bist du krank?« fragten Herrn Keuner die Leute.
»Weil der Staat nicht in Ordnung ist«, antwortete er. »Darum ist meine
Lebensweise nicht in Ordnung, und meine Nieren,
meine Muskeln und mein Herz kommen in Unordnung.«
BERTOLT BRECHT, GESCHICHTEN VOM HERRN KEUNER

Wir sollten versuchen, Menschen zu werden, denn Affen sind wir ja schon.
FUNNY VAN DANNEN, ICH WILL KEIN BONOBO SEIN

Der soziale Gradient wirkt auf den ersten Blick banal. In Wirklichkeit aber handelt es sich um einen äußerst verwickelten, verwirrenden Fall, dessen Aufklärung einigen detektivisch-epidemiologischen Scharfsinn verlangt. Wir haben den Täter nämlich immer noch nicht überführt. Michael Marmot und seine Kollegen wiesen mit der Whitehall-Studie nach, dass einige gängige Erklärungen für den schlechten Gesundheitszustand der unteren Klassen nicht zutreffen konnten. Sie zeigten, dass der gesundheitliche Unterschied zwischen oben und unten nur zu einem kleinen Teil darauf beruht, dass ungesundes Verhalten wie Rauchen unten häufiger auftritt als oben. Aber die Krankheitslast und die Sterblichkeit sind trotzdem unten deutlich größer als oben – woher kommt der Rest? Auf welche Art dringt die Ungleichheit »unter die Haut«?

Um das herauszufinden müssen wir ins Flugzeug steigen und uns einer anderen zoologischen Gattung als dem Menschen zuwenden.

Von Affen und Menschen

Als der junge Student Robert Sapolsky zum ersten Mal nach Kenia kam, war er gerade 21 Jahre alt und hatte seine Heimatstadt New York bisher kaum verlassen. »Ich wartete mit atemloser Spannung darauf, endlich anzukommen, an den Ort zu gelangen, nach dem ich mich den größten Teil meines Lebens gesehnt hatte«, erinnert er sich in seiner Autobiografie »Mein Leben als Pavian.

Erinnerungen eines Primaten«.[158] Als Kind liebte Sapolsky Affen, ganz besonders Gorillas, über alles, jedenfalls deutlich mehr als Menschen. »Mit zwölf Jahren schrieb ich Fanbriefe an Primatologen«, erzählt er. »Ich war damals der typische minderjährige menschenfeindliche Intellektuelle.« Seine streng religiösen Eltern hielten den Jungen von der Straßen Brooklyns fern; in seinem Zimmer verschlang er alle Bücher über Affen, derer er habhaft werden konnte. Schon mit 14 Jahren las Sapolsky die einschlägigen wissenschaftlichen Veröffentlichungen.

1978 hatte er es endlich geschafft: Er war auf dem Weg in die Savanne, in ein kenianisches Naturschutzgebiet in der Serengeti, um Affen aus nächster Entfernung zu studieren. Abgesehen von seiner Affenmanie hatte seine Reise allerdings auch einen wissenschaftlichen Zweck. »Hans Selye wies nach, dass Stress die Folge war, wenn emotionale oder psychische Störungen den Körper aus dem Gleichgewicht brachten. Und hielt dieser Zustand zu lange an, wurde man krank«, erklärt Robert Sapolsky die Forschungsfrage, die ihn nach Afrika führte. »Aber warum werden bei manchen der Körper und die Psyche besser mit Stress fertig? Hat das etwas mit der gesellschaftlichen Stellung zu tun? Damit, dass man viele Verwandte hat, viel mit Freunden herumhängt? Dass man seine schlechte Laune zeigt, wenn man sich über etwas aufregt, oder dass man jemanden hat, an dem man sich abreagieren kann?«[159]

Mit anderen Worten, Robert Sapolsky wollte herausfinden, welche Umstände und Verhaltensweisen der Gesundheit zuträglich oder abträglich sind. Er suchte nach Stressoren und protektiven Faktoren, nach Belastungen und Bewältigungsressourcen. Dafür waren die Steppenpaviane im Masai-Mara-Nationalpark in Kenia gut geeignet. Im Gegensatz zu Labortieren stehen freilebende Paviane nicht durch Gefangenschaft zusätzlich unter Stress. Vor allem aber haben die Lebensverhältnisse dieser Affen nach Sapolskys Ansicht viel mit der menschlichen Gesellschaft in den Industrienationen gemeinsam: »Es gibt reichlich Nahrung. Raubtiere sind selten. Die Säuglingssterblichkeit ist niedrig.«[160]

Das Leben eines Pavians ist trotzdem kein Zuckerschlecken. Steppenpaviane leben in großen Gruppen mit bis zu 200 Tieren. Innerhalb der Horde herrscht eine ausgeprägte und ständig umkämpfte Hierarchie. Jedes Tier kennt seine Stellung in der Rangordnung, weiß genau, wer über ihm und wer unter ihm steht. Ein Pavian, der sich gerade stundenlang eine Wurzel für eine Zwischenmahlzeit ausgegraben hat, muss immer damit rechnen, dass ein dominanteres Tier diese beiläufig wegnimmt. Bei Konflikten entscheidet die soziale Position darüber, welche Mitglieder der Horde sich paaren oder eine Beute erhalten. Dominante Tiere können sich mit geringerer Mühe ernähren, finden eher Platz im Schatten und die anderen Paviane kümmern sich bereitwilliger um die Pflege ihres Fells.

»Tatsächliche Gewaltausübung ist selten, aber die Bedrohung ist immer gegenwärtig«, erklärt Robert Sapolsky. Rangkämpfe tragen Paviane auch, aber nicht nur mit körperlicher Gewalt aus. Dann können männliche und weibliche Tiere einander unter Umständen schwer verletzen. Häufig lassen sie ihre Frustration an anderen aus, die im Rang unter ihnen stehen, besonders häufig tun das Männchen an Weibchen. »Solche verschobene Aggression gegen Dritte macht einen riesigen Teil der Gewalt unter Pavianen aus«, betont Sapolsky. »Ein Männchen mit einem mittleren Rang wird in einem Kampf verprügelt, wendet sich ab und jagt ein junges Männchen, das sich auf ein erwachsenes Weibchen stürzt, das daraufhin ein jugendliches Tier beißt, und das schlägt dann ein Kleinkind.« Symbolische und handgreifliche Machtausübung gehört zum Alltag – kurz, für einen Wissenschaftler, der sozialen Stress untersuchen will, sind wilde Paviane das perfekte Forschungsobjekt.

Der soziale Gradient in der Serengeti

Robert Sapolsky beobachtete seine Horde jahrzehntelang und notierte minutiös ihre Interaktionen. Mit Spritzen aus einem Blasrohr betäubte er männliche Paviane und ermittelte bestimmte Hormonkonzentrationen und den Blutdruck. Anhand seiner Cortisolmessungen konnte er zeigten, dass die Position darüber entschied, welchen Stress die Tiere erlebten. Dominante Paviane hatten im Ruhezustand niedrigere Cortisolspiegel, die aber andererseits bei einer Herausforderung schneller anstiegen. Tiere am unteren Ende der Hierarchie dagegen hatten höhere Cortisolspiegel, selbst wenn sie nicht akut bedroht waren. Andererseits konnten sie die Stressantwort weniger rapide und wirksam mobilisieren, wenn es nötig war.

Bis in die frühen 1960er-Jahre galt unter Primatologen (wie in der Stressforschung insgesamt) als ausgemacht, dass »Stresserkrankungen« vor allem ein Problem der Rangoberen sei.[161] Robert Sapolsky bewies, dass auch unter den Affen Stress keineswegs eine Managerkrankheit ist, sondern besonders die Ranguntereren trifft. Die bezeichnende Ausnahme zu dieser Regel sind Zeiten umkämpfter Hierarchie, wenn die Machtverhältnisse in Bewegung geraten und die Horde eine überdurchschnittlich starke soziale Mobilität aufweist. Dann zeigen auch dominante Tiere kurz nach dem Aufwachen erhöhte Cortisolwerte. Sind die Machtverhältnisse dagegen stabil, sind die unterworfenen Paviane den größeren Belastungen ausgesetzt.

Bekanntlich unterscheiden sich die Stoffwechsel von Menschen und Affen in wichtigen Bereichen überhaupt nicht. Erinnern wir uns: Die körperliche Reaktion auf drohende Gefahr wird bei allen Primaten über zwei Achsen vermittelt. Die »trockene« Achse verläuft über die Nervenbahnen bis zum Nebennierenmark, die Adrenalin und andere Katecholamine freisetzen. Die »feuchte Achse« führt vom Hypothalamus bis zur Nebennierenrinde, die schließlich Cortisol freisetzt. Bei einem ausreichend hohem Cortisolspiegel gibt die Hirnanhangdrüse der Nebennierenrinde die Anweisung, die Sekretion wieder herunterzufahren. Durch diese negative Rückkopplung wird ein Übermaß von Cortisol im Körper verhindert.[162]

Robert Sapolsky verabreichte nun sowohl dominanten als auch subdominanten Tieren synthetisches Cortisol und maß ihre hormonelle Reaktion. Bei den dominanteren Pavianen führte die Substanz tatsächlich dazu, dass die Nebennierenrinde folgsam die Cortisol-Ausscheidung drosselte. Die Gehirne der untergeordneten Paviane dagegen waren unempfindlicher gegen das hormonelle Signal geworden, die negative Rückkopplung der feuchten Stressachse gestört. Diese Untersuchungen legen nahe, dass anhaltender Distress und daher dauerhaft erhöhte Cortisol-Werte das Gehirn abstumpfen lassen.

Ob Menschen oder Affen: Rangunterschiede haben körperliche Folgen

In den späten 1980er-Jahren veröffentlichte Robert Sapolsky erste Ergebnisse seiner Feldforschung.[163] Seitdem hat die Primatenforschung seine Vermutungen weitgehend bestätigt. Rangniedere männliche Paviane haben ein höheres Risiko für Arteriosklerose und damit für Herzkrankheiten. Ablagerungen an der Innenseite der Blutgefäße versteifen die Arterien, diese können sich weniger leicht ausdehnen und geben daher den Druck innerhalb des Blutkreislaufs unvermindert weiter. Rangniedere Paviane haben weniger weiße Blutkörperchen im Blut. Ihre Immunantwort gegen Infektionen ist schlechter, ihre Wunden heilen langsamer. Ihre Geschlechtsdrüsen schrumpfen, sie sind weniger fruchtbar.

Auch die amerikanische Verhaltensbiologin Carol Shively untersuchte den Zusammenhang zwischen Rang und Gesundheitschancen bei Affen. Sie beschäftigt sich vor allem mit den kardiovaskulären Folgen der »sozialen Subordination« und betont deren langfristige Folgen: »Gegenwärtiger Stress schadet der Gesundheit nicht nur heute, sondern für alle kommenden Jahre.« Shively arbeitet mit Makaken in Gefangenschaft. In einem Experiment erfasste sie den Gesundheitszustand des Alphamännchens und entfernte das Tier aus seiner bisherigen Gruppe. Der Makake wurde nun in eine andere Affengruppe gebracht, wo die Wissenschaftler dafür sorgten, dass er entweder wieder an der Spitze der Rangordnung stand oder aber eine untergeordnete Stellung einnahm. Ein niedriger Rang führte bei diesen Tieren zu einem schlechteren Gesundheitszustand und einer kürzeren Lebensspanne – obwohl alle anderen Lebensumstände gleich geblieben waren! Sozial gestresste Tiere zeigten einen durchschnittlich höheren Blutdruck, der Herz, Nieren und Blutgefäße langfristig belastete.

Shivelys Untersuchung brachte noch ein weiteres wichtiges Ergebnis. Der gesundheitliche Unterschied in diesem Experiment lässt sich *nur* mit der sozialen Position erklären und die erreichte Position innerhalb der Affengruppe kann nicht eine Folge von bereits zuvor bestehenden Eigenschaften sein. Die Stellung des Makaken innerhalb der Rangordnung resultierte also nicht aus seiner körperlichen Stärke, die wiederum stellvertretend für seine robuste Gesundheit stehen könnte. Ein häufiger Einwand gegen die Behauptung »Armut macht krank« lautet nämlich: »Nein, umgekehrt: Krankheit macht arm!« Eine gute Gesundheit sei die Ursache dafür, warum manche hohe soziale Positionen einnehmen. Damit wäre der soziale Gradient lediglich ein Ausdruck davon, dass gesunde Menschen reich werden, nicht aber, dass reiche Menschen wegen ihres Reichtums gesund sind. Wissenschaftler sprechen von einer *Selbstselektion*. Die umgekehrte Kausalität spielt eine gewisse Rolle – weil Krankheit zum sozialen Abstieg führen kann –, aber eben nur eine untergeordnete Rolle, weil sie in der menschlichen Gesellschaft selten vorkommt. Wenigstens für Makaken kann man die Hypothese der Selbstselektion durch Carol Shivelys Experiment ausschließen.

Bei Primaten – ob Paviane oder Menschen – begünstigt chronischer Stress Krankheiten, und zwar einigermaßen wahllos: Er verschlimmert die Anfälligkeit für viele Tumoren ebenso wie für kardiovaskuläre Störungen, für psychische Krankheiten ebenso wie für Grippeviren. Er schädigt das Herzkreislaufsystem, das Immunsystem, die Nebennieren und das Gehirn, weil sich die Nervenzellen weniger gut regenerieren. Weil Stress unempfindlicher gegenüber Schmerz macht, gerät durch die dauerhaft mobilisierte Stressachse auch die Wahrnehmung der körperlichen Warnsignale aus dem Geleis: Sie sind zu schwach, wenn sie nötig sind, aber zu stark, wenn sie »überflüssig« sind. Cortisol aktiviert, versetzt in Alarmbereitschaft. Deshalb führen chronisch erhöhte Konzentrationen zu Schlafstörungen, die ihrerseits der Gesundheit schaden. All diese Ergebnisse der Primatenforschung zusammen zeigen: die hormonelle Stressreaktion spielt eine wesentliche Rolle bei der Entstehung des sozialen Gradienten.

Wie wirkt soziale Ungleichheit auf die Gesundheit?

Der Primatenforscher und Neurobiologe Robert Sapolsky wollte aber nicht nur nachweisen, dass der soziale Gradient sich auch in der Serengeti finden lässt. Er wollte herausfinden, was die wesentlichen *Auslöser* für Stress sind. Über drei Jahrzehnte lang besuchte er deshalb regelmäßig die Pavianhorde im kenianischen Nationalpark. Die ständigen Rangkämpfe gingen ihm irgendwann allerdings gehörig auf die Nerven. »Es klingt schrecklich, wenn ich das nach all den Jahren sage: Eigentlich kann ich Paviane gar nicht besonders leiden«, verriet er später in einem Interview. »Schrecklich hinterlistige, zwanghafte Biester!«

Aber gerade das Gerangel um den Rang ist für uns interessant: Die Lebensumstände der Steppenpaviane in der Serengeti gleichen in gewisser Hinsicht denen in menschlichen Gesellschaften, die den epidemiologischen Übergang hinter sich gebracht haben. Infektionen spielen für die Krankheitslast eine untergeordnete Rolle; Nahrung ist reichlich vorhanden. Über seine Steppenpaviane formuliert Robert Sapolsky es so: »Sie haben einfach genug Zeit, um sich gegenseitig das Leben zur Hölle zu machen!«

Grundsätzlich kann soziale Ungleichheit auf drei unterschiedliche Arten der Gesundheit schaden. Am einleuchtendsten und einfachsten ist die Situation, wenn einem Menschen wegen seines niedrigen sozioökonomischen Status etwas fehlt. Soziologen sprechen von *absoluter Deprivation*: Konkrete nützliche Ressourcen fehlen, werden entbehrt. In Michael Marmots Studie über die britischen Regierungsbehörden zeigte sich, dass die Botengänger im Ministerium mehr als dreimal so häufig an einer koronaren Herzkrankheit starben als die Chefs der Behörde. Um dieses Gefälle mit absoluter Deprivation zu erklären, ließen sich beispielsweise eine schlechtere Wohnsituation und minderwertiges Essen anführen, die den Botengänger anfälliger machen.

In der Whitehall-Studie schied diese Erklärung aber fast vollständig aus.[164] Der Behördenleiter, seine Sekretärin und der Botengänger waren allesamt wohlgenährt, gut untergebracht und konnten an medizinische Versorgung herankommen – und trotzdem klaffte ihre Sterblichkeit auseinander! Die absolute Entbehrung kann nicht die entscheidende Rolle spielen.

Als alternative Erklärung des sozialen Gradienten kommt daher die *relative*

Deprivation in Frage. Nicht, was der Botengänger oder die Sekretärin konkret entbehren müssen, ist entscheidend, sondern was diejenigen, die in der Hierarchie über ihnen stehen, *mehr haben als sie selbst*. Dem Botengänger fehlt etwas, über das sein Chef verfügt. Eine Vielzahl von relativen Unterschieden kommt hier in Frage: die Befriedigung darüber, Anweisungen zu geben, Kontrolle über den Arbeitsprozess (diese Erklärung favorisiert Michael Marmot) oder auch die Mitgliedschaft in einem Golfklub.

Drittens kann soziale Ungleichheit die Gesellschaft insgesamt in einer Weise verändern, die der Gesundheit eines Botengängers abträglich ist. Epidemiologen sprechen von *Kontext-Effekten*.[165] Ungleichheit kann beispielsweise zu mehr Gewaltkriminalität führen, durch die Morbidität und Mortalität steigen und die unteren Klassen stärker belasten als die oberen.

Absolut, relativ oder Kontext? Durch Untersuchungen wie die von Robert Sapolsky oder Michael Marmot wurde klar, dass sich mit absoluter Deprivation allein der gesundheitliche Unterschied zwischen arm und reich nicht erklären lässt. Die Stressforschung stieß – teils widerwillig, teils ungläubig – auf die Tatsache, dass die gesundheitliche Ungleichheit zu einem großen Teil auf relativer Deprivation beruhen muss und von psychosozialen Prozessen ausgelöst wird. »Die wesentliche Quellen für Stress (unter Steppenpavianen) sind, wie für die Menschen moderner Gesellschaften, eher psychisch als körperlich«, schreibt Saposky.[166] *Psychosozialer Stress durch Rangunterschiede ist eine wesentliche Ursache des sozialen Gradienten.*

Merkmale der psychosozialen Belastung

Über unsere Gesundheit entscheiden damit Faktoren, die mit medizinischen Begriffen schwer fassbar sind. Zwar lässt sich die Stressreaktion detailliert biochemisch messen[167], aber all diese körperlichen Reaktionen werden durch Umstände ausgelöst und geformt, die über den Horizont der Medizin weit hinausweisen: durch Lebensumstände, gesellschaftliche Position und Persönlichkeit. Unser Körper wird von Emotionen geprägt, sie *formen* ihn. Für viele Biomediziner ist das schwer zu verdauen.

Wir haben es bei der Analyse der psychosozialen Stressoren mit Fragen von Identität und Persönlichkeit zu tun, mit Sorgen wegen der bevorstehenden Abiturprüfung und mit Liebeskummer, mit Mobbing durch Kollegen oder Unzufriedenheit mit dem eigenen Aussehen – kurz, mit nur schwer objektivierbaren Erscheinungen, die aber unabweisbar handfeste und starke körperliche Folgen haben. Die psychosoziale Stressreaktion ist noch aus einem weiteren Grund schwer zu beschreiben und zu messen. Sie wird nicht nur durch eine konkrete Gefahr ausgelöst, sondern bereits durch ihre geistige Vorwegnahme, durch Antizipation. Dieser Vorgang ist uns nur mittelbar, durch Selbstaussagen zugänglich.

Bestimmte besondere Eigenschaften machen die psychosoziale Belastung durch Rangunterschiede besonders ungesund. Stress schadet, wenn er zu lange andauert, wenn auf Anspannung keine Entspannung folgt. Gerade das ist bei psychosozialem Stress der Fall. Ein Zebra muss vor einem Löwen in Todesangst und mit all seiner Kraft fliehen – aber der Löwe lässt sich selten blicken und die Herde bietet Schutz. Ein rangunterer Pavian dagegen muss fortwährend mit Attacken eines rangoberen Tieres rechnen. Entspannung ist darüber hinaus oft an Belohnung gekoppelt, nicht nur an die Abwesenheit von konkreter Gefahr: Wenn wir unbedingt etwas haben wollen, lassen wir in unserer Anstrengung erst nach, wenn wir es erreicht haben. So greifen Disstress und Gratifikationskrisen – zu geringe Belohnung für die Anstrengungen, die wir uns abverlangen – ineinander. Psychosozialer Stress wirkt subtil und dauerhaft.

Aber was löst nun den psychosozialen Stress unter Menschen aus? Schließlich sind die Hierarchien unserer Gesellschaft subtiler als in einer Pavianhorde. Dominante männliche Primaten nehmen uns morgens in der U-Bahn selten den Pappbecher mit unserem Kaffee weg oder schubsen uns von unserem Sitzplatz. Welche Lebensumstände führen bei Menschen dazu, dass sich ihre Cortisolachse dauerhaft dreht und mit der Zeit ausleiert?

Bedrohung durch Abwertung

Der Bewerber wird in einen Raum geführt. Gleich muss er einen mündlichen Vortrag halten. Auf einem Tisch liegen Papier und Bleistift, damit kann er sich vorbereiten. Nur noch zehn Minuten. Er wird in einen weiteren kahlen Raum geführt. Während er steht, sitzen drei Personen mit weißen Kitteln an einem Tisch und beobachten ihn regungslos. Eine Kamera ist auf ihn gerichtet und zeichnet sein Verhalten auf. Aber kurz bevor der Bewerber seinen Vortrag beginnt, werden ihm seine Aufzeichnungen ohne Erklärung weggenommen.

Die Menschen am Tisch schauen ihm in die Augen, aber zeigen keine Lächeln, kein Nicken. Die Stoppuhr wird gestellt, »Bitte fangen Sie an.« Die Uhr tickt, an der Videokamera blinkt ein rotes Lämpchen. Die weißen Kittel zeigen keine Reaktion. Der Bewerber ist nervös, er stottert. Dann stellt er eine Frage, auch um herauszufinden, was in seinen Begutachtern vorgeht: »Reicht das schon?«

»Sie haben noch Zeit. Machen Sie weiter.«

Endlich sind die fünf Minuten für den freien Vortrag vorbei, das Bewerbungsgespräch allerdings noch lange nicht. »Ziehen Sie jetzt bitte von 6233 die Zahl 13 ab, von der verbliebenen Zahl wieder 13 und immer so weiter, bis wir Ihnen sagen, dass Sie aufhören können.«

Der Bewerber schluckt und fängt an. »6220 ... 6207 ... 6197 ... ach Quatsch, 6190. Noch mal von vorne, wie war die Zahl noch mal?« Immer wenn der Bewerber sich verrechnet, sagt einer der Männer: »Das ist falsch! Fangen Sie noch einmal an.«

So läuft der Trierer Sozialstress-Test ab. Er ist ausgelegt, um sozialen Stress zu erzeugen, und das gelingt außerordentlich gut. Zu dem standardisierten Setting gehört der wichtige Hinweis: »Sollte zu irgendeinem Zeitpunkt der Proband Beeinträchtigungen zeigen, zum Beispiel zu weinen beginnen oder übermäßig erregt erscheinen, sollte gefragt werden: ›Sind Sie in Ordnung?‹, ›Wollen Sie aufhören?‹ oder ›Sind Sie bereit, weiterzumachen?‹«

Dieses klassische Experiment wurde 1993 von dem deutschen Psychologen Clemens Kirschbaum entwickelt und hat seitdem die Biopsychologie im Sturm erobert. Der Stress, den das fingierte Bewerbungsgespräch in den Versuchspersonen auslöst, lässt sich mit unterschiedlichen Biomarkern erfassen.[168] Meist werden die Werte mit denen einer Kontrollgruppe verglichen, deren Mitglieder ebenfalls einen mündlichen Vortrag halten und dieselbe Rechenaufgabe lösen, dies allerdings ohne Zuschauer.

Der Trierer Sozialstress-Test setzt zuverlässig beide Stressachsen in Bewegung: Das sympathische Nervensystem beschleunigt den Puls, die Cortisolausschüttung wird stärker. Wenn Versuchspersonen mehrmals an dem Experiment teilnehmen, normalisiert sich in der Regel mit der Zeit ihre Hormonausschüttung, während das sympathische Nervensystem weiterhin überdurchschnittlich aktiv bleibt, solange die Situation andauert. Menschen mit einem schwachen Selbstwertgefühl und einer geringen Kontrollüberzeugung entwickeln, kaum überraschend, einen stärkeren Cortisolanstieg. Entscheidend ist, dass die Beobachter am Tisch gegenüber jede Kommunikation mit dem Bewerber verweigern und ihn stattdessen unbewegt beobachten. So wird ihm die Möglichkeit zur Erfolgskontrolle entzogen: Er strengt sich an, um seine Aufgabe möglichst gut zu machen, ohne zu erfahren, ob seine Anstrengungen fruchten.

Daraus lassen sich einige Merkmale von sozialem Stress ableiten. Unsere

Cortisolachse tritt vor allem in Aktion, »wenn die Situation oder der Stimulus (also der Stressor) durch die Charakteristika der Neuigkeit, Unvorhersehbarkeit und Unkontrollierbarkeit gekennzeichnet ist und das Individuum eine Bedrohung der eigenen Person antizipiert«, fassen die Stressforscher Eva Fries und Clemens Kirschbaum zusammen. »Dies kennzeichnet vor allem Situationen, die eine potenzielle Bedrohung der eigenen Person nach sich ziehen könnten.«[169]

Stressforscher wie Karasek und Siegrist weisen seit langem auf die entscheidende Bedeutung von Kontrolle und Gratifikation hin.[170] Für die Versuchspersonen steht aber noch mehr auf dem Spiel: ihr Selbstwertgefühl. Die amerikanische Psychologin Sally Dickerson, die das Forschungsfeld entscheidend geprägt hat, spricht in diesem Zusammenhang vom »sozialen Selbst«: »Ein positives soziales Selbst zu bewahren – das soziale Ansehen, den Status und die Anerkennung der eigenen Person aufrechtzuerhalten – ist entscheidend für das Wohlbefinden und Überleben.« Mit der Drohung einer schlechten Begutachtung greift der Stresstest in diese zentralen Bedürfnisse ein und löst die Stressreaktion aus. Dickerson nennt das die »sozialevaluative Bedrohung«.

Stress behindert die Immunantwort direkt und indirekt

Was macht krank, was erhält gesund? Um gesund zu bleiben, brauchen wir das Gefühl von Kontrolle, Vorhersehbarkeit und Anerkennung. Das fingierte Bewerbungsgespräch im Trierer Sozialstress-Test enthält die Drohung auf Abwertung – und in der Gunst anderer Menschen zu sinken, tut weh. Die sozialevaluative Bedrohung hat massive körperliche, gesundheitliche Folgen.

Sally Dickerson ist eine Psychoneuroendokrinoimmunologin. Diese wissenschaftliche Disziplin mit dem langen Namen hat es mittlerweile zu einer gewissen akademischen Respektabilität und sogar zu einigen Lehrstühlen gebracht. Wie der Name schon sagt, ist die Psychoneuroendokrinoimmunologie durch einen umfassenden Gesundheitsbegriff gekennzeichnet: Sie versucht, die Zusammenhänge von Psyche, Nervensystem, Hormonen und Immunsystem zu verstehen. Bereits in den 1980er-Jahren war klar geworden, dass das Nerven- und das Immunsystem einander unmittelbar beeinflussen. Beispielsweise steuert das Gehirn über das Nervensystem Knochenmark und Thymusdrüse direkt an, die wichtige Funktionen bei der Infektionsabwehr erfüllen, und auch Entzündungszellen wie die Lymphozyten reagieren auf Neurotransmitter, die zwischen den Nervenenden entstehen.

Sally Dickerson hat durch ihre Forschungen seelische und geistige Einflüsse in die medizinische Debatte gebracht. Dass Seele und Körper untrennbar zusammenhängen, ist eine Binsenweisheit, zu der sich Mediziner jeder Richtung kostengünstig bekennen können, nur um gleich darauf die »Psychosomatik« zu einer Angelegenheit von Psychologen zu erklären. Ausschlaggebend für den wissenschaftlichen Erfolg der entstehenden Lehre vom Psychoneuroendokrinoimmunsystem ist, dass sie zu erklären versucht, *auf welchen Wegen* Wahrnehmung, Persönlichkeit und Körper ineinander wirken.

Sally Dickerson untersuchte beispielsweise, wie sozialevaluative Bedrohungen auf die Infektionsabwehr wirken, indem sie während des Trierer Sozialstress-Tests die Blutkonzentration von Zytokinen erhob. Zytokine sind Eiweiße, mit denen die verschiedenen Immunzellen ihren Kampf gegen Infektionen untereinander abstimmen. Sally Dickerson erhob die Menge von Zytokinen im Blut, bevor und nachdem ihre Versuchspersonen einen Aufsatz über ein besonders peinliches Erlebnis schrieben. Die Erinnerung an eine Situation, als sie »vor Scham im Boden versinken wollten«, löste bei den Versuchspersonen ein Ansteigen von entzündungsfördernden Zytokinen aus.

Manche Zytokine lösen aber Entzündungsprozesse aus, die nicht nur überflüssig sind, sondern sogar zerstörerisch wirken. Aus diesem Grund fördert psychosozialer Stress langfristig Gewebeschädigungen und dadurch eine ganze Reihe chronisch-degenerativer Krankheiten wie Arteriosklerose, Diabetes und Krebs. Andererseits hemmt Cortisol die Bildung von Zytokinen, die gegen virale Infektionen vorgehen. Der Zusammenhang zwischen Hormonen und Immunabwehr ist sehr komplex und in weiten Teilen bisher unverstanden. Sicher ist aber, dass im Ergebnis sozialer Stress die Wundheilung und die Fieberreaktion verzögert und schwächt.

Der amerikanische Psychologe Sheldon Cohen untersuchte bereits Anfang der 1990er-Jahre diesen Zusammenhang, indem er Versuchspersonen mit Viren konfrontierte. Zunächst stellte er anhand der Antikörperreaktion fest, gegen welche Erkältungsviren die Studienteilnehmer eine Immunität aufwiesen, und träufelte ihnen danach eine Lösung mit einem Virus auf die Nasenschleimhaut, dem sie bisher noch nicht ausgesetzt waren. Dabei zeigte sich ein *linearer Zusammenhang* zwischen dem Ausmaß der psychosozialen Belastung und ausbrechenden Erkältungen. Von den Personen, die nur von geringem Stress berichteten, wurde jeder vierte krank. Unter den stark belasteten Personen war es dagegen jeder zweite.

In einer Folgestudie unterschied Cohen Sheldon daraufhin nach der Art der

Stressoren. »Zwei Arten von belastenden Lebensereignissen (*life events*) gingen besonders stark mit größerer Anfälligkeit einher: anhaltende zwischenmenschliche Probleme (mindestens einen Monat oder länger) innerhalb der Familie oder im Freundeskreis und anhaltende Probleme im Zusammenhang mit Arbeit (Unterbeschäftigung oder Arbeitslosigkeit). Außerdem zeigte sich für alle Belastungen, dass das Risiko der Erkrankung wuchs, je länger der Stress anhielt.«[171] Auch hier steht mehr auf dem Spiel als nur ein lästiger Schnupfen. Die Immunreaktion beeinflusst das Risiko für Autoimmunkrankheiten wie Asthma, Rheuma, Diabetes und bestimmte Tumoren.

Psychosozialer Stress und soziale Benachteiligung

Die Psychoneuroimmunologie hat nachgewiesen, dass Gefühle wie Ohnmacht, Scham, Hilfslosigkeit und Frustration unmittelbare körperliche Folgen haben. Dass psychosoziale Faktoren eine so große Rolle für die Gesundheit spielen, erklärt sich aus der Natur unserer Stressreaktion: Während die trockene Stressachse des Nervensystems schnell in Aktion tritt und sich ebenso schnell wieder beruhigt, setzt die Wirkung der hormonellen Stressachse langsamer ein und hält dafür länger an. Steroidhormone wie Cortisol schwimmen in der Blutbahn und wirken auf diverse Zellen, auch wenn der Stressor sich längst aus der Wahrnehmung entfernt hat.

Was hat all das mit dem sozialen Gradienten zu tun? Der psychosoziale Stress ist keineswegs gleichmäßig über die Klassen verteilt. Gerade in den unteren Klassen fehlt Kontrolle und Gratifikation, die Belastungen gelingen lassen. Die psychoneuroimmunologische Forschung hat mittlerweile einige der körperlichen Vermittlungswege identifizieren können, auf denen die besondere Belastung der Gesundheit der unteren Klassen schadet.

Michael Marmot und einige Kollegen untersuchten beispielsweise 2004 die Konzentration von Cortisol im Tagesverlauf in unterschiedlichen sozialen Schichten. Während sich die Konzentrationen unmittelbar nach dem Aufwachen kaum unterschieden, stiegen sie bei den Angestellten mit einem niedrigen beruflichem Status innerhalb einer halben Stunde deutlich an, nicht aber bei den Versuchspersonen an der Spitze der beruflichen Hierarchie. Der Anstieg bei Angestellten mit niedrigem Status war an Wochenenden weniger stark ausgeprägt.

Noch eindrücklicher sind die Forschungsergebnisse zum Zusammenhang zwischen der Immunreaktion und dem sozialen Status. Sheldon Cohen setzte

Kinder Viren aus, nachdem er ermittelt hatte, ob deren Eltern ein Eigenheim besaßen. »Es zeigte sich, dass Immobilienbesitz ein hervorragender Vorhersagewert dafür ist, ob die Kinder krank werden oder nicht«, erklärte Cohen später in einem Interview. Wieder war der Zusammenhang zwischen Status und Anfälligkeit linear: Je länger die Eltern ein eigenes Haus besaßen, umso widerstandsfähiger waren ihre Kinder. In der Gruppe ohne Immobilien oder mit Immobilien, die erst vor kurzem erworben worden waren, wurden etwa 45 Prozent der Kinder nach einer Infektion krank, in der Gruppe mit langjährigem Immobilienbesitz 30 Prozent.[172]

Fatale fetale Programmierung

Ein niedriger sozialer Status beginnt nicht erst mit dem ersten Atemzug auf den Körper einzuwirken, sondern schon vorher. Sheldon Cohens Untersuchung über die Immunfitness bewies, dass ein langjähriger Immobilienbesitz die kindliche Gesundheit selbst dann verbessert, wenn die Eltern ihr Reihenhaus *lange vor der Geburt* erworben haben. Andererseits nutzte es wenig, wenn die Eltern erst spät zu Immobilienbesitzern geworden waren. »Diejenigen, deren Eltern in den frühen Lebensjahren kein Haus besaßen, sondern erst in der Jugend, trugen das gleiche Krankheitsrisiko wie diejenigen, deren Eltern zu keinem Zeitpunkt ihr Haus besaßen«, heißt es in Cohens Studie. »Diese Assoziation war unabhängig von dem Bildungsniveau der Eltern, der eigenen Ausbildung und von Persönlichkeitsmerkmalen.«[173]

Epidemiologische Statistiken zeigen, dass von allen Faktoren das Geburtsgewicht, das Vorhandensein unterstützender Menschen und der sozioökonomische Status den stärksten Einfluss ausüben.[174] Über die spätere Gesundheit und damit die Lebensdauer wird also zu einem Gutteil bereits im Mutterleib entschieden. Einige Mediziner sprechen von einer fetalen Programmierung.[175] Der englische Arzt David Barker stieß auf den Einfluss von frühkindlichen und vorgeburtlichen Erfahrungen, als er nach Risikofaktoren für die koronare Herzkrankheit suchte. Ein niedriges Geburtsgewicht erhöht das Risiko für kardiovaskuläre Krankheiten, Diabetes und einen schnellen Verlust der kognitiven Funktion – und zwar auch unabhängig von der weiteren Entwicklung nach der Geburt.[176]

Zukünftige Mütter leiden im globalen Norden sehr selten unter Kalorienmangel. Tatsächlich spielen die Details der Ernährung während der Schwangerschaft für die spätere Gesundheit des Kindes nur eine nebensächliche Rolle, solange ausreichend Kalorien aufgenommen werden.[177]

Dennoch ist das Geburtsgewicht auch hierzulande einer der besten Vorhersagewerte für die spätere Morbidität und Mortalität[178] – warum, wenn doch die unterschiedlichen Ernährungsgewohnheiten keine große Rolle für die Entwicklung des Fötus spielen? Stress senkt das Geburtsgewicht, wie Interviews mit Müttern und Tierversuche belegen.[179] So wie der Immobilienbesitz der Eltern drückt das Gewicht des Neugeborenen daher stellvertretend, aber sehr deutlich aus, wie gelassen schwangere Frauen ihrer Zukunft entgegensehen. Mit anderen Worten: Ist das Kind erst einmal in den Brunnen gefallen, ist es zu spät, um noch nennenswerte Unterschiede bei der Gesundheit zu erreichen.

Endlich: Unser Fall ist gelöst!

Damit haben wir Sonjas Schicksal fast vollständig aufgeklärt: Psychosozialer Stress löst hormonelle und immunologische Prozesse aus, die über kurz oder lang krank machen werden. Er erhöht die Zahl der Erkrankungen und beschleunigt das Altern. So dringt der soziale Gradient »unter die Haut«. Weil außerdem bereits im Mutterleib und in der frühen Kindheit die Grundlagen unserer Gesundheit gelegt werden, haben wir nicht nur die Lösung für Sonjas Schicksal gefunden, sondern, tragischerweise, auch die Erklärung für das Schicksal ihrer Tochter.

Was macht krank, was erhält gesund? Die Antwort lautet: *Andere Menschen machen Menschen krank.* Auch wenn viele Fragen über die physiologischen Vermittlungsschritte nach wie vor offen sind, steht fest, dass psychosoziale Faktoren eine Hauptrolle im Krankheitsgeschehen spielen. Die schlimmsten Noxen sind Ablehnung und Abwertung durch andere Menschen, Einsamkeit und Isolation.

Soziale Unterstützung erhält gesund

Andere Menschen machen uns aber nicht nur krank, sie machen uns auch gesund. Die Kehrseite der pathogenen psychosozialen Belastung ist die Salutogenese durch soziale Unterstützung. Sheldon Cohen, Sally Dickerson und viele andere haben gezeigt, dass Menschen gesünder sind und länger leben, die Familie und Freunde haben und sich nicht isoliert fühlen. »Negative soziale Bezüge – etwa solche, die evaluativ oder ablehnend sind – können zu potenziell schädlichen körperlichen Reaktionen führen, wohingegen das Vorhandensein von positiven, unterstützenden Menschen schützende Effekte hat«, betont Sally Dickerson.[180] Ob wir sozial eingebunden sind, macht einen deutlichen und nachweisbaren Unterschied beispielsweise für die Sterblichkeit. »Der Einfluss von sozialen Beziehungen auf das Mortalitätsrisiko ist vergleichbar mit den etablierten Risikofaktoren«, heißt es in einer Metaanalyse von 2010.[181] Sie sind mindestens ebenso wichtig für die Prognose wie Bluthochdruck oder Rauchen.

Besonders deutlich macht sich das Fehlen von sozialer Unterstützung bemerkbar, wenn eine Krankheit bereits ausgebrochen ist. In einer mittlerweile klassischen Studie untersuchte die Kardiologin Lisa Berkman die Überlebenszeit von Patienten über 65 nach einem Herzinfarkt. In der Patientengruppe mit mindestens zwei nahestehenden Menschen, von denen die Erkrankten nach eigenen Aussagen Unterstützung erwarten konnten, verstarb etwa jeder vierte innerhalb eines Jahres. In der Gruppe ohne soziale Unterstützung verstarb im selben Zeitraum jeder zweite. Das Ergebnis war unabhängig von gängigen Risikofaktoren wie Rauchen, weiteren bestehenden Erkrankungen und dem sozioökonomischen Status.[182] Ähnlich klare Ergebnisse gibt es beispielsweise für Brustkrebs. Nach dem Ausbruch einer Erkrankung übertrifft soziale Unterstützung bei weitem die Wirksamkeit vieler medikamentöser Behandlungen.

Soziale Netzwerke erhalten also gesund. Dabei kommt es allerdings nicht nur auf die Anzahl der Kontakte an, sondern auch auf qualitative Eigenschaften. Protektiv wirken regelmäßige und vor allem vielgestaltige Bezüge. Der Effekt auf die Gesundheit ist nämlich besonders groß, wenn wir unterschiedliche Quellen der Unterstützung haben, also beispielsweise nicht nur auf die Hilfe eines Ehepartners angewiesen sind, sondern auf Freunde, Verwandte, Kollegen, Kinder und Nachbarn zählen können.

Menschen sind eben unhintergehbar Gemeinschaftswesen. Fast jeder hat das Bedürfnis nach anderen Menschen. Wird dieses Grundbedürfnis erfüllt, wehren wir Viren und Bakterien ab, wir tragen schwerere Lasten, begreifen mehr und vergessen weniger (Immunfunktion, Belastbarkeit, kognitive Funktion).

Psychosozialer Stress kann durch Unterstützung und soziale Netzwerke abgefedert werden. Andere Menschen nehmen uns die Angst. Sie beruhigen, was sich beispielsweise deutlich am Herzrhythmus nachvollziehen lässt. Die Wertschätzung der Person im engeren Umfeld verleiht außerdem eine gewisse Unabhängigkeit gegenüber Abwertung von außen. Sie begründet, was Aaron Antonovsky das Kohärenzgefühl nannte: die salutogenetische Überzeugung, mit Krankheit und Schmerz fertig zu werden. Soziale Unterstützung stärkt gleichzeitig unsere Abwehr gegen Krankheit und mildert deren Folgen. Mehr noch, ohne die Erfahrung sozialer Unterstützung kann kein Kohärenzgefühl entstehen und damit auch keine Gesundheit.

Verschiedene Formen der Unterstützung

Ein romantischer Überschwang ist dennoch nicht angebracht. Die schützende psychosoziale Wirkung ist kein Rätsel, sondern kann mit der gängigen »Schulmedizin« erklärt werden. Sozial eingebunden zu sein bringt unter anderem ganz pragmatische, aber entscheidende Vorteile mit sich. Die Freunde und der Partner geben dem Alltagsleben eine Struktur, sorgen dafür, dass der Kranke aus dem Bett und aus dem Haus kommt. Sie lenken vom Leiden ab. Kranke mit starken sozialen Bezügen erhalten konkrete Hilfe, gute Ratschläge und finanzielle Unterstützung. Ihre Freunde sorgen dafür, dass schädliches Bewältigungsverhalten unterbleibt. (Tun sie das nicht, kann der Effekt unterm Strich durchaus negativ sein.)

Zur Romantik besteht auch deshalb kein Anlass, weil die Geschlechter sehr unterschiedlich von der sozialen Unterstützung profitieren. Lange wurde in der epidemiologischen Forschung lediglich der Familienstand als Zeichen für soziale Isolation erhoben. Grundsätzlich kann soziale Unterstützung in materieller Hilfe oder emotionaler Unterstützung oder beidem bestehen. Im Jahr 1995 untersuchten die Soziologen Lee Lillard und Linda Waite, welche Form für welche Menschen den Ausschlag gibt. Ihre Analyse zeigte, dass Männer sowohl von den finanziellen Vorteilen einer Ehe als auch von der emotionalen Unterstützung profitierten. Ehefrauen dagegen hatten kaum einen psychischen Vorteil von der Ehe. Verheiratet zu sein hatte also je nach Geschlecht ganz unterschiedliche Effekte.[183] Zugespitzt gesagt: Ehemänner haben finanzielle und emotionale Vorteile. Wohlhabende Ehefrauen bekommen finanzielle Unterstützung. Arme Ehefrauen bekommen meistens nichts.

Lässt sich soziale Unterstützung organisieren?

Die kurative Medizin hat dieses Forschungsergebnis so verstanden, dass soziale Unterstützung bei der Gesundung hilft und daher organisiert werden sollte. Bei schweren Erkrankungen wie Krebs bekommen Patienten mittlerweile häufig den gutgemeinten Hinweis, sie mögen sich um eine Selbsthilfegruppe bemühen. Manche Patienten können sich auch von Therapeuten psychosozial beraten lassen. Allerdings hat sich gezeigt, dass diese Form der akuten Unterstützung wenig wirksam ist. Nach Ausbruch einer Erkrankung verbessern solche Maßnahmen die Überlebensraten kaum. Die sozialen Bezüge entziehen sich einer sozialarbeiterischen Intervention. »Soziale Unterstützung ist keine Variable«, stellt Sheldon Cohen nüchtern fest. »Es ist keine Tablette, die wir schlucken können, um unsere Aussichten zu verbessern. Soziale Unterstützung ist vielmehr ein Prozess. Oft handelt es sich um einen lebenslangen Prozess, der aus der zwischenmenschlichen Interaktion zwischen Menschen entsteht.«

Cohens Beobachtung ist für die Möglichkeit der Prävention entscheidend. Obwohl es bevölkerungspolitisch wunderbar praktisch wäre, lassen sich weder Kohärenzgefühl, noch soziale Gemeinschaft eben mal vermitteln, erzeugen oder gezielt manipulieren. Sie entstehen »von unten«, wachsen langsam im Zusammenspiel verschiedener Lebensbereiche. Daher führt der Weg der wissenschaftlichen Debatte über die beste Therapie der psychosozialen Belastung im Kreis. Wir enden, wo wir losgegangen sind: bei den gesellschaftlichen Verhältnissen, unter denen Widerstandskraft, Sozialität oder Asozialität entsteht.

Das Militär will es genauer wissen

Mit diesen Erkenntnissen der psychoneuroimmunologischen Forschung können wir nun den vagen Begriff »Stress« genauer bestimmen. Erinnern wir uns: Der Endokrinologe Hans Selye entdeckte in den 1930er-Jahren, wie Belastungen – über die Hormone der Nebennierenrinde – unsere Körper verändern. Selye war ein wahrer Künstler beim Sezieren von Ratten und anderen Versuchstieren, aber er trug letztlich wenig dazu bei, Auslöser und Ablauf der Stressreaktion aufzuklären. Emotionen galten ihm als »bloße Nervenreize«. Er glaubte, dass jede Anpassung an eine Herausforderung, ob angenehm oder schrecklich, den gleichen körperlichen Ablauf anstößt. »Wir wissen jetzt, dass Anpassungsforderungen auch von Wirkstoffen gestellt werden können, die nicht schädlich sind«, schrieb er noch 1979 in seiner Autobiografie. »Wir können konkrete Beweise dafür liefern, daß große Freude die gleichen unspezifischen Veränderungen im Körper hervorrufen kann wie intensiver Schmerz.«[184]

Damals war Selye »der große alte Mann der Stressforschung«. Er reiste von Konferenz zu Konferenz, gab Fernsehinterviews und veröffentlichte populäre Sachbücher über die optimale »Stressbewältigung im modernen Leben«. Sein unspezifischer Stressbegriff lieferte die Grundlage für ebenso unspezifische Ratschläge von geradezu schmerzhafter Banalität. »Setze deine eigenen Ziele, unabhängig von den Erwartungen anderer Leute!«, heißt es da, oder: »Du musst in jeder Situation entscheiden, ob du dich mit dem Problem abfinden kannst oder es mit aller Kraft bekämpfen!« Gerade diese Banalität erklärt, im Zusammenspiel mit Selyes wissenschaftlichem Renommee, seinen durchschlagenden und massenhaften Erfolg: Ein Wissenschaftler, der aus dem Labor Erkenntnisse mitbringt, die alle schon immer geahnt haben.

Welche sozialen und seelischen Umstände unsere Stressreaktion auslösen, interessierte Selye nicht wirklich. Weil für ihn die Besonderheit der Stressoren die körperliche Reaktion und damit das Krankheitsgeschehen gar nicht beeinflussen können, konnte er unbekümmert von gestressten Ratten zu gestressten Menschen springen.

Innerhalb der Stressforschung war allerdings Selyes These von der unspezifischen Anpassungsleistung immer umstritten. Die klarste und deutlichste Kritik kam von Militärmedizinern. Sie wiesen nach, dass die Quelle der Belastung sehr wohl einen entscheidenden Unterschied macht. Der amerikanische Endokrinologe und ehemalige Armeearzt John Wayne Mason kritisierte bereits in den 1950er-Jahren, Selye spiele die kognitiven und emotionalen Stressoren herunter. Es war das Militär, das als erstes die wesentlich psychosoziale Natur der Belastung erkannte.

Dafür gab es gute Gründe. Schon im Ersten Weltkrieg hatten die Armeen erfahren müssen, dass die Belastungsfähigkeit der Soldaten eine kriegsentscheidende Rolle spielt. Unter den Bedingungen der industrialisierten Kriegsführung zerbrachen viele von ihnen, erstarrten vor Angst und kamen ihren Befehlen nicht nach. Dieser »Granatenschock« hatte offensichtlich psychische Ursachen, die aber unabweisbar physische Folgen nach sich zogen. Das Militär in allen Industrienationen sucht seitdem intensiv nach wissenschaftlich gesicherten Methoden, um das »Kampfversagen« auf dem Schlachtfeld in den Griff zu bekommen, es frühzeitig zu erkennen und idealerweise medikamentös zu verhindern.

Als der Koreakrieg 1950 einsetzte, finanzierte das amerikanische Militär großzügig Grundlagenforschung zu diesem Problem. Sie wurde in dem neugegründeten »Walter Reed Army Institute of Research« konzentriert. »Wie verändert Angst den Stoffwechsel?«, war die Leitfrage, die der Endokrinologe John Mason und seine Kollegen mit Experimenten an Affen und Ratten untersuchten. Das Institut wurde zu einem Hauptquartier der Selye-Kritik. Mason bezweifelte wohlgemerkt überhaupt nicht, dass die körperlichen Schäden den Weg nahmen, den Hans Selye wenige Jahre zuvor beschrieben hatte. Genauso wenig glaubte er aber, dass diese Schäden eine »einheitliche Reaktion« auf Reize aller Art seien. Seine Tierexperimente belegten das Gegenteil.

John Mason ließ beispielsweise Rhesus-Affen unter verschiedenen Umständen hungern und erfasste die Hormonkonzentration in ihrem Blut. Manchmal konnten die hungernden Tiere Artgenossen beim Essen beobachten – mehr Stress, mehr Cortisol! Manchmal machte Mason den Affen weiß, sie würden gefüttert, obwohl sie lediglich Kekse bekamen, die keine Kalorien enthielten – weniger Stress, weniger Cortisol! Statt die Tiere mit großer Hitze zu bestrahlen, wie Hans Selye es mit seinen Ratten getan hatte, erhöhte Mason die Temperatur ganz langsam – keine Stressreaktion, keine vermehrte Cortisol-Absonderung!

Der gleiche Kalorienmangel, der gleiche Hitzestress hatten also ganz unterschiedliche Folgen. »Der eigentliche vermittelnde Einfluss in vielen Experimenten von Selye war möglicherweise der psychische Apparat, der in emotionale Erregung versetzte«, schloss John Mason.[185] Der hormonelle Ablauf vom Hypothalamus zur Nebennierenrinde sei gar keine Folge von Reizen wie Hitze, Lärm oder Hunger, vermutete John Mason, sondern eine Folge der *Angst*, die diese Reize auslösen. So wurde das Militär zum Geburtshelfer der Psychoneuroimmunologie: Sie war auf differenzierte Antworten auf psychosomatische Fragen angewiesen.

In Wirklichkeit reagiert unser Körper auf unterschiedliche Reize auf unterschiedliche Weise. Gemeinsam ist den Reizen nur, dass sie als Bedrohung des Wohlbefindens und die eigenen Bewältigungsmöglichkeiten als ungenügend wahrgenommen werden. Die Art des Stimulus und ihre Wahrnehmung bestimmt Dauer und Rhythmik der physischen Stressreaktion und das Zusammenspiel der hormonellen und Nervenachse. Hans Selye lag falsch, und das bedeutet auch: um die Krankheitslast zu senken, müssen wir in Wirklichkeit nicht Anstrengung an sich vermeiden, sondern lediglich Isolation, Frustration und Angst.

Stressforschung und Gesellschaftskritik

Deshalb unterscheiden Psychoneuroimmunologen wie Sally Dickerson oder Sheldon Cohen heute ganz genau zwischen den verschiedenen Auslösern der Stressreaktion. Sie betrachten die *Details der sozialen Interaktion*. So kam die Stressforschung dazu, gesellschaftliche Strukturen misstrauisch zu beäugen, obwohl sie doch eigentlich nur medizinische Fragen klären wollte.

Die psychosoziale Stressforschung eröffnet damit eine neue epidemiologische Perspektive auf die Lebenswelten und Organisationen, in denen Gesundheit entsteht oder aber aufgezehrt wird.

Auf die Frustrationsmaschinerie der Schulen …

Auf den stetigen Gesundheitsverbrauch in den Betrieben …

Auf die Isolation in den Altenheimen, deren Bewohner zu einem großen Teil innerhalb kurzer Zeit geistige und körperliche Fähigkeiten einbüßen …

Kurz, mit den Begriffen der Stressforschung lassen sich *gesellschaftliche Strukturen* beurteilen, nicht nur isolierte Belastungen und persönliche Bewältigungsstrategien. Manche Stressforscher wurden bei ihrer Suche nach den entscheidenden Stressoren von vornherein von einer gesellschaftskritischen Haltung angetrieben, wie Aaron Antonovsky, der am eigenen Leib erfahren hatte, wie umfassend Diskriminierung auf Körper und Geist wirkt. Andere Wissenschaftler wie Michael Marmot stießen auf die sozialen Stressoren einfach dadurch, dass ihre Forschungsergebnisse alle anderen Erklärungen ausschlossen.

Aber was fangen wir mit dieser Erkenntnis an? Vor allem medizinisch geprägte Wissenschaftler erklären – entsprechend ihres undifferenzierten Belastungsbegriffs – Stressbewältigung zur Privatangelegenheit. Sie ignorierten die zugrunde liegenden Strukturen und bürdeten den Menschen die Aufgabe auf, gesellschaftlich erzeugte Belastungen individuell zu vermeiden und zu bewältigen. Schon Hans Selye riet zum »Stressmanagement«. »Zu beurteilen, was für uns persönlich am besten ist, ist eine Sache der Übung durch Erfahrung, die jeder für sich selbst erwerben muss.«[186] Tipps für die »Work-Life-Balance« und psychologische Interventionen sollen das Kohärenzgefühl, von dem Aaron Antonovsky sprach, »vermitteln« und so psychosoziale Belastungen abfedern.

Epidemiologen wie Michael Marmot und Sheldon Cohen werden dagegen überraschend konkret. Ihr Rat lautet: »Sorge dafür, dass du ein hohes Einkommen und Immobilien hast!« Ein Teil der Gesundheitswissenschaft ist besonders konsequent. Er sagt: »Sorgen wir dafür, dass keiner übermäßig mehr hat als die anderen!« Diese Wissenschaftler haben die *soziale Gleichheit* in die gesundheitliche Debatte zurückgebracht.

Ungleichheit oder Armut?

Wenn wir uns machtlos fühlen, als Spielball unvorhersehbarer Kräfte, werden wir krank. Psychosozialer Stress entsteht aus unseren Befürchtungen: Was dürfen wir von anderen Menschen erwarten? Was halten und erwarten sie von uns? Daraus folgt unweigerlich die bange Frage: Was halten und erwarten eigentlich wir selbst von uns? Dieser Stress entsteht aber nicht nur in unserem unmittelbaren Umfeld, sondern durch einen niedrigen Status in einer ungleichen Gesellschaft.

Aus der Bevölkerungsstatistik wissen wir, dass ein niedriger sozialer Status pathogen wirkt. In diesen Statistiken kann beispielsweise das Einkommen (oder auch ein Konglomerat aus Einkommen, Bildung und beruflicher Stellung) als Maßstab genommen werden. Auf der nationalen Ebene zeigen sich die gesundheitlichen Folgen der Ungleichheit als sozialer Gradient, das heißt: als gesundheitlicher Unterschied zwischen arm und reich. Auf der internationalen Ebene, also beim Vergleich verschiedener Länder, geschieht allerdings etwas ziemlich Merkwürdiges. Ein geringes Einkommen oder wenig Bildung führen *innerhalb* eines Landes dazu, dass die Gesundheit schlecht ist – aber exakt derselbe Status hat in einem anderen Land ganz andere Folgen. Ein armer Mensch in Österreich verfügt über einen Fernseher, einen Kühlschrank, seine Zahnschmerzen werden behandelt. Er verfügt also über einen materiellen Reichtum, der für die meisten Togolesen traumhaft erscheint. Dennoch schadet dem Österreicher seine relative Armut.

Wenn sich ein gewisser Lebensstandard über die ganze Bevölkerung hinweg verbreitet hat, lässt sich der soziale Gradient von wachsendem Wohlstand immer weniger beeindrucken. Ab einem Bruttosozialprodukt von etwa 10.000 US-Dollar pro Kopf führt steigender Wohlstand immer weniger zu längerem Leben. Ökonomisch gesprochen: der gesundheitliche Grenznutzen steigender Einkommen fällt.

Das bekannteste Beispiel für die begrenzte Bedeutung des Einkommens ist Kerala, ein kleiner indischer Bundesstaat an der Westküste des Subkontinents. Die Zahl der Analphabeten und die Säuglingssterblichkeit sind dort erstaunlich niedrig, viel niedrigerer als in allen anderen indischen Bundesstaaten, obwohl das Pro-Kopf-Einkommen Keralas unterdurchschnittlich ist. Ende der 1990er-Jahre betrug das Bruttoinlandsprodukt pro Kopf und Jahr nicht einmal 1000 US-Dollar. Dennoch haben die Bewohner Keralas heute im Schnitt eine Lebenserwartung von 75 Jahren und damit lediglich fünf Jahre weniger als US-Amerikaner, in deren Heimat das Bruttoinlandsprodukt pro Kopf 28-mal höher liegt. In der Entwicklungspolitik ist deshalb die Rede von einem »Kerala-Paradox«.

Auch der Vergleich von Industrienationen zeigt, dass Reichtum allein nicht der Schlüssel zur Gesundheit sein kann. In Japan beispielsweise lag das Bruttosozialprodukt pro Person und Jahr 1995 bei etwa 22.000 US-Dollar, in den USA bei 28.000 US-Dollar – aber die Lebenserwartung der Japaner übertraf mit durchschnittlich 80 Jahren die der Amerikaner zur damaligen Zeit um zwei Jahre! Mittlerweile haben wir oft genug gehört, dass ein gesundheitliches Ergebnis wie die Lebenserwartung auf eine Vielzahl von Einflüssen zurückgeht. Internationale Vergleiche zeigen aber, dass der Unterschied der Lebenserwartung nicht nur eine Folge von gesünderer Ernährung oder ähnlichem sein kann. Während die *Einkommenshöhe* ab einem bestimmten Niveau keinen Einfluss mehr auf die Lebenserwartung hat, hängt diese mit dem *Einkommensunterschied* sehr wohl zusammen.

Offensichtlich ist der soziale Gradient auch ein Ergebnis der relativen Deprivation. Eine Reihe von Untersuchungen hat die Auswirkungen der Ungleichheit untersucht. Werden verschiedene Städte oder Bundesstaaten je nach der Kluft zwischen arm und reich verglichen, zeigt sich (wenn auch mit unterschiedlicher Stärke), dass Ungleichheit gesundheitsschädlich ist.[187] Ungleichheit begünstigt außerdem Kontextfaktoren wie physische Gewalt, Kriminalität und Drogenkonsum, Säuglingssterblichkeit und psychische Krankheiten. »Ungleichheit führt zu geringerer Lebenserwartung, zu geringerem Geburtsgewicht und höherer Säuglingssterblichkeit. Die Menschen erreichen eine geringere Körpergröße, sie sind anfälliger für Infektionskrankheiten und Depressionen«, fassen die Epidemiologen Kate Pickett und Richard Wilkinson zusammen.[188]

Die beiden Wissenschaftler wollen zeigen, dass derselbe Lebensstandard unterschiedliche Folgen hat – je nachdem, wie hoch der Lebensstandard der anderen ist! Anders gesagt, je gleichmäßiger die Verteilung, desto weniger Reichtum ist nötig, um das gleiche Maß an Lebenszeit und Lebensqualität zu erreichen. Dabei geht es ihnen wohlgemerkt nicht um »Chancengleichheit«, um faire Startbedingungen beim Wettlauf um Einkommen und Status: Hier geht es um *Gleichheit im Ergebnis*. Lapidar stellen Pickett und Wilkinson fest, dies könne durch geringe Lohnspreizung ebenso wie durch staatliche Umverteilung erreicht werden; der Effekt für den Gesundheitszustand der Bevölkerung sei derselbe.

»Die Qualität des sozialen Lebens hat in den modernen Gesellschaften nicht Schritt gehalten mit der Verbesserung der materiellen Lebensumstände«, fasst Richard Wilkinson zusammen. »Die Erklärung dafür liegt in den Auswirkungen, dass Menschen angemessene Einflussmöglichkeiten und Ressourcen fehlen, um über ihre Lebensumstände zu bestimmen, dass sie sich minderwertig fühlen müssen, in Depression, Feindseligkeit und fehlender Unterstützung durch soziale Netze.«[189] In den Industrienationen sei, zugespitzt formuliert, das Schlimme an der Armut nicht der Mangel, sondern die Kränkung, die mit ihr einhergeht.

Die Forderung nach Gleichheit provoziert

Mittlerweile hat Richard Wilkinson die Stiftung »Equality Trust« gegründet, um seine Botschaft in die politische Debatte zu tragen: Gleichheit ist für alle besser. Mit Statistiken bewaffnet führen er und einige Verbündete eine Schlacht für die Umverteilung im (gesundheitlichen) Interesse aller. Mit internationalen Vergleichen will Wilkinson belegen, dass inländische Umverteilung Nationen gesünder macht.

Dass er aus seinen epidemiologischen Untersuchungen klare politische Konsequenzen zieht, hat ihm geradezu den Hass einiger Kommentatoren eingebracht. Einige Ökonomen versuchten, seine These zu diskreditieren, aber selbst einige sympathisierende Epidemiologen sind skeptisch. Die These über die schädliche Wirkung der Ungleichheit fordert Ökonomen heraus, weil Richard Wilkinson ihnen sozusagen auf ihrem eigenen Terrain gegenüber tritt. Die wesentliche, letztlich einzige legitime Fragestellung der Mainstreamökonomie ist die nach Effizienz. Staatliche Maßnahmen werden anhand der sogenannten Pareto-Optimalität beurteilt, die, kurz gefasst, ausdrückt, dass ein optimaler Zustand erreicht ist, wenn jede weitere Maßnahme irgendeinem Menschen schaden würde. »Eine Situation, in der A besser gestellt werden kann und B nicht gleichzeitig schlechter gestellt werden muss, zeigt, dass sich das System noch nicht im Optimum befindet.«[190] Der Staat kann und soll entsprechend alles tun, um die Reichtumsproduktion zu steigern, aber von der Umverteilung soll er die Finger lassen.

Epidemiologen wie Richard Wilkinson dagegen geht es sozusagen um die »Effizienzsteigerung der Gesundheitsproduktion«, und ihre Forschungsergebnisse können sie fast ebenso elegant wie Ökonomen statistisch darstellen. Dass wachsender Reichtum nicht zu wachsender Gesundheit führen soll, dass beides auseinanderklaffen kann, ist für die gängige Wirtschaftswissenschaft schwer zu verdauen. Die Behauptung nagt an ihrem normativen Fundament.[191]

So geht die wissenschaftliche Auseinandersetzung mit internationalen Metaanalysen und Gegen-Metaanalysen hin und her. Ein eindeutiger Gewinner ist nicht zu erwarten. Den Effekt von »Ungleichheit an sich« zu messen ist nämlich schwierig.[192] Wilkinsons Argumentation beruht, theoretisch betrachtet, auf *relativer Deprivation* und *Kontext-Effekten*. Relative Entbehrung entsteht aus dem Vergleich mit anderen Personen. Der amerikanische Historiker Garry Runciman erläuterte den Begriff der relativen Deprivation so: »Person A hat X nicht – Person A sieht eine Person, von der sie annimmt, diese hätte X – Person A will X haben – Person hält es für möglich, X zu bekommen.« Runcimans Formulierung macht deutlich, dass einige Voraussetzungen erfüllt sein müssen, damit Ungleichheit wirksam wird und die Gesundheit beeinträchtigt. Die »Person A« muss sich tatsächlich mit der »Person B« vergleichen, sie muss »in der gleichen Liga spielen«. Dafür muss sie aber überhaupt für möglich und wünschenswert halten, auf der sozialen Sprossenleiter nach oben zu steigen. Ob »Person A« das wirklich tut, ist eine Frage des sozialen Milieus und der nationalen Kultur. Daher unterscheiden sich die psychosozialen Auswirkungen der Einkommensungleichheit je nach dem untersuchten Land.

Neuere und faire Analysen der wenigen vorliegenden Studien – Ungleichheit ist kein angesagtes Forschungsfeld! – sprechen von einem »moderaten Effekt« auf die Lebenserwartung oder kommen zu dem Ergebnis, dass Ungleichheit auch im internationalen Vergleich eine gewisse Rolle spielt.[193]

Bei dieser Debatte über Wilkinsons These steht wohlgemerkt nicht in Frage, ob Armut der Gesundheit abträglich ist; dafür gibt es eine überwältigende Zahl an Belegen. Wilkinson und seine Kritiker streiten darüber, ob Ungleichheit *unabhängig von Armut* die Mortalität und Morbidität steigert – und zwar auf die ganze Bevölkerung bezogen, im Durchschnitt. Solange aber absolute Deprivation überhaupt noch eine Rolle für den sozialen Gradienten spielt, geht sie mit der relativen Deprivation Hand in Hand.

Umverteilung lohnt sich

Zur Debatte steht, ob eine Umverteilung, die das geheiligte Prinzip der Pareto-Optimalität verletzen würde, eine insgesamt gesundheitsfördernde Wirkung haben würde.

Die Antwort lautet: »Aber sicher!« Der epidemiologische Gedanke dahinter ist einfach und kann die Frage, wie sich relative und absolute Entbehrung zueinander verhalten, getrost beiseite lassen. Zum ersten Mal entwickelte diesen Gedanken der Epidemiologe Gerry Rodgers. Sein Ausgangspunkt war die Beobachtung, dass steigendes Einkommen irgendwann nicht mehr das Leben entsprechend des Inputs verlängert, dass der Zusammenhang zwischen Reichtum und Lebenserwartung sich abflacht. Das ist kaum bestreitbar, weil auch Milliardäre nicht dreihundert Jahre alt werden. Aus diesem Grund führt Umverteilung zu einer insgesamt niedrigeren Mortalität: Zweihundert Euro, die aus einem Portemonnaie in ein anderes wandern, nutzen der Verkäuferin gesundheitlich mehr als dem Unternehmer. Es macht deutlich weniger Unterschied für die individuelle Gesundheit, ob (um ein Beispiel ohne Extremwerte zu nennen) die monatlichen Einkünfte bei 28.800 Euro liegen statt bei 29.000, im Gegensatz zu dem Unterschied zwischen 1000 und 1200 Euro.

Gleichheit ist (gesundheitlich) besser, weil sie den Armen mehr nutzt als sie den Reichen schadet. Oder, wie Gerry Rodgers formuliert: »Die durchschnittliche Lebenserwartung ist nicht nur eine Funktion der durchschnittlichen Höhe des Einkommen, sondern auch der Verteilung des Einkommens.«[194] Wird der soziale Gradient abgeflacht, das Gefälle zwischen oben und unten weniger steil, sinken Krankheit und Sterblichkeit insgesamt.

Einwände: Lassen sich Statusunterschiede abschaffen?

Es gibt aber einen gewichtigen und sehr alten Einwand gegen die These, Gleichheit sei der Schlüssel zur Gesundheit. Ungleichheit macht immer dann krank, wenn sie das Selbstwertgefühl derjenigen bedroht, die in der Konkurrenz scheitern. Das aber muss nicht immer der Fall sein und mag sich außerdem kaum ändern lassen.

Richard Wilkinsons Argumentation beruht auf der Annahme, dass wachsende soziale Ungleichheit Frustration und daher Krankheiten und Verhaltensweisen wie Gewalt hervorbringt. All das sei aber, wenden seine Kritiker ein, nur eine Frage der Persönlichkeit. Die meisten von uns sind Teil unterschiedlicher sozialer Gruppen. Kann nicht ein Freizeitfußballer aus seinem Sport Selbstbewusstsein ziehen, auch wenn er am Arbeitsplatz ganz unten in der Hierarchie steht? Rangunterschiede ließen sich ohnehin nicht einfach abschaffen, denn soziale Hierarchien seien Bestandteil der menschlichen Natur – *hard-wired*, wie Evolutionsbiologen ererbte und feststehende Eigenschaften nennen.

Wenn aber psychosozialer Stress unabhängig vom jeweiligen Reichtum und der Organisation einer Gesellschaft durch soziale Hierarchien entsteht, nutzt auch Umverteilung nichts. Es bliebe uns nur, individuelle Bewältigungsmöglichkeiten zu fördern.

Müssen alle Hierarchien krank machen? Ist der soziale Gradient daher das ewige Schicksal unserer Gattung?

Um das herauszufinden, machen wir uns noch einmal auf den Weg in den kenianischen Nationalpark, wo Robert Sapolsky immer noch unermüdlich Steppenpaviane beobachtet.

Ein glücklicher Zufall mit tödlichem Ausgang

Anfang der 1980er begann der Tourismus im kenianischen Masai-Mara-Nationalpark zu boomen. Um die wachsenden Besuchermassen unterzubringen, die tagsüber mit Fotoapparaten bewaffnet durch die Savanne kutschiert wurden, expandierte die Hotelanlage, die einen Kilometer von Robert Sapolskys Lager entfernt lag. Das Hotel zog nicht nur Touristen aus aller Welt an, sondern bald auch eine Pavianhorde, die Sapolsky etwas abschätzig »Abfallgrubenhorde« taufte. »In dem Maße, wie das Hotel größer wurde, wuchsen auch die Abfallmengen und man ging mit dem Abfall schlampiger um; schon ernährte sich die Horde ausschließlich aus der Abfallgrube«, erinnert sich Sapolsky.[195] Statt Früchte und Wurzeln zu suchen, verspeisten die Paviane fortan die Essensreste der Hotelküche, gammelnde Steaks, Pommes frites und Speiseeis.

1983 bat ein Hotelangestellter Robert Sapolsky um Hilfe; ein Pavian von der Abfallgrube zeige merkwürdige Krankheitszeichen. Widerwillig machte sich der Primatenforscher auf den Weg. »Das weibliche Tier war völlig verändert. Fast bis aufs Skelett abgemagert, mit großen kahlen Placken auf der Haut und ausgedehnten nekrotischen Gewebsveränderungen am ganzen Körper. Sie hatte riesige, fiebrige Augen. Wir starrten uns aus nächster Nähe an, und mir kam der Gedanke, dass sie delirierte.«[196] Mit einem Schuss aus seinem Blasrohr betäubte Sapolsky das Pavianweibchen, das innerhalb weniger Minuten starb. Er sezierte den Körper und erkannte entsetzt die Krankheitsursache: Das Tier hatte sich beim Fressen von infizierten Fleischresten mit Tuberkulose angesteckt.

Tragischerweise bedienten sich auch die Paviane, die Sapolsky beobachtete, aus dem Hotelabfall. Besonders angriffslustige Männchen aus der »Waldhorde« machten sich morgens auf den Weg, um Leckerbissen zu erbeuten, was allerdings unweigerlich zu Auseinandersetzung mit Tieren aus der »Abfallgrubenhorde« führte. »Ich verbrachte halbe Nächte damit, mich sorgenvoll zu fragen, wann die Krankheit wohl auf meine Horde übergreifen würde«, erinnert sich Sapolsky.[197] Und wirklich starb zwischen 1983 und 1986 ein Großteil der Paviane. Die Horde beim Hotel wurde gänzlich ausgelöscht, weiterhin sämtliche Paviane aus Sapolskys Gruppe, die sich aus dem Abfall bedient hatten. Der Wissenschaftler war am Boden zerstört. Nicht nur, weil er für einige der Tiere freundschaftliche Gefühle entwickelt hatte, die Epidemie in der Herde führte zum vorzeitigen Ende seiner Feldforschung.

In einer Hinsicht allerdings war die Tuberkulose-Epidemie ein wissenschaftlicher Glücksgriff. Weil es sich um Rindertuberkulose handelte, kam es nicht zur Übertragung von Pavian zu Pavian. Daher starben lediglich Tiere, die infiziertes Fleisch gefressen hatten, und diese repräsentierten nicht etwa den Durchschnitt der Horde, sondern im Gegenteil einen besonderen Ausschnitt: aggressive und sozial isolierte Männchen. »Ihre Aggressivität war eine Voraussetzung dafür, um mit den Abfallgruben-Männchen um den Zugang zu Futter zu kämpfen … Abfallfresser zeigten mehr Dominanzverhalten innerhalb der Gruppe als Nicht-Abfallfresser.«[198] Außerdem brachen die Männchen in den Morgenstunden in Richtung Hotel auf, die traditionelle Zeit für die gegenseitige Fellpflege. Daher waren es besonders häufig Tiere, die keinen großen Wert darauf legten, zu lausen und sich lausen zu lassen.

Salopp gesagt räumte die Tuberkulose-Epidemie die harten Jungs aus dem Weg, während die sozialer orientierten Männchen und die Weibchen übrigblieben. Kein Wunder, dass die Umgangsformen in der Horde sich veränderten. »Die Folgen waren dramatisch«, fasste Sapolsky später in einem Artikel für das Magazin *Foreign Affairs* zusammen. »Es blieb zwar eine Hierarchie unter den Waldhorde-Männchen erhalten, aber diese war viel lockerer als zuvor. Aggressionen waren seltener, besonders gegenüber Dritten. Die Zahl partnerschaftlicher Interaktionen wie die Fellpflege schoss in die Höhe.«[199] Die Paviane kämpften zwar weiterhin um den bestmöglichen Platz in der Hierarchie, aber sie konzentrierten sich dabei auf ihre unmittelbaren Konkurrenten. Das Austoben von Aggressionen an Schwächeren – »verschobene Aggressionen« – wurde seltener. »Die Männchen zeigten hohe Raten von partnerschaftlichem Verhalten. Männchen mit niedrigem Rang waren nur noch in geringem Maß aggressiven Angriffen und der Unterwerfung durch hochrangige Männchen ausgesetzt.«[200] Ängstliche Verhaltensweisen – »Kratzen am eigenen Körper, rhythmisches Kopfschütteln, eine wachsame Körperhaltung einnehmen, wiederholtes Reiben der Nase« – zeigten sich seltener.

Kurz, die ganze Atmosphäre innerhalb der Horde hatte sich verändert. Die

Paviane nahmen nun Männchen, die neu zur Horde stießen, schneller in ihre Reihen auf (gemessen anhand der sexuellen Kontakte und Fellpflege). Die Männchen kümmerten sich außerdem mehr um die Kinder, manche begannen sogar – für Primatenforscher besonders schockierend – anderen Männchen das Fell zu pflegen, laut Sapolsky »ein Verhalten, das fast ebenso beispiellos ist, wie Paviane, denen Flügel wachsen«.[201]

Robert Sapolsky war Stressforscher genug, um die körperlichen Entsprechungen der größeren Harmonie zu untersuchen. Wieder kramte er sein Blasrohr hervor und betäubte Tiere, um ihre Hormonkonzentrationen zu erfassen. »Anders als bei anderen Horden, in denen Subordination mit einer Physiologie assoziiert war, die chronischen Stress nahelegt, hatten die niedrigrangigen Tiere keine erhöhten Glucocorticoid-Level«.[202] Glucocorticoide sind die Hormone der Nebennierenrinde, Cortisol ist eines von ihnen. Weniger interne Aggression führte in der Pavianhorde zu weniger psychosozialem Stress – und damit sank das Risiko für degenerative Krankheiten.

Erstaunlicherweise erhielt sich der freundlichere Umgang untereinander auch dann noch, als bereits alle Tiere gestorben waren, die die Tuberkulose-Epidemie bis 1986 erlebt hatten. Offenbar waren aggressive Verhaltensweisen für die zur Horde stoßenden Tiere nachteilig. Die Seuche hatte ermöglicht, dass ein soziales Milieu entstand, das die Paviane kulturell weitergaben. »Wenn ein neues Männchen kommt, dauert es ein paar Tage, dann wird ihm klar: So läuft das hier nicht!«, erklärt Sapolsky.

Psychosozialer Stress ist keine Konstante

»Die Entstehung der friedlichen Kultur unter wilden Pavianen«, wie der Titel von Robert Sapolskys Aufsatz von 2004 lautet, war ein Einzelfall, der durch ungewöhnliche Umstände möglich wurde. Immerhin ging Sapolsky bei der Untersuchung mit wissenschaftlicher Rigorosität vor. Er traf eine Zufallswahl, bei welchen Tieren er die Hormonwerte erhob, und überließ die Verhaltensbeobachtung Kollegen.

»Lässt sich daraus etwas lernen – abgesehen davon, dass es manchmal von Vorteil ist, wenn besonders aggressive Individuen an Tuberkulose sterben?«, fragt Sapolsky. Natürlich lassen sich aus Tierbeobachtungen keine Ratschläge für die menschliche Gesellschaft ableiten. Sehr wohl ermöglichen sie aber, bestimmte falsche Thesen über Menschen und ihre Gesundheit auszuschließen.

Ihr Wert ist negativ, nicht positiv, analytisch, nicht normativ. Wir können von Affen nicht lernen, was für uns das Beste wäre. Aber vielleicht können wir herausfinden, was auch bei Menschen vor sich geht.

Denn die Stressoren und Gratifikationen unterscheiden sich zwar je nach der Sorte des Primaten, aber nicht darin, dass ein ausgeglichenes Verhältnis von Belastung und Belohnung die Voraussetzung für Gesundheit ist. Auch wir tragen sowohl das Potenzial für horizontale wie für dominierende Beziehungen in uns. Selbst wenn wir, wie die Steppenpaviane, mit Hackordnungen und Rangunterschieden leben müssen und daraus immer psychosozialer Stress entstehen wird, ist dessen Ausmaß das Ergebnis der kulturellen und sozialen Organisation – und die ist veränderbar! Um noch einmal Robert Sapolsky zu bemühen: »Es geht nicht nur darum, wo man in der Rangordnung steht. Es geht darum, was dieser Rang bedeutet.«

Die sozialen Strukturen, in denen Gesundheit entsteht, sind also kein Nullsummenspiel. Geringschätzung wird in ungleichen Gesellschaften als schmerzhafter empfunden, wohingegen Unterordnung in Gesellschaften mit einer flacheren Hierarchie weniger weh tut. Ausgeprägte Hierarchien dagegen laden auch kleine, teilweise nur symbolische Unterschiede mit Bedeutung auf.

Ungleichheit untergräbt Vertrauen und macht Angst

Um zu erklären, warum in Bundesstaaten der USA die Lebenserwartung höher liegt, wenn die Einkommensungleichheit innerhalb des Staates niedriger ist, führten die beiden Epidemiologen Ichiro Kawachi und Bruce Kennedy in den 1990er-Jahren repräsentative Meinungsumfragen durch. Die Befragten sollten ihre Zustimmung einschätzen zu Aussagen wie »Den meisten Menschen kann man vertrauen« und »Die meisten Menschen werden dich ausnutzen, wenn sie dazu die Gelegenheit bekommen«. Je größer die Ungleichheit, umso geringer ausgeprägt war das soziale Vertrauen.[203]

Ähnliche Ergebnisse gibt es auch für Europa. 2013 veröffentlichten die deutschen Soziologen Jan Delhy und Georgi Dragolov eine Studie über Ungleichheit und Wohlbefinden. »Vertrauen ist die Erwartungshaltung, dass sich andere berechenbar und freundlich verhalten. Dabei ist für den gesellschaftlichen Zusammenhalt besonders wichtig, dass wir auch Fremden Vertrauen entgegen bringen …« Delhy und Dragolov verglichen Umfragedaten aus 30 europäischen Ländern mit den jeweiligen nationalen Werten der Einkommensungleichheit. Ihr Fazit: »Soziale Ungleichheit mindert das Vertrauen in einer Gesellschaft und erhöht die Angst vor Geringschätzung durch die Mitmenschen.«[204]

Einkommensungleichheit ist die zentrale Quelle von Statusungleichheit. Die US-amerikanischen Anthropologen William Dressler und Elizabeth Sweet sprechen in diesem Zusammenhang von einer »kulturellen Konsonanz«.[205] Mit Feldforschungen in Nord- und Südamerika hat Dressler gezeigt, wie entscheidend wichtig der Status und seine Symbole innerhalb der jeweiligen Bezugsgruppe für das Selbstwertgefühl und die Gesundheit sind. Wenn Einkommen auseinanderklaffen, wächst die *Statusangst.* Die Furcht vor einer Abwertung kann sich auf die Höhe der Einkünfte, den Beruf oder irgendeine andere Eigenschaft heften. Menschen müssen eine Form von Wertschätzung erfahren, sonst werden sie krank. Epidemiologische Untersuchungen deuten darauf hin, dass sich Depressionen und narzisstische Störungen (ihre psychische Kehrseite) kontinuierlich weiter verbreiten. Auch das ist ein Hinweis auf wachsende Statusängste. Kurz, wachsende Ungleichheit erzeugt Neid und Verachtung. Sie untergräbt das Vertrauen, auf der der alltägliche zwischenmenschliche Umgang beruht.

Eigentlich können solche Entwicklungen niemanden überraschen. Für den wachsenden psychosozialen Stress gibt es einfache politökonomische Erklärungen. Für die Entgrenzung der Konkurrenz und der Gewerbeordnung seit den späten 1970er-Jahren hat sich der Ausdruck Neoliberalismus eingebürgert. Seine sozialpolitischen Maßnahmen führen dazu, dass die Einzelnen bei Erwerbsunfähigkeit, Arbeitslosigkeit oder Krankheit immer weniger Unterstützung bekommen und die Kosten für Ausbildung und Versorgung alleine stemmen müssen. Wegen der verschärften Konkurrenz und der Drohung einer sozialen Deklassierung erhält der eigene sozioökonomische Status eine überragende Rolle: Von ihm hängt immer mehr ab.[206]

Mehr Konkurrenz in der Erwerbssphäre übt außerdem Druck aus auf die Sphären, in denen soziale Unterstützung zu finden wäre. Diese könnten zunehmenden Statusstress theoretisch abfedern. Horizontale Beziehungen sind aber nur möglich, wenn sich Menschen gegenseitig anerkennen und – trotz möglicherweise vorhandener Unterschiede zwischen ihnen – als gleichberechtigt und gleichwertig ansehen. Diese Gemeinschaftlichkeit braucht ein materielles Fundament. Je größer die Abstände in einer sozialen Hierarchie sind, umso häufiger wird Dominanz ausgeübt werden und umso häufiger tritt »Radfahrerverhalten« auf – nach oben buckeln und nach unten treten. Die Verschiebung der

Aggression ist unter Menschen möglicherweise subtiler, aber nicht seltener als bei anderen Primaten.

»Ein wohlwollendes Umfeld«

Soziale Unterstützung ist insofern eine Ressource, die sich nur in begrenztem Umfang erneuert, die verbraucht werden kann. Soziale Bezüge sind wohlgemerkt für die liberale Bevölkerungspolitik kein Tabu. Der Liberalismus begrüßt begeistert die Nachbarschaftshilfe, die unbezahlte Familienarbeit, das ehrenamtliche Engagement – solange diese die Kosten für den Sozialtransfer senken. Praktisch produziert er Vereinzelung. Seine Maßnahmen untergraben das Soziale, auf dem Gesundheit beruht. Aber, das belegen die Erkenntnisse der Psychoneuroimmunologie, individuelle Gesundheit gibt es letztlich nur kollektiv.

Auch die präventive Gesundheitsförderung ist in diesem Sinne liberal: Ihre Eingriffe sind nach dem wirtschaftswissenschaftlichen Modell des Homo Oeconomicus gestrickt, der *soziale Charakter von Gesundheit* scheint ihr abseitig. Die Maßnahmen zielen auf Menschen, die sich von den Bedürfnissen anderer Menschen nicht beeinflussen lassen und jede Gelegenheit nutzen, um sich einen Vorteil zu verschaffen. Um komplexes soziales Verhalten zu erklären, ist das Modell des rationalen Nutzenoptimierers wenig tauglich. Als Leitlinie der Sozialpolitik hat die Fiktion dennoch konkrete Folgen. Der »liberalen Ansprache« entspricht eine Haltung, die Gesundheit als Besitz und Verdienst begreift, eben als »die eigene Gesundheit«, die ganz unabhängig von der Gesundheit der anderen sein soll. Dass das eigene Wohlergehen auf Umständen außerhalb des eigenen Besitzes und außerhalb des eigenen Körpers beruht, ist undenkbar geworden.

Ungleichheit und ihre Folgen sind kein Thema, das wissenschaftlichen Ruhm einbringt. Michael Marmot, Richard Wilkinson und anderen Epidemiologen kommt das Verdienst zu, den Begriff der Gleichheit überhaupt positiv aufgegriffen zu haben. In der präventiven Theorie und Praxis spielt sie allerdings kaum eine Rolle. Soziale Noxen überschreiten den Rahmen des bevölkerungspolitisch Erlaubten. Wer darauf beharrt, dass es wenig bringt, an dem Symptomen einer »dysfunktionalen Gesellschaft« (Wilkinson) herumzudoktern, stellt sich außerhalb der gesundheitspolitischen Debatte.

Um das Ausmaß der psychosozialen Belastung zu senken, wäre nicht weniger nötig als eine gleichere Gesellschaft, die eher von horizontalen Beziehungen als von Dominanzbeziehungen geprägt ist. Das bedeutet gerade nicht, dass eine solche Gesellschaft Herausforderungen vermeiden muss. Hans Selyes populärer Stressbegriff, der sich mancherorts bis heute erhalten hat, stellt das Problem schief dar. Es geht gar nicht darum, »Stress zu reduzieren«, sondern ein Scheitern nicht zur Katastrophe werden zu lassen. Menschen gehen Risiken ein, wenn sie Sicherheiten haben.[207] »Fehlende Kontrolle ist nicht unbedingt schlecht«, erklärte Robert Sapolsky in einem Interview. »In einem negativen Umfeld wissen Menschen nicht, was ihnen widerfahren wird, und es wird wahrscheinlich nicht gut sein. In einem wohlwollenden Umfeld dagegen ist es möglich, Unvorhersehbarkeit zu akzeptieren, eben weil das wohlwollende Umfeld vorhersehbar bleibt.«[208]

Kann die Gesundheitsförderung dazu überhaupt beitragen? Nötig wären Strukturen, in denen Menschen das Gefühl von Kohärenz *erfahren* können, weil ihre Belastungen nicht in sich widersprüchlich sind, sondern im Rahmen ihrer Möglichkeiten und der Mühe wert (entsprechend der Definition Aaron Antonovsky). Ohne diese Erfahrungen lässt sich das Kohärenzgefühl nicht lernen. Die gesundheitlichen Folgen einer gleicheren Gesellschaft wären überwältigend.

9. Behandlungsansätze

Solange es Patienten gibt, wird es auch Ärzte geben.
RAYMOND CHANDLER, DIE KLEINE SCHWESTER

In Sonjas Jackentasche regt sich das Handy, spielt seine gewohnt sanfte Melodie.

»Hallo Sonja! Soll ich Rosa nachher mitnehmen?«, fragt eine andere Mutter, deren Tochter in die gleiche Klasse wie Rosa geht. »Ich nehm die beiden mit auf den Spielplatz!«

»Ja, das wäre ... gut! Das würde mir gut passen.«

Dass Rosa den Nachmittag bei ihrer Freundin verbringt, ist aber in Wirklichkeit nicht gut. Es ist wunderbar, ein Glücksfall, eine unerwartete Atempause.

»Alles klar, mach ich dann! Bis später!«

Sonja sitzt an der Bushaltestelle und hält das Telefon immer noch in der Hand. Ein ganzer Nachmittag zur freien Verfügung! Ein winziges Königreich, das Sonja beherrscht, in dem ihre »Kraftentwicklung sich als Selbstzweck gilt«, wie Karl Marx es über die Verkürzung des Arbeitstages formulierte.

Ihr Bus nach Hause kommt an, aber Sonja sieht einfach zu, wie die anderen einsteigen, und bleibt auf der Plastikbank sitzen. Sie ist müde von der letzten Nachtschicht. In der Einfahrt gegenüber spielt ein Kind mit einem Ball. Vielleicht beginnt Sonja jetzt, ihren Körper zu spüren, das Ziehen im Rücken, den geblähten Unterleib. Erst jetzt merkt sie, wie erschöpft sie eigentlich ist.

Mit nur 65 Jahren stirbt Sonja an Darmkrebs, nach einigen Jahren, während denen sie unter diversen Einschränkungen und Störungen leiden wird.

Ungleichheit macht krank

Fassen wir ein letztes Mal zusammen: Die kurative und soziale Medizin hat zum Steigen der Lebenserwartung beigetragen, aber nur den kleineren Beitrag geleistet (Kapitel 2). Die chronische Krankheiten, die heute der wesentliche Gegner sind, frühzeitig zu erkennen und zu verhindern, das ist alles andere als eine leichte Aufgabe (Kapitel 3, Kapitel 4). Durchaus möglich wäre aber, durch geringere Belastungen die Widerstandskraft der Bevölkerung zu stärken (Kapitel 6). Gesundheit lässt sich nicht verordnen.

Sonjas gesundheitliches Schicksal – und das all der anderen Sonjas, Jessicas, Ludwigs, Abduls und Dimitris – ist eine Folge ihrer gesellschaftlichen Position. Sie müssen sich anhören, sie verhielten sich nicht verantwortlich genug, seien antriebsschwach und therapiebedürftig, während sie in wachsender Angst um ihren Unterhalt, um ein einigermaßen lebenswertes Leben kämpfen (Kapitel 5, Kapitel 8). Von dem gesundheitlichen Versorgungssystem haben sie weniger als alle anderen. Sie sind größeren Belastungen (darunter auch psychosozialem Stress) ausgesetzt und haben gleichzeitig weniger Möglichkeiten, um mit diesen Belastungen fertigzuwerden, weniger Chancen auf Erholung. So erklärt sich, dass Sonja nicht die Finger von den Zigaretten lassen kann.[209] Die gesundheitliche Vorbeugung nutzt ihnen nicht (Kapitel 3, Kapitel 5, Kapitel 6).

Wir haben anhand Sonjas Fall die Ursachen des sozialen Gradienten ermittelt. Die Präventionspolitik als gesundheitspolitisches Phänomen zu begreifen, ist deutlich schwerer; dieser Fall lässt sich nicht ohne gesellschaftstheoretische Umwege lösen. Kein Wunder, dass auch kritische Analytiker aus dem verwirrenden Gemenge der Interessen falsche Schlüsse gezogen haben. Uns droht keine »Gesundheitsdiktatur«, sondern nur eine zeitgemäße, daher verschärfte Version des Liberalismus, der Krankheitsrisiken immer schon möglichst umfassend zur Privatsache, zum eigenen Risiko erklärte, während er gleichzeitig das Gesundheitsverhalten der Bevölkerung normierte (Kapitel 6).

Die historische Rückschau seit dem frühen 19. Jahrhundert zeigt, wie Gesundheit *gleichzeitig verstaatlicht und privatisiert* wurde. Diese Entwicklung wirkt auf den ersten Blick paradox. Einerseits wurde sie »Privatangelegenheit«, weil Individuen und Familien immer größere Verantwortung für sie übernahmen, während andererseits die Rahmenbedingungen und Möglichkeiten ihrer Entscheidungen immer stärker zu einer staatlichen Aufgabe wurden (Kapitel 2, Kapitel 6).

Diese ambivalente historische Entwicklung wurde von der Medizin begleitet und angetrieben, die seit den Tagen eines Rudolf Virchow eine immer größere Rolle im Alltagsleben spielt. Entsprechend erleben wir eine *Medikalisierung von oben wie von unten* (Kapitel 3, Kapitel 5, Kapitel 6). Die individualistische gesundheitliche Vorbeugung hat eine populäre Basis, sie wird der Bevölkerung nicht einfach aufgezwungen. An den Mythos Vorbeugung glauben viele politische Entscheidungsträger deutlich weniger als die Leser gesundheitlicher Ratgeber! Prävention ist ein Schlagwort, hinter dem sich unterschiedliche Interessen verbergen, in einem Gesundheitssystem, in dem es einerseits zu viele überflüssige Behandlungen gibt, aber auch zu wenig sinnvolle.

Dass bevölkerungspolitische (staatliche) und kommerzielle (ärztliche, pharmazeutische und medizintechnische) Interessen den Trend zur gesundheitlichen Vorbeugung antreiben, liegt klar zutage (Kapitel 4). Diese Akteure haben ein instrumentelles Verhältnis zu den wissenschaftlichen Erkenntnissen. Sie bedienen sich aus dem Fundus der Forschung (und geben ihr vielfach die Richtung vor). Ihre Auswahl der zu vermeidenden Noxen und schützenden Maßnahmen entspricht eben diesen Interessen (Kapitel 5). Aber obwohl ihre Instrumentalisierung der Medizin misstrauisch machen muss, sind noch lange nicht alle Bemühungen, Krankheiten vorzubeugen, bloßer Unsinn. Rauchen schadet wirklich, auch wenn manche Leute aus dubiosen Gründen vom Rauchen abraten, so wie Cholera tatsächlich bakteriell übertragen wird (Kapitel 2). Prävention ist möglich – nur eben kaum individuell, sondern gesellschaftlich. Sie muss zu den Quellen der gesundheitlichen Unterschiede vorstoßen (Kapitel 5, Kapitel 7).

Verschärfte Krise, schlechtere Gesundheit

Der fortschrittlichste Teil der Epidemiologie hat das seit langem erkannt. Anfang 2010 veröffentlichten Michael Marmot und einige Kollegen den Bericht »Faire Gesellschaft, gesundes Leben«, den sie im Auftrag der britischen Regierung angefertigt hatten. Um es den politischen Entscheidern so einfach wie möglich zu machen, formulierten sie darin einen kurzen Katalog mit angezeigten gesundheitsfördernden Maßnahmen:

1. Jedem Kind den bestmöglichen Start in sein Leben geben
2. Alle Kindern, Jugendlichen und Erwachsenen ermöglichen, ihre Fähigkeiten zu verbessern und Kontrolle über ihr Leben auszuüben
3. Faire Arbeitsverhältnisse und gute Arbeit für alle
4. Einen gesunden Lebensstandard für alle sicherstellen
5. Gesunde und nachhaltige Orte und Gemeinschaften schaffen und weiterentwickeln
6. Die Rolle und Wirksamkeit der Vorbeugung stärken

Papier ist geduldig. Marmots Forderungen stehen, wie ihm selbst völlig bewusst ist, in einem krassen Gegensatz zu den Entwicklungen in Großbritannien, in Europa, in fast allen Weltregionen. Die absolute Deprivation war nie völlig verschwunden. Seit sich die wirtschaftliche Krise 2008 verschärft hat, kehrt sie mit

Macht nach Europa zurück. Verschlechterung der Nahrungsmittel durch eine industrialisierte Billigproduktion und Luftverschmutzung treffen die unteren Schichten seit jeher härter.

Schauen wir nach Deutschland: Die Kinderarmut wächst, jeder fünfte unter 20 Jahren ist betroffen. Die Zahl der geleisteten Arbeitsstunden lag 2003 bei 58,1 Milliarden, so viel wie seit zwanzig Jahren nicht, während 2,2 Millionen Menschen laut der »International Labor Organization« (ILO) erwerbslos waren. Der Anteil der Beschäftigten steigt, die mehr als 42 Wochenstunden arbeiten, auch der mit über 48 Wochenstunden. Andererseits steigt die Zahl der Teilzeitjobs. Die schlecht bezahlten und unsicheren Stellen nehmen zu. Innerhalb der Betriebe müssen die Beschäftigten ihre Arbeitszeiten zunehmend nach den aktuellen Marktforderungen richten.

Dies führt unweigerlich zu Konflikten zwischen den beruflichen Anforderungen und den familiären und persönlichen Bedürfnissen. Die amerikanische Soziologin Arlie Hochschild spricht prononciert von einer »Taylorisierung der Familie«: Die alltäglichen Aufgaben der Reproduktion – Essen, Putzen, Kindererziehung, Erholung – geraten unter Zeitdruck und müssen optimiert werden, werden zu einer »zweiten und dritten Schicht«.

Entscheidungsteilhabe oder entscheiden?

Bleibt die Frage nach den Konsequenzen – dem richtigen Behandlungsansatz für den sozialen Gradienten. Welche Therapie ist angesichts dieser Entwicklung angebracht? Die wesentlichen Grundlagen der Gesundheit werden außerhalb des medizinisch-pflegerischen Systems gelegt, wie die Ottawa-Charta ganz zutreffend feststellte – in den Familien, bei der Arbeit, in den Bildungseinrichtungen. Aber bedeutet das, dass Mediziner ihre Arztpraxen und Krankenhäuser verlassen und in die Lebenswelt der Menschen ausschwärmen sollten?

»Politik ist nichts weiter als Medizin im großen«, glaubte Rudolf Virchow. Er irrte sich. In Wirklichkeit ist die medizinische Praxis Politik im kleinen, Symptombehandlung der gesellschaftlichen Verhältnisse. Sozialarbeiter und Ärzte sind nicht schon aus beruflichen Gründen zum »Anwalt der Armen« berufen, allenfalls, weil sie den Zusammenhang zwischen Belastungen und Körperschäden täglich vor Augen haben. Auch wohlmeinende »Fürsprecher« können nicht das Problem derjenigen lösen, die vom sozialen Gradienten besonders getroffen werden. Das medizinische und sozialarbeiterische System ist schlicht der falsche Therapeut für ein gesellschaftliches Problem. Es hilft nichts: Ihre Lebensverhältnisse können nur diejenigen gesünder machen, die unter ihnen leiden.

Aber ist diese Kritik an der sozialen Medizin wirklich gerecht? Viele gesellschaftskritische Gesundheitswissenschaftler betonen mit dem sogenannten Setting-Ansatz ja gerade, dass die aktive Teilnahme der Betroffenen selbst die Voraussetzung ist, um an der gesundheitlichen Ungleichheit etwas zu ändern. Der Setting-Ansatz versucht, die bedeutenden sozialen Räume zu verändern, in denen Krankheiten entstehen. »Mit klassischer Gesundheitserziehung, mit Kursen, mit materiellen Anreizen oder Strafen ist das nicht zu machen«, erklärte Rolf Rosenbrock, Gesundheitswissenschaftler und Vorsitzender des Paritätischen Gesamtverbandes, im März 2014. »Vielmehr funktioniert das am besten, wenn die NutzerInnen in ihren Lebenswelten (Kita, Schule, Kiez, Betrieb, Senioreneinrichtung) in den Stand gesetzt, ermuntert und unterstützt werden, auf Basis gemeinsamer Diskussion und Entscheidungsfindung diese Lebenswelten nach ihren Bedürfnissen zu verändern.« Rosenbrock betonte, dass es hierbei um tatsächliche Mitbestimmung geht. Die Betroffenen sollten ihre Lebenswelt nach gesundheitsschädlichen Einflüssen durchforsten, um sie real zu verändern.

In der Praxis ist dieses Vorhaben aber zwiespältiger, als es klingt. Beispiel Arbeitsstelle: Um gesundheitlich nennenswerte Wirkungen zu entfalten, muss die Gesundheitsförderung vor Ort unweigerlich in den »Hoheitsbereich der Unternehmen« (so der Gesundheitsökonom Hagen Kühn) eingreifen. Die abträglichen und fördernden Bedingungen der Gesundheit, auf die es ankommt, sind gerade nicht die Wandfarbe oder der Speiseplan in der Kantine, auch nicht das Ziel für den nächsten Betriebsausflug. Sie betreffen die Entscheidungsmacht, wer wann was arbeitet und dabei wem was zu sagen hat. Eine wirkliche Umgestaltung dieser Lebenswelt führt daher notwendigerweise zum Konflikt mit der Unternehmensführung.

Dies ist natürlich kein Argument dafür, solche Auseinandersetzungen zu vermeiden. In der Praxis geht der Setting-Ansatz aber einigermaßen blauäugig über die auseinanderstrebenden Interessen hinweg, problematisiert nicht einmal das Machtgefälle *innerhalb* dieser Lebenswelten, beispielsweise in einem Altenheim zwischen Geschäftsführung, Pflegedienstleistung, der Putzfrau von einer Fremdfirma, den Bewohnern und ihren Familien und obendrein einem Sozialarbeiter, der nun alle gemeinsam zur Suche nach dem gesunden Leben animiert. Das gleiche gilt für die Partizipation in Sozialeinrichtungen oder Mitbestimmungsgremien in Stadtteilen. Im schlechtesten Fall befördert die Gesundheitsförderung noch die Responsibilierung, durch die der Bevölkerung ohnehin immer mehr Verantwortung ohne wirkliche Entscheidungsmacht aufgebürdet wird.

Die Erziehungswissenschaftler Uwe Bittlingmayer und Holger Ziegler weisen auf die Fallstricke der Gesundheitspartizipation am Beispiel der Schulen hin, in denen Gesundheitsförderung tatsächlich eine immer größere Rolle spielt. »Der aktive Einbezug von Schülerinnen und Schülern in Form von Projekten, die Schule oder den Schulhof zu verschönern, den Klassenraum mitzugestalten oder Schulteiche anzulegen, ist einerseits sicherlich zu befürworten. Die Gestaltungsmöglichkeiten von Schülerinnen und Schülern, aber auch von Elternpartizipation, enden aber genau an der Schwelle, wo es um die Definitionsmacht der schulischen Urteile und Beurteilungen, also um das Monopol der Lehrkräfte geht. Die gemeinsame Gestaltung der Schule durch die Schülerschaft, die Lehrkräfte und die Eltern bleibt dort Makulatur, wo es um die daran anknüpfenden Konsequenzen geht.« Bittlingsmayer und Ziegler beklagen »die Tendenz mehr Mitgestaltungsmöglichkeiten einzuklagen, aber die entscheidenden Stellschrauben sozialer Hierarchisierung durch Bildungsinstitutionen hindurch zu tabuisieren.«[210] Das ist nur ein Beispiel dafür, dass nicht einfach alle in der Lebenswelt an einem gesundheitlichen Strang ziehen können. Auch und gerade die inneren Hierarchien im Setting und außerhalb müssten Thema und zum Problem werden. Wird das geschehen?

Die gesundheitliche Partizipation wird sich auf Nebensächliches beschränken. Bezeichnenderweise wird sie auch als »Entscheidungsteilhabe« bezeichnet. Aber Menschen haben glücklicherweise ein feines Gespür dafür, ob ihre Meinung lediglich gefragt ist oder entscheidet. Bloße Rituale der Mitsprache werden am sozialen Gradienten ebenso wenig ändern wie die Versuche, mit einer gesunden Lebensweise unter ungesunden Verhältnissen Krankheiten zu verhindern.

Anmerkungen

1. Pierre Bourdieu (2000): Die zwei Gesichter der Arbeit. Konstanz: UVK. Seite 67.
2. Bundesgesundheitsministerium (2012): Ratgeber zur gesundheitlichen Prävention. Seite 62 ff., Seite 67
3. Das fordert allen Ernstes die Speerspitze der verhaltenstherapeutischen Forschung, etwa der englische Verhaltensökonom Richard Layard – mehr zu der Psychologisierung und Pathologisierung der Sozialpolitik in Kapitel 6.
4. Gesundheit und Krankheit fasse ich als entgegengesetzte Pole unseres subjektiven und objektiven körperlichen Zustands auf – ganz so, als hätte ich von diskursiven und dekonstruktivistischen Kunststücken noch nie gehört. Krankheit ist *widerwillig empfundenes körperliches und seelisches Leid.*
5. Das soziale Gefälle wird unterschiedlich gemessen, mal anhand des Einkommens, des Berufs oder des höchsten erworbenen Bildungsabschlusses, meist als einerMischung all dieser Eigenschaften, die ja ohnehin vielfach miteinander verwoben sind. Gleichgültig, wie der Unterschied bestimmt wird, immer sinken Morbidität und Mortalität, Krankheitsbelastung und Sterblichkeit, je wohlhabender und gebildeter die Population ist.
6. Die zwei Ausnahmen sind Brustkrebs und Allergien. Sie sind in den oberen Schichten häufiger, der soziale Gradient wirkt hier aus bisher unbekannten Gründen in die andere Richtung.
7. David Stuckler/Sanjay Basu (2014) Sparprogramme töten: Die Ökonomisierung der Gesundheit. Berlin: Wagenbach. Seite 12.
8. Hinweis für Berliner und Möchtegern-Berliner: Auf ihrem Weg hielt die U-Bahn damals 25-mal, mittlerweile verläuft das Streckennetz anders.
9. Nämlich in seinem »Buch der Wendung« (»Me-Ti«).
10. In der gesundheitlichen Risikoforschung werden sozioökonomische Merkmale häufig nicht einmal erfasst, sondern lediglich beispielsweise die Auswirkung von grünem Tee auf das Krebsrisiko von »Frauen über 50« untersucht. Kein Wunder, dass viele der Ratschläge, die diese Sorte Forschung produziert, abstrus sind! Die soziale Lage der Studienteilnehmer wird außerdem selten in die Schlussfolgerungen miteinbezogen. Wir müssen ihre Ergebnisse deshalb mit einer gewissen Skepsis betrachten.
11. Zu den unklaren kausalen Zusammenhängen kommen weitere methodische Schwierigkeiten. Vieles, was gesundheitsrelevant ist, geschieht im Verborgenen, und oft ist gerade das epidemiologisch interessant. So macht es beispielsweise einen gewaltigen Unterschied aus, ob Patienten selbst ihr Gewicht oder Alter in ein Formular eintragen, oder ob ein Angestellter eines Krankenhauses die Waage abliest und die Daten aus ihrem Ausweis abschreibt.
12. Diese Verzerrung wird Störgröße oder *Confounder* genannt.
13. Hans-Ulrich Wehler (1987): Deutsche Gesellschaftsgeschichte 1815–1848/49. München: C.H. Beck. Seite 653. Die damalige Bevölkerungszahl Schlesiens wird auf drei Millionen Menschen geschätzt.
14. Die Ödeme sind Einlagerungen von Flüssigkeit unter der Haut, die bei Hungernden durch Proteinmangel entstehen können. Bei gesunden Menschen sorgen die Venen für den Ab-

transport von Flüssigkeit, weil bestimmte Eiweißteilchen sie sozusagen in die Blutbahn »ziehen«. Der Fachbegriff für diesen Mechanismus lautet kolloidosmotischer Druck.

15. Dieser Umgang mit sozialmedizinischen Denkschriften ist bis heute charakteristisch und wird uns in Kapitel 6 und Kapitel 7 wieder begegnen.
16. Wolf Rainer Wendt (1995): Geschichte der sozialen Arbeit. Stuttgart: Ferdinand Enke Verlag. Seite 112.
17. Der ministeriale preußische Beamte, dessen handschriftliche Anmerkungen in Virchows Bericht aus Oberschlesien erhalten geblieben sind, schrieb an dieser Stelle des Buches übrigens treffend und bezeichnenderweise an den Rand: »Welches Wort von geflissentlicher demokratischer Bevormundung!«
18. Im 18. Jahrhundert empfanden kameralistisch-absolutistische Intellektuelle den Mangel an Menschen als problematisch. Später, während des frühindustriellen Pauperismus, hielten sie die Vermehrung des Volkes dagegen für bedrohlich.
19. Auch Frank bemerkte übrigens bereits, dass die Ärmsten am stärksten und häufigsten von Krankheit betroffen sind.
20. Hagen Kühn (2001): »Normative Ätiologie – Zur Herrschaftlichkeit des gesellschaftlichen Krankheitsverständnisses« In: Jahrbuch für kritische Medizin. Band 34 (2001) Krankheitsursachen im Deutungswandel. 11-18, hier Seite 11.
21. Ein römischer Soldat und Schriftsteller, er lebte ungefähr von 70 bis 26 v. u. Z.
22. Die Medizin gleicht insofern der Bergsteigerei, die Erstbeschreibung bringt wie die Erstbesteigung den größten Ruhm.
23. »Gärung« war seit Beginn des 19. Jahrhunderts der biologische Allerweltsbegriff, so dehnbar, dass mit ihm fast alle unbekannten Vorgänge gefasst wurde, so wie heute Metaphern wie »Code«, »Signalweg« oder »Übertragung« der Informationstechnik entlehnt und für biologische Vorgänge benutzt werden.
24. Diese Auseinandersetzung fand unter Gebildeten statt und hatte wenig praktische Bedeutung. Bei bestimmten Krankheiten wurden Infizierte in der Bevölkerung auch vor der Bakterientheorie mehr oder weniger gemieden, unter Umständen ausgesondert.
25. Diese Lagerverteilung ist idealtypisch. Auch Robert Koch sprach sich später für eine Verbesserung der Wohnverhältnisse aus, um die Tuberkulose zu bekämpfen, forderte aber gleichzeitig die »Isolierung der Phthisiker in Krankenanstalten«.
26. Dabei macht die Menge der Mikroben übrigens durchaus einen Unterschied.
27. Daniel E. Lieberman (2013): The Story of the Human Body: Evolution, Health, and Disease. New York: Pantheon Books. Seite 158. Eigene Übersetzung.
28. Der Fachbegriff dafür lautet Akzeleration.
29. Wenigstens dort, wo langfristig und auf dem höchsten gegebenen technischen Niveau produziert wird; für die Verlagerung der industriellen Produktion in Niedriglohnländer mag dies nicht gelten.
30. Ob in dieser letzten Phase die Geburtenrate wirklich in allen Gesellschaften fällt, ist umstritten. Außerdem vermuten manche Demographen, der anfängliche Geburtenüberschuss sei nicht durch sinkende Sterblichkeit, sondern steigende Fruchtbarkeit entstanden.
31. Außerdem gibt es wenig Daten und – noch weniger – zuverlässige Daten. Mit Akten des Militärs können Historiker beispielsweise die durchschnittliche Größe eines neuen Rekrutenjahrgangs errechnen, teilweise wurden auch Gefängnisinsassen gemessen. Diese Mes-

sungen sind aber kaum repräsentativ für die Gesamtbevölkerung. In Kirchenbüchern wurde neben dem Zeitpunkt des Todes oft auch seine Ursache erwähnt. Krankheiten wurden aber damals ganz anders eingeteilt, hinter häufigen Ausdrücken wie »Auszehrung«, »Altersschwäche« oder »Schwindsucht« können sich die unterschiedlichsten pathologischen Vorgänge verbergen.

32. Thomas McKeown (1962): »Reasons for the decline of mortality in England and Wales during the nineteenth century«. In: Population Studies; 16: 94–122. Seite 121. Eigene Übersetzung.
33. Thomas McKeown argumentierte, solche Maßnahmen hätten lediglich gegen Krankheiten gewirkt, die sich über Wasser verbreiten, wie etwa die Cholera. Die meisten Tode zu dieser Zeit gingen aber auf Krankheiten zurück, die sich über die Luft, durch Tröpfcheninfektionen ausbreiteten, wie die Tuberkulose.
34. Otto Rühle (1970 /1930): Illustrierte Kultur- und Sittengeschichte des Proletariats. Frankfurt: Neue Kritik. Seite 496.
35. Richard J. Evans (1991): Tod in Hamburg: Stadt, Gesellschaft und Politik in den Cholera-Jahren 1830–1910. Reinbek bei Hamburg: Rowohlt. Seite 243.
36. Zitiert nach a.a.O., Seite 244.
37. Der schottische Bakteriologe Alexander Fleming fand diesen Wirkstoff durch Zufall, aber nun begannen Mediziner systematisch Antibiotika zu entwickeln und ihr Arsenal zu bestücken.
38. Dabei handelt es sich um ein psychopharmazeutisches Mittel aus der Klasse der Neuroleptika, angstlösend und -dämpfend.
39. William Bynum (2010): Geschichte der Medizin. Übersetzt von Christian Rochow. Stuttgart: Reclam. Seite 171.
40. Friedrich Engels: Dialektik der Natur, MEW 20. Berlin: Dietz Verlag. Seite 453.
41. Nach dem Ende des Ersten Weltkriegs war die deutsche Bakteriologie dann bezeichnenderweise vorübergehend friedlich, geradezu pazifistisch gesinnt. »Nicht vom ›Krieg‹ und ›Kampf zweier Feinde‹ auf Leben und Tod war in den 1920er-Jahren die Rede, sondern von ›Symbiosen‹ und diffizilen ›Gleichgewichten‹, die sich bei den wechselseitigen Interaktionen zwischen Menschen und Mikroben im Infektionsgeschehen und bei Seuchengängen einstellten.« Silvia Berger (2009): Bakterien in Krieg und Frieden: Eine Geschichte der medizinischen Bakteriologie in Deutschland 1890–1933. Göttingen: Wallstein-Verlag. Seite 295.
42. Der Fachbegriff dafür lautet Kolonisierungswiderstand. Wahrscheinlich alarmieren einige Darmbakterien sogar unser Immunsystem, wenn sie Fremde in ihrem Territorium bemerken.
43. Sanjay Basu/David Stuckler (2014): Sparprogramme töten: Die Ökonomisierung der Gesundheit. Berlin: Wagenbach. Seite 117 f.
44. Ohne diese Zusammenhänge erklären zu können – das ist nicht nur ein »medizinisches Problem«, sondern hat gesellschaftliche Gründe. Wie in der Pauperismus-Krise in den 1840er-Jahren hängt die Entwicklung der Infektionen eng mit der Nahrungsmittelproduktion zusammen, deren Menge nicht schnell genug gesteigert oder wenigstens beibehalten werden kann. Gibt es noch einmal eine medizinische Lösung? Verschaffen uns neue, bessere Substanzen noch einmal einen Vorsprung? Eine pauperisierte Bevölkerung ist jedenfalls immer ein leichtes Opfer für Infektionen, die sich aber nicht auf die Armen beschränken.

45. Robert G. Evans (2002): »Interpreting and Addressing Inequalities in Health«. 7th. Annual Lecture. Zu finden hier: http://courseweb.edteched.uottawa.ca/pop8910/PDF%20 Files/Evans_report_2002.pdf
46. Daniel E. Lieberman (2013): Story of the Human Body, Seite 241 f. Eigene Übersetzung.
47. Auch dies ist eine Ursache der Medikalisierung.
48. Außerdem nimmt die medizinische Behandlung heute einen größeren Raum ein, weshalb Zustände als Krankheiten klassifiziert werden, für die das früher nicht galt. Der Fachbegriff dafür lautet Medikalisierung; von ihr ist in den Kapiteln 4 und 6 die Rede.
49. Uta von Debschitz/Thilo von Debschitz (2013) Fritz Kahn: Man Machine. Köln: Taschen. Seite 11.
50. Das Auseinanderklaffen der formellen und wirklichen Arbeitsteilung ist der Ausgangspunkt der Industriesoziologie seit den Studien von Fritz Roethlisberger und William Dickson in den 1920er-Jahren.
51. Bei Studien mit Menschen, die durch Kriegseinsätze oder Unfälle traumatisiert wurden, zeigte sich, dass in angstbesetzten Situationen der Dopamin-Spiegel erhöht ist. Dennoch hat der Botenstoff, wie sein Verwandter Serotonin, ein etwas zwielichtiges, geradezu sündiges Image, weil er öffentlich fast nur im Zusammenhang mit Sex und Drogen erwähnt wird.
52. Wir können das vegetative, auch autonom genannte Nervensystem mit unserem bewussten Handeln nur *indirekt* beeinflussen, das heißt, wenn wir mit unserem Körper etwas anstellen, worauf das System reagieren muss, so wie wir die Topfpflanze in den Mülleimer schmeißen oder aber gießen können.
53. Hans Selye (1981): Stress – mein Leben: Erinnerungen eines Forschers. München: Kindler. Seite 57 f.
54. Die entsprechenden Fachbegriffe lauten ergotrop und katabol (Sympathikus) beziehungsweise trophotrop und anabol (Parasympathikus).
55. Die beiden Achsen der Stressreaktion arbeiten allerdings nicht völlig unabhängig voneinander, sondern beeinflussen sich gegenseitig, zum Beispiel weil Cortisol die Adrenalin-Produktion anregen kann.
56. Dass die Wirkung der feuchten Stressachse langsamer einsetzt und langsamer abklingt, hat bei einigen Stressoren wichtige und destruktive Folgen – wie wir in Kapitel 8 sehen werden.
57. Die Geschwüre können möglicherweise auf eine fehlgeleitete Immunreaktion und Entzündungen in Magen und Darm zurückgeführt werden. Dieser Zusammenhang ist umstritten.
58. Beispielsweise bleiben Tiere blind, die in der Dunkelheit aufwachsen. Selbst das Schwitzen ist nicht »angeboren«, sondern beruht darauf, dass durch Belastung Schweißdrüsen in unserer Haut entstehen, um die Körpertemperatur konstant zu halten.
59. Mittlerweile ist klar, dass die Stressreaktion wenigstens zum Teil von der Art der Stressoren abhängt. Beispielsweise ändert sich das Zusammenspiel von Noradrenalin und Adrenalin am Ende der trockenen Stressachse, je nachdem, ob der Stressfaktor als eher positiv oder als eher negativ erlebt wird. Mehr zur Frage der Spezifität der Stressoren in Kapitel 7.
60. Auch die Erholung spiegelt sich in physiologischen Abläufen wider, bei denen der Neurotransmitter Serotonin eine Schlüsselrolle spielt.
61. David Goldstein: »Adrenal Responses to Stress«. In: Cell Mol. Neurobiology 2010 ; 30(8): 1433–1440, hier Seite 438. Eigene Übersetzung.

62. Hans Selye (1953): Einführung in die Lehre vom Adaptionssyndrom. Stuttgart: Thieme-Verlag. Seite 28.
63. In Kapitel 6 werden einige dieser Zusammenhänge umrissen. Dann wird deutlich, welche Verhaltensweisen tatsächlich gesund sind, aber auch, dass solche Verhaltensweisen nicht in unserem Belieben stehen.
64. Wie schwierig das ist und warum es trotzdem versucht wird, beschreibt das nächste Kapitel.
65. Jordan/Lippe/Hagen: »Verhaltenspräventive Maßnahmen zur Ernährung, Bewegung und Entspannung«. In: Robert-Koch-Institut (2011) Beiträge zur Gesundheitsberichterstattung des Bundes. Daten und Fakten: Ergebnisse der Studie »Gesundheit in Deutschland aktuell 2009«. 23-34, hier Seite 23.
66. Diese beiden Ansätze stehen im Vordergrund, wenn von »Vorbeugen statt heilen!« die Rede ist. Es gibt weiterhin die sogenannte *tertiäre Prävention*, die allerdings weniger glamourös, dafür häufig viel wirksamer ist. Sie zielt darauf, Rückfälle zu verhindern und eine Verschlechterung aufzuhalten, beispielsweise durch Physiotherapie nach einem Herzinfarkt. Ein dauernder Abwehrkampf bei degenerativen Krankheiten kann Patienten sehr nutzen. Aber im Gegensatz zu den beiden vorgehenden Präventionsstadien verspricht die tertiäre Prävention nicht, Krankheit zu verhindern und dadurch Kosten zu sparen. Deshalb beschäftigen sich Gesundheitspolitiker eher widerwillig mit dieser Form der Vorbeugung.
67. Wie dieses individuelle Erkrankungsrisiko bestimmt werden soll, stand zum Zeitpunkt der Fertigstellung dieses Buches noch nicht fest.
68. Dies und die folgenden Ausführungen orientieren sich an Michael Stolberg (2009): Die Harnschau: Eine Kultur- und Alltagsgeschichte. Wien: Böhlau Verlag. Seite 171 ff.
69. In Wirklichkeit unterscheiden sich die Sensitivität und Spezifität einer Untersuchungsmethode von Studie zu Studie. Die Treffsicherheit hängt von dem medizinischem Gerät ab, das zum Einsatz kommt, von den Menschen, die mit dieser Technik arbeiten, aber auch von den Menschen, die mit ihr untersucht werden. Je auffälliger und eindeutiger ihre körperlichen Veränderungen, umso höher sind naturgemäß Sensitivität und Spezifität der Untersuchung. Im Fall der Mammografie beispielsweise nimmt das dichte Drüsengewebe in der Brust im Verhältnis zum weniger dichten Fettgewebe mit steigendem Alter ab. Karzinome sind in dichtem Gewebe schlechter zu entdecken. Deshalb sind die Aufnahmen für jüngere Frauen weniger aussagekräftig.
70. Die Anzahl der falschen Ergebnisse wird mit dem Satz von Bayes über bedingte Wahrscheinlichkeiten berechnet. Der überraschende Effekt wird auch Prävalenzfehler oder Basisratenfehler genannt
71. Ulrich Hoffrage/Gerd Gigerenzer (1998): »Using natural frequencies to improve diagnostic inferences« Academic Medicine, 73. Seiten 538-540.
72. Diastolisch bedeutet: in der Phase, in der das Herz sich entspannt und Blut hineinströmt.
73. Die Zahlen sind entnommen aus Lisa Schwartz, Gilbert Welch, Steven Woloshin (2013): Die Diagnose-Falle: Wie Gesunde zu Kranken erklärt werden. München: Riva-Verlag. Seite 27 ff.
74. Epidemiologen nennen diese Arten der Verzerrung *length time bias* beziehungsweise *lead time bias*. Außerdem sinkt die Zahl der Tode durch Brustkrebs oder auch andere Karzinome in der ganzen Bevölkerung, nicht nur unter denen, die an Früherkennungsuntersuchungen

teilnehmen. Bessere Behandlungsmöglichkeiten verlängern das Überleben, und die Frauen beobachten selbst Gewebeveränderungen in ihrer Brust aufmerksamer als früher.

75. Weil im Rahmen einer Koloskopie Geschwüre entfernt werden können, ist diese Maßnahme wirksamer als die Mammografie.

76. Der PSA-Wert ist nicht nur von Mann zu Mann verschieden, sondern schwankt auch von Tag zu Tag. Die Aktivität der Prostata wird durch viele verschiedene Stimulationen beeinflusst, unter anderem durch Abtasten, eine Ejakulation, eine unvollständig entleerte Blase oder Fahrradfahren. Zunehmend wird das Messen der Gesamtmenge von PSA durch andere Parameter ergänzt, etwa den zeitlichen Verlauf. Hier wird beispielsweise die Zeit gemessen, in der sich der Wert verdoppelt. Ein rascher Anstieg dient sozusagen als individualisiertes Warnsignal. Aber selbst dieser Anstieg kann auf eine gutartige Prostatavergrößerung zurückgehen.

77. Bei Männern, die vor der Pubertät kastriert wurden und daher einen sehr niedrigen Testosteronspiegel hatten, wächst die Prostata scheinbar weder gutartig noch bösartig. Bei Interesse vergleiche Kyung-Jin Min/Cheol-Koo Lee/Han-Nam Park (2012): »The lifespan of Korean eunuchs« In: Current Biology, Volume 22, Issue 18. 792-793.

78. Bereits im Jahr 1986 wurde der PSA-Test deshalb von der amerikanischen Aufsichtsbehörde für die postoperative Erfolgskontrolle zugelassen. Als die Federal Drug Administration acht Jahre später PSA auch für Screening erlaubte, erwähnte sie mögliche Schäden nur am Rande. Wichtig war allein, dass der Test etwa dreimal so viele Karzinome entdeckt wie eine Tastuntersuchung.

79. Weil der wirksamste Risikofaktor das Alter ist, leben Männer mit der Todesursache »Prostatakarzinom« sogar überdurchschnittlich lang.

80. Eine Auswertung von europäischen und US-amerikanischen Daten spricht von 23 bis 66 Prozent der Fälle unter den Screening-Teilnehmern: Draisma/Etzioni/Tsodikov/Mariotto/Wever/Gulati/Feuer/de Koning (2009): »Lead time and overdiagnosis in prostate-specific antigen screening: Importance of methods and context«. In: Journal of the National Cancer Institute 2009; 101: 374–83.

81. Der Fachbegriff lautet »duktales Karzinom in situ«, »lokales Krebsgeschwür im Milchgang«.

82. Lisa Schwartz, Gilbert Welch, Steven Woloshin (2013): Die Diagnose-Falle: Wie Gesunde zu Kranken erklärt werden. München: Riva-Verlag. Seite 99.

83. Eine bedeutende Rolle spielt hier der Drang nach Rationalisierung. Große Geldsummen fließen in die Entwicklung technischer, möglichst automatisierter Testverfahren, die der diagnostischen Leistung von Ärztinnen und Pflegearbeiterinnen kaum oder gar nicht überlegen sind, vorausgesetzt, diese Diagnostiker sind gut ausgebildet, motiviert und haben Zeit.

84. Dies vor allem dann, wenn die Diagnose schnell gehen muss. Je weniger Zeit sich Ärzte für Anamnese nehmen, umso schwerer wiegen die Ungenauigkeiten der technisierten Diagnostik.

85. Schwartz, Welch, Woloshin (2013): Die Diagnose-Falle. Seite 51 ff.

86. Bekannt machte diese Untersuchung wider Willen der Kinderarzt Harry Bakwin mit seinem Aufsatz »Pseudodoxia pediatrica«, erschienen im New England Journal of Medizin 1945; 232: 691-69. Vergleichbar niederschmetternde Ergebnisse brachte das Rosenhan-Experiment zu psychiatrischen Diagnosen, vergleiche David L. Rosenhan (1973) »On Being Sane in Insane Places« In: Science. Vol. 179, Nr. 4070. Seiten 250-258. Was Ärzte tat-

sächlich alltäglich tun, wie sie beispielsweise diagnostizieren, ist Thema der randständigen Versorgungsforschung.

87. Manchmal gehören Schäden zu den unvermeidlichen Nebenwirkungen, wenn der Patient die gesamte Bevölkerung ist. Auch Impfungen führen beispielsweise zu Komplikationen, die aber so selten sind, dass ihr Nutzen bei weitem überwiegt. Manche Reihenuntersuchungen sind sinnvoll: Alle Neugeborene werden mit einer Blutprobe untersucht, ob sie an einer angeborenen Stoffwechselerkrankung, wie beispielsweise einer Unterfunktion der Schilddrüse, leiden. Falsch-positive Ergebnisse kommen hier nicht vor, einfache und unschädliche Therapien vermeiden großen Schaden.
88. Die entsprechende Formel lautet: Körpergewicht in Kilo geteilt durch Größe in Meter zum Quadrat.
89. Zu diesem Zweck arbeiten verschiedene Organe und Hormondrüsen zusammen. Die übergeordnete Schaltstelle liegt im Gehirn, im Hypothalamus. Die Befehlskette in unserer Körperfabrik verläuft auch in diesem Fall nicht einfach von oben nach unten: Verschiedene Organe melden dem Gehirn, was es zu tun hat. Das Hormon Leptin aus dem Fettgewebe und das Hormon Ghrelin aus der Magenschleimhaut und anderen Drüsen spielen dabei eine entscheidende Rolle.
90. Flegal/Kit/Orpana/Graubard (2013): »Association of All-Cause Mortality With Overweight and Obesity Using Standard Body Mass Index Categories: A Systematic Review and Meta-analysis« In: Journal of the American Medical Association. Vol. 309, No. 1. 71-82.
91. Die Überzuckerung schadet den Blutgefäßen. Die kleinen Arterien in Augen, Nieren und Nerven können so zerstört werden; Mediziner sprechen von einer Mikroangiopathie. Allerdings muss der Blutzucker viele Jahre lang und deutlich erhöht sein, damit diese Auswirkungen spürbar werden. Das Auftreten von Herzkreislauferkrankungen beeinflusst die Blutzuckersenkung nicht unbedingt, weil diese auf weitere Störungen zurückgehen.
92. Christoph Klotter (2014): »Das Scheitern der Diäten« In: René John/Antonia Langhof (Hrsg.): Scheitern - Ein Desiderat der Moderne? Wiesbaden: Springer VS. Seite 47-59, hier Seite 48.
93. Robert Leu und Thomas Schaub (1983): »Der Einfluss des Rauchens auf die Mortalität und die Lebenserwartung der Schweizer Wohnbevölkerung« In: Schweizerische Medizinische Wochenschrift 113. 3-14.
94. Dieser Appell ans vermeintliche Eigeninteresse war bereits ein wichtiges Argument in der eugenischen Propaganda ab den 1880er-Jahren.
95. Bettina Schmidt (2010): »Neo-Gesundheitsförderung: Wer kann, muss ran« In: Wissenschaftliches Institut der AOK. G+G Wissenschaft. 10 / 2 (April). 15–21, hier Seite 16.
96. Immerhin knapp sechs Prozent der deutschen Bevölkerung konsumieren außerdem Schlafmittel. Andererseits steigt der Konsum von Koffein und anderen legalen und illegalen Substanzen, um sich wach zu halten.
97. Vergleiche »Grundzüge der Stressreaktion« in Kapitel 3, Seite 61.
98. Die britische Forscherin Mary Lobban untersuchte Ende der 1950er-Jahre die circadiane Rhythmik, indem sie mit einigen Versuchspersonen einen Sommer in Spitzbergen nahe des Polarkreises verbrachte. Weil die Sonne dort nicht untergeht, hatten die Teilnehmer keine Hinweise auf die Tageszeit. Lobban manipulierte nun ihre Armbanduhren. Eine Gruppe hatte verlangsamte Uhren und lebte in einem Tagesrhythmus von 27 Stunden. Ei-

ne andere Gruppe an einem anderen Ort hatte dagegen einen Tagesrhythmus von nur 21 Stunden. Erstaunlicherweise verlangsamten beziehungsweise beschleunigten sich die körperlichen Abläufe der Teilnehmer wie das Auf und Ab der Körpertemperatur entsprechend dieser Vorgaben. Obwohl unser Körper sich also offensichtlich an die unterschiedlichsten Bedingungen anpassen kann, hat zu wenig und zu schlechter Schlaf verheerende Folgen.

99. Eine neuere Übersicht gibt es bei Schmid/Hallschmid/Schultes (2014): »The metabolic burden of sleep loss«. Lancet Diabetes & Endocrinology. Online: www.thelancet.com/journals/landia/article/PIIS2213-8587%2814%29700129

100. Obwohl von Hufeland die Verstaatlichung der Gesundheit vorantrieb, war er sozialpolitisch kein bloßer Reaktionär. Er glaubte viel mehr, der Staat müsse geeignete Rahmenbedingungen schaffen, damit das Volk gesund bleiben könne: »Auch ein hervorragender Arzt kann nichts gegen das Wesen der Krankheit unternehmen, wenn die Arbeits- und Lebensbedingungen der Menschen krankmachend bleiben.«

101. John Holloway/Edward Thompson (2007): Blauer Montag: Über Zeit und Arbeitsdisziplin. Übersetzt von Lars Stubbe. Hamburg: Edition Nautilus. Seite 38. Diese Darstellung des alten und des neuen Zeitregimes ist bis heute unübertroffen.

102. Matthew Wolf-Meyer (2012): The Slumbering Masses: Sleep, Medicine, and Modern American Life. Minneapolis: University of Minnesota Press. Seite 3. Eigene Übersetzung.

103. Roger Ekirch (2001): »Sleep We Have Lost: Pre-industrial Slumber in the British Isles«. In: The American Historical Review. 106 (2): 343-386.

104. Götz Eisenberg (1999): »Wer nicht arbeitet, soll auch nicht essen« – Zur Sub- und inneren Kolonialgeschichte der Arbeitsgesellschaft. Krisis-Journal. Zu finden hier: www.krisis.org/1999/wer-nicht-arbeitet-soll-auch-nicht-essen

105. Gleichzeitig verbreiten sich industrielle Arbeitsabläufe auch in Sektoren, die einst handwerklich geprägt waren, etwa im Handel, in der Logistik, bei den »personenbezogenen Dienstleistungen« wie der Pflege, die zuvor außerhalb des Bürgertums größtenteils innerhalb der Familien geleistet wurden.

106. Schreibtischarbeit ist heute in Deutschland für einen großen Teil der Krankheitslast verantwortlich. Die neuen Arbeitsformen belasten lediglich weniger Muskulatur, Skelett und Gelenke (mit Ausnahme von Haltungsschäden), dafür zusätzlich Emotion und Kognition.

107. Im nächsten Kapitel wird der gegenwärtige Erfolg und Misserfolg dieses Versuchs der »Responsibilisierung« beschrieben.

108. Der Soziologe Hagen Kühn spricht in diesem Zusammenhang von einem »ätiologischen Diskurs«. Die Ätiologie ist die Lehre von den Krankheitsursachen. Medizinische Forschungsansätze müssen zu den gesellschaftlichen Machtverhältnissen passen, sonst werden sie nicht finanziert und nicht wahrgenommen. Vergleiche Kühn (2001): »Normative Ätiologie«. In: Jahrbuch für kritische Medizin Band 34. 11-18.

109. Den Begriff Stress hat Selye dagegen nicht erfunden, sondern lediglich aufgegriffen und neu (physiologisch) bestimmt.

110. In gewisser Weise haben Konzepte wie Burnout die Rolle übernommen, die Stress in den 1970er- und 1980er-Jahren spielte, allerdings mit wesentlich härteren Folgen für die Erkrankten.

111. Vergleiche Kapitel 3.

112. Die kognitive Wende bereitete den Boden für die verhaltenstherapeutische Praxis, Wahrnehmung und Wirklichkeit der Probanden auseinanderzureißen – davon später mehr.
113. Beate Blättner (2007) »Das Modell der Salutogenese« In: Prävention und Gesundheitsförderung. Mai 2007, Volume 2, Issue 2. 67-73, hier Seite 68.
114. Die Menopause entsteht, weil die Eierstöcke mit zunehmendem Alter weniger Sexualhormone ausscheiden (vor allem Östrogen).
115. Aaron Antonovsky (1997) Salutogenese: Zur Entmystifizierung der Gesundheit. Deutsche erweiterte Herausgabe von Alexa Franke. Tübingen: DGVT-Verlag. Seite 15. Der Text übersetzt missverständlich den englischen Ausdruck »displaced person«, mit dem nach dem 2. Weltkrieg Vertriebene bezeichnet wurden, als »deplatzierte Person«, hier korrigiert.
116. Aaron Antonovsky (1997): Salutogenese. Seite 36.
117. Antonovsky/Maoz/Dowty/Wijsenbeek (1971): »Twenty-five years later: A limited study of the sequelae of the concentration camp experience« In: Social Psychiatry., December 1971, Volume 6, Issue 4, Seiten 186-193.
118. A.a.O. Seite 186.
119. Antonovsky (1997): Salutogenese. Seite 74.
120. Richard Lazarus (1990): »Theory-based stress measurement«. In: Psychological Inquiry, 1, Seiten 3–13, hier Seite 8. Eigene Übersetzung.
121. Dabei nahm Selye sogar Bezug auf religiöse Traditionen und formulierte als das erste altruistisch-egotistische Gebot: »Verdiene dir die Liebe deines Nächsten!« Selbstredend hatte diese Religionsstiftung keine wie auch immer geartete wissenschaftliche Grundlage – außer eben der Beobachtung, dass »zu viel Stress« krank machen kann.
122. Die langfristig entstehenden Krankheiten führt Siegrist auf »das »Zusammenwirken von exzessiver sympatho-adregener, kataboler Stimulation bei fehlender Kompensation durch parasympathisch anabole Reaktionen« zurück, vergleiche Johannes Siegrist (1996): Soziale Krisen und Gesundheit. Göttingen: Hogrefe. Seite 97. Diese Darstellung ist vereinfacht, weil auch die »feuchte Stressachse« eine bedeutende Rolle bei der Krankheitsentstehung spielt und diese obendrein miteinander verbunden sind.
123. Vergleiche bei Interesse: Marc Luy (2009): »10 Jahre Klosterstudie – gewonnene Erkenntnisse und offene Fragen zu den Ursachen für die unterschiedliche Lebenserwartung von Frauen und Männern« In: Ehlers/Kahlert/Linke/Raffel/Rudlof/Trappe (Hrsg.): Geschlechterdifferenz – und kein Ende? Sozial- und geisteswissenschaftliche Beiträge zur Genderforschung. Berlin / Münster: LIT Verlag. Seite 251–273.
124. Friedrich Engels (1976): Die Lage der arbeitenden Klasse in England. Nach eigner Anschauung und authentischen Quellen. MEW 2. Berlin: Dietz-Verlag. Seite 331 f.
125. Bei dem erwähnten Professor handelte es sich um den einflussreichen Epidemiologen Leonard Syme. Er führte in die gesundheitswisssenschaftliche Disziplin den Gedanken Emile Durkheims ein, dass sich »Soziales nur durch Soziales erklären« lässt, also gesellschaftliche Erscheinungen auf gesellschaftliche, nicht auf natürliche Strukturen zurückgeführt werden können.
126. Marmot/Rose/Shipley/Hamilton (1978): »Employment grade and coronary heart disease in British civil servants« In: Journal of Epidemiological Community Health. Dec 1978; 32(4): 244–249.
127. Nämlich bis zum 8. Kapitel.

128. Kühn (2001): »Normative Ätiologie«, Seite 14 f.
129. Aaron Antonovsky (1991): »Meine Odyssee als Streßforscher« In: Rationierung der Medizin. Jahrbuch für Kritische Medizin. Hamburg: Argument-Verlag. 112-130, hier Seite 118.
130. Marlene Streeruwitz (2004): Jessica, 30. Frankfurt am Main: S. Fischer Verlag.
131. Vergleich Kapitel »Lasterhaft und schädlich«, Seite 95.
132. Jarett Berry et al (2012): »Lifetime Risks of Cardiovascular Disease« In: New England Journal of Medicine, Vol. 366, Nr. 4. 321-329.
133. Solche ernüchternden Forschungsergebnisse werden selten aufgegriffen, wohl um die Bevölkerung nicht »zu verunsichern«. Sie belegen wohlgemerkt nicht, dass es für ältere Menschen sinnlos ist, das Rauchen sein zu lassen, aber sie relativieren die Risikosenkung durch einen späten Verzicht.
134. Löllgen/Böckenhoff/Knapp (2009): »Physical activity and all-cause mortality: An updated meta-analysis with different intensity categories« In: International Journal of Sports Medicine. 30, S. 1-12.
135. Aaron Antonovsky (1997): Salutogenese: Zur Entmystifizierung der Gesundheit. Deutsche erweiterte Herausgabe von Alexa Franke. Tübingen: DGVT-Verlag. Seite 23. Antonovsky enttabuisierte damit gleichzeitig Krankheit und Tod. Natürlich wollte auch er Morbidität und Mortalität senken und möglichst allen Menschen helfen, näher an den Pol der Gesundheit heranzurücken. Krankheit kann aber nicht abgeschafft werden: »Heterostase, Altern und fortschreitende Enthropie sind die Kerncharakteristika aller lebenden Organismen.« A.a.O. Seite 29.
136. Vergleiche Kapitel 2.
137. Innerhalb der internationalen Gesundheitspolitik hat das für die unterzeichnenden Staaten weiterhin den Vorteil, dass sich konkrete Rechte aus dieser Deklaration nicht ableiten lassen.
138. Die Fachbegriffe für Zustände unterhalb der Schwelle einer Krankheit lauten Funktions- und Befindlichkeitsstörungen.
139. Dies gilt besonders für Gesunde, die ihre Körperfunktionen medizinisch verbessern und Erkrankungen vorbeugen wollen.
140. Dies gilt selbst für Diskurse wie beispielsweise die Humangenetik oder die Hirnforschung, die sich aus der Faszination einer vermeintlichen körperlichen Vorbestimmtheit des Menschen speisen. Die moderne »esoterische« Praxis unterscheidet sich übrigens in ihrem »Machbarkeitswahn« kein bisschen vom »naturwissenschaftlich-medizinischen Denken«, sondern ist seine Entsprechung, nur eben mit einer Methodik, die auf häufig abstrusen Wirkungszusammenhängen beruht. Es ist einleuchtend, dass sich schwer und unheilbar kranke Menschen oft in beiden Denkwelten bewegen und etwa eine Chemotherapie mit Bachblüten ergänzen. Sowohl die esoterische wie die medizinische Praxis bieten Heilungsmethoden an, die dem Gesundbeten entsprechen. Es ist ein Gesundbeten ohne Gott.
141. Ulrich Bröckling (2012): »Dispositive der Vorbeugung: Gefahrenabwehr, Resilienz, Precaution« In: Daase/Offermann/Rauer (Hrsg.): Sicherheitskultur: Soziale und politische Praktiken der Gefahrenabwehr. Frankfurt am Main: Campus. Seiten 93–108, hier Seite 94.
142. Michael Vester (2009): Milieuspezifische Lebensführung und Gesundheit. 36-56, hier Seite 45. Eine Investition in den eigenen Körper macht keinen Sinn, wenn das Überleben von Glück und der Willkür anderer, übergeordneter Menschen abhängt. Diese Erfahrung

kann in den Fatalismus führen – auch er ist eine Bewältigungsstrategie – muss das aber nicht. Vester spricht von einem »gelegenheitsorientierten Habitus der unterprivilegierten Volksmilieus«. Vester problematisiert allerdings nicht, dass die kulturelle »Trennlinie der Respektabilität«, die zwischen den »anständigen« und den »unanständigen Arbeiterinnen« verläuft, sich verschieben kann und je nach gesellschaftlicher Position anderswo liegt.

143. Dass das Durchschnittsalter ihrer männlichen Verwandtschaft gerade mal bei 68 Jahren lag, ist Sonja bewusst, aber das erwähnt sie lieber nicht.
144. Deborah Lupton (1998): Food, the Body and the Self. London: Sage Publications. Seite 16. Eigene Übersetzung.
145. Dieses Problem übergeht die gesundheitliche Prävention in ihrer Aufklärungspraxis fast immer, weshalb ihre Kampagnen über die richtige Ernährung durchaus kontraproduktiv auf die sich verbreitenden Essstörungen wirken können. Dasselbe Problem verhandelt sie in verschiedenen Broschüren.
146. Thomas Lemke (2007): Gouvernementalität und Biopolitik. Wiesbaden: VS Verlag für Sozialwissenschaften. Seite 55.
147. Dieser Idealtyp darf allerdings nicht mit dem tatsächlichen Verhalten der Menschen verwechselt werden: Der verantwortungsbewusste Arbeitskraftunternehmer ist das Ziel der Sozialpolitik, nicht unbedingt ihr Ergebnis.
148. Lemke (2007): Gouvernementalität und Biopolitik, Seite 55.
149. Wie zutreffend die historische Beschreibung der Biopolitik bei Foucault und seiner Schule ist, kann hier nicht behandelt werden.
150. Michel Foucault (2000): »Die Staatsphobie« In: Bröckling/Krasmann/Lemke (Hg.): Gouvernementalität der Gegenwart. Studien zur Ökonomisierung des Sozialen. Suhrkamp: Frankfurt am Main. 68-71, hier Seite 66.
151. Aaron Antonovsky (1997): Salutogenese: Zur Entmystifizierung der Gesundheit. Tübingen: DGVT-Verlag. Seite 28.
152. Der Staat verhält sich gegenüber der *Produktivität der Bevölkerung*, die neue, mehr oder weniger gesellschafts- und arbeitsfähige Menschen hervorbringt, bildhaft gesprochen, nicht wie ein Ingenieur, sondern wie ein Gärtner. Das muss er: Er kann gar nicht die einzelnen Bestandteile dieser Produktivität selbst herstellen und zusammensetzen. Er kann sie lediglich verpflanzen, stutzen und düngen.
153. Auch in Österreich wurde eine einkommensabhängige Variante des Kinderbetreuungsgeldes eingeführt, die aber weniger bevölkerungspolitisch ausgerichtet ist.
154. Ute Sacksofsky (2013): »Ihr Kinderlein kommet – Bevölkerungspolitik als Staatsaufgabe« In: Merkur – Deutsche Zeitschrift für europäisches Denken. Nr. 769. Stuttgart: Klett-Cotta. 528-533, hier Seite 530.
155. Richard Thaler/Cass Sunstein (2009): Nudge — Wie man kluge Entscheidungen anstößt. Berlin: Econ-Verlag. Seite 15.
156. Cass R. Sunstein (2007): Gesetze der Angst: Jenseits des Vorsorgeprinzips. Frankfurt am Main: Suhrkamp.
157. Die Leibeigenschaft wurde also, zugespitzt gesagt, gar nicht abgeschafft, sondern der Leib wechselte nur den Besitzer.
158. Robert Sapolsky (2001): Erinnerungen eines Primaten. Mein Leben als Pavian. München: Claassen Verlag. Seite 37.

159. A.a.O. Seite 16.
160. Robert Sapolsky (1990): »Stress in the Wild«. In: Scientific American, 262 (1). Januar. 116-123, hier Seite 117. Eigene Übersetzung.
161. Die Wissenschaftler sprachen tatsächlich von »executive monkeys«, die übrigens barbarischen Versuchen ausgesetzt wurden. Vergleiche Brady (1958): »Ulcers in executive monkeys« In: Scientific American. Nr. 199 (4), 95-100.
162. Vergleiche Kapitel 3.
163. Ein weiteres wichtiges, für die Frage des sozialen Gradienten allerdings unbedeutendes Ergebnis betraf die Rolle von Testosteron. Die machistisch geprägte Primatologie war lange davon ausgegangen, dass das männliche Sexualhormon Testosteron zum Konkurrenzverhalten prädestiniert und daher hochrangige Tiere besonders hohe Werte aufweisen würden. Tatsächlich korrelierte die Menge von Testosteron zwar mit Aggressivität, nicht aber mit dem Rang. Vergleiche Sapolsky (1991): »Testicular function, social rank and personality among wild baboons« In: Psychoneuroendocrinology. 16 (4). 281-93.
164. Vergleiche Kapitel 6: »Der Stresstest«.
165. Wie wir gleich sehen werden, können alle drei Auswirkungen der Ungleichheit auch gemeinsam auftreten, sie schließen einander mitnichten aus.
166. Sapolsky (2001): Erinnerungen eines Primaten. Seite 16.
167. Das geht beispielsweise anhand der Schweißabsonderung auf der Haut, der Menge von Cortisol in Speichel oder Blut oder auch ganz einfach mit dem Puls, der durch Erregung unfehlbar beschleunigt.
168. Zu diesen gehören die Menge von Cortisol in der Spucke oder im Blut, die der Cortisol-Vorgängersubstanz ACTH oder die Herzfrequenz, die durch Erregung unfehlbar beschleunigt.
169. Eva Fries/Clemens Kirschbaum (2009): »Chronischer Stress und stressbezogene Erkrankungen«. In: Pia-Maria Wippert / Jürgen Beckmann (Hrsg.) Stress- und Schmerzursachen verstehen: Gesundheitspsychologie und -soziologie in Prävention und Rehabilitation. Stuttgart: Thieme-Verlag. 113-125, hier Seite 113.
170. Vergleiche Kapitel 6.
171. Sheldon Cohen (2005): »The Pittsburgh Common Cold Studies: Psychosocial predictors of susceptibility to respiratory infectious illness« In: International Journal of Behavioral Medicine, Vol. 12, No. 3. 123–131, hier Seite 124. Eigene Übersetzung.
172. Cohen et al. (2004): »Childhood Socioeconomic Status and Host Resistance to Infectious Illness in Adulthood« In: Psychosomatic Medicine, 66. 553–558.
173. A.a.O., Seite 553.
174. Diese Einflüsse sind auf vielen Wegen miteinander verwoben; ein niedriger Status kann beispielsweise zu geringerem Geburtsgewicht führen oder Freundschaften und Liebespartnerschaften unter Druck setzen.
175. Der Ausdruck ist etwas missverständlich: In der Schwangerschaft wird nicht über die lebenslange Gesundheit des Kindes entschieden, wohl aber über grundlegende Stoffwechselprozesse, die für spätere Erkrankungen anfällig machen, ohne diese vorzubestimmen.
176. David Barker entwickelte zur Erklärung dieses Sachverhalts die These vom »sparsamen Phänotyp«. Weil die Föten über die Nabelschnur nur unzureichend versorgt werden, stellen sie sich auf ein späteres (Über-)Leben mit wenigen Kalorien ein. Lebenswichtige Organe wie Leber und Gehirn werden bevorzugt versorgt, während das Wachstum zurückgestellt

wird. Treffen die Kinder aber auf eine Umwelt, die nicht von Kalorienmangel geprägt ist, ist der besondere Fettstoffwechsel des sparsamen Phänotyps ein Nachteil. Die Barker-Hypothese ist umstritten.

177. Mathews/Yudkin/Neil (1999): »Influence of maternal nutrition on outcome of pregnancy: prospective cohort study.« British Medical Journal. Aug 7; 319(7206). 339-43.
178. Ein geringes Geburtsgewicht ist ein Risikofaktor für Bluthochdruck und einen hohen Cortisolspiegel im Ruhezustand.
179. Über die Vermittlung von Stress und Geburtsgewicht werden unterschiedliche Thesen diskutiert. Ängstliche Mütter zeigen laut einer Studie einen beeinträchtigten Blutdurchfluss der Gebärmutter. Die Cortisolkonzentration der Babys bei der Geburt ist höher, wenn die Mutter während der Schwangerschaft unter ausgeprägtem Stress litt.
180. Dickerson/Mycek/Zaldivar (2008): »Negative Social Evaluation, but Not Mere Social Presence, Elicits Cortisol Responses to a Laboratory Stressor Task« In: Health Psychology. Vol. 27, Nummer 1. 116–121, hier Seite 116. Eigene Übersetzung.
181. Holt-Lunstad/Smith/Layton (2010): »Social Relationships and Mortality Risk: A Meta-analytic Review« In: PLoS Med 7 (7). 1-20.
182. Berkman/Leo-Summers/Horwitz (1992): »Emotional Support and Survival after Myocardial Infarction: A Prospective, Population-based Study of the Elderly« In: Annals of Internal Medicine. Dezember 15; 117(12). 1003-9.
183. Vergleiche Lee A. Lillard and Linda J. Waite (1995): »'Til Death Do Us Part: Marital Disruption and Mortality« In: American Journal of Sociology. Vol. 100, No. 5 (März). 1131-1156.
184. Hans Selye (1981): Stress – mein Leben: Erinnerungen eines Forschers. München: Kindler. Seite 98 f.
185. John Mason (1975): »A Historical View of the Stress Field Part II« In: Journal of Human Stress. Juni 1975. 22-36, hier Seite 25. Eigene Übersetzung.
186. Hans Selye (1981): Stress – mein Leben. Seite 133.
187. In einer älteren Auswertung von Daten aus den USA kommen Christine Eibner und William Evans beispielsweise zum Schluss, in Bundesstaaten mit höherer Einkommensungleichheit berichten »Menschen mit einer hohen relativen Deprivation eher über einen schlechten Gesundheitszustand, haben eher hohen Blutdruck und Funktionseinschränkungen und eine große Menge von gesundheitsriskanten Verhaltensweisen, unter anderem Rauchen, im Auto keinen Anschnallgurt anlegen, hohe Körperfettmasse und keine körperliche Bewegung.«Vergleiche Eibner/Evans: »Relative Deprivation, Poor Health Habits and Mortality« Internetpublikation, zu finden hier: http://www.hks.harvard.edu/inequality/Summer/Summer01/papers/eibner.pdf. Eigene Übersetzung.
188. Richard Wilkinson/Kate Pickett (2009): Gleichheit ist Glück. Warum gerechte Gesellschaften für alle besser sind. Berlin: Tolkemitt bei Zweitausendeins. Seite 132.
189. Richard Wilkinson (2005): The Impact of Inequality: How to Make Sick Societies Healthier. London: Routledge. Seite 64. Eigene Übersetzung.
190. Gabler Wirtschaftslexikon Online. Zu finden: http://wirtschaftslexikon.gabler.de/Definition/pareto-optimum.html
191. Dies gilt selbst für die linksliberale Rechtfertigung der Ungleichheit, die der einflussreiche amerikanische Sozialphilosoph John Rawls vertritt. Diese ist seiner Ansicht zu begrüßen, wenn sie »im Ergebnis« auch dem Individuum nutzt, das am schlechtesten gestellt ist.

192. Ungleichheit trifft unterschiedliche Bevölkerungsgruppen unterschiedlich hart und auf unterschiedliche Weise. Sie kann eine Variable wie die Säuglingssterblichkeit deutlich verändern, aber eine andere Variable wie psychische Krankheiten unverändert lassen. Außerdem scheint sie unterschiedliche Altersgruppen unterschiedlich zu beeinflussen, möglicherweise vermittelt über das unterschiedliche Bewältigungsverhalten.
193. Eine Metaanalyse des amerikanischen Epidemiologen Ichiro Kawachi berichtet, dass Ungleichheit »schädliche Effekte auf die kardiovaskuläre Morbidität, Mortalität und bestimmte Risikofaktoren, besonders Fettleibigkeit« hat, vergleiche Kim Kawachi/Hoorn/Ezzati (2008): »Is inequality at the heart of it? Cross-country associations of income inequality with cardiovascular diseases and risk factors« In: Social Science & Medicine. 2008 Apr; 66 (8). 1719-32.
194. Gerry Rodgers (1979): »Income and Inequality as Determinants of Mortality: An International Cross-Section Analysis« In: Population Studies. 33. 343–5
195. Robert Sapolsky (2001): Erinnerungen eines Primaten. Seite 418.
196. A.a.O. Seite 411.
197. A.a.O. Seite 419.
198. Sapolsky/Share (2004): »A Pacific Culture among Wild Baboons: Its Emergence and Transmission« In: PloS Biology. April 2004, Volume 2, Issue 4. 534 -541, hier Seite 534. Eigene Übersetzung.
199. Robert Sapolsky (2006): »A Natural History of Peace« In: Foreign Affairs. 85. Issue January / February 2006. 104-120, hier Seite 109. Eigene Übersetzung.
200. Sapolsky/Share (2004): »A Pacific Culture among Wild Baboons«. Seite 536. Eigene Übersetzung.
201. Sapolsky (2006): »A Natural History of Peace«, Seite 109. Eigene Übersetzung.
202. Sapolsky/Share: (2004) »A Pacific Culture among Wild Baboons«. Seite 536. Eigene Übersetzung.
203. Vergleiche Kawachi/Kennedy/Lochner/Prothrow-Stith (1997): »Social capital, income inequality, and mortality« In: American Journal of Public Health. September 1997 ; 87(9). 1491–1498.
204. Vergleiche »Why Inequality Makes Europeans Less Happy: The Role of Distrust, Status Anxiety, and Perceived Conflict« In: European Sociological Review. Volume 30, Issue 2. 151-165.
205. Dressler/Balieiro/Ribeiro Dos Santos (2007): »Cultural consonance and psychological distress: examining the associations in multiple cultural domains« In: Culture, Medicine and Psychiatry. June 2007, Volume 31, Issue 2. 195-224.
206. Für den sozialmedizinischen Eingriff hat der wesentlich kulturelle und psychosoziale Charakter von Statusstress übrigens eine unangenehme und daher selten erwähnte Folge: Für einen Erwerbslosen beispielsweise kann der Ausstieg aus dem Konkurrenzdruck, durchaus gesund sein! Sein gesundheitliches Problem ist nicht mehr die *Inkongruenz seines Selbstbilds* – ein empfundener Widerspruch zwischen seinem Wollen und Können –, sondern nur die *äußere Stigmatisierung und seine Deprivation.* Selbst gut gemeinte Eingriffe mit dem Ziel einer »Aktivierung« und »Inklusion« haben deshalb einen zwiespältigen Charakter.
207. Die *objektive* Blockade der neoliberalen Gesundheitspolitik besteht eben darin, individuelle Freiheit und Unterstützung nur als Gegensätze behandeln zu können. Sie muss Res-

sourcen verknappen – denn sie hat weniger Geld zu verteilen und muss die Konkurrenz steigern – aber diese Verknappung führt eben nicht zu mehr Risikobereitschaft, Innovation, Unternehmergeist. Wir riskieren etwas, wenn wir nicht alles verlieren. Insofern ist die Vereinzelung bevölkerungspolitisch *gleichzeitig Notwendigkeit und Hemmnis.*

208. Sapolsky/Reynolds (2006): »Zebras and Lions in the Workplace«. In: International Journal of Coaching in Organizations. Issue 2 / 2006. 7-15, hier Seite 11.

209. Diese Aufzählung folgt Andreas Mielcks Modell der gesundheitlichen Ungleichheit, vergleiche Mielck (2005) Soziale Ungleichheit und Gesundheit: Einführung in die aktuelle Diskussion. Bern: Huber.

210. Uwe Bittlingmayer/Holger Ziegler (2012): »Public Health und das gute Leben: Der Capability-Approach als normatives Fundament interventionsbezogener Gesundheitswissenschaften?« In Wissenschaftszentrum Berlin für Sozialforschung Discussion Paper SP I 2012-301. Berlin: WZB. Seite 8. f.

Personenverzeichnis

Stichwortverzeichnis

»Altenpflege ist eines der hochbrisanten politischen Themen. Eine sehr persönliche Annäherung hat Bärbel Mende-Danneberg, selbst gelernte Krankenschwester und bis zu ihrer Pensionierung Journalistin, unternommen. Am Ende ihres Berufslebens hat sie sich entschlossen, ihre demenzkranke 90-jährige Mutter zu Hause aufzunehmen, sie zu pflegen und bis zu ihrem Tod zu begleiten.«

ORF

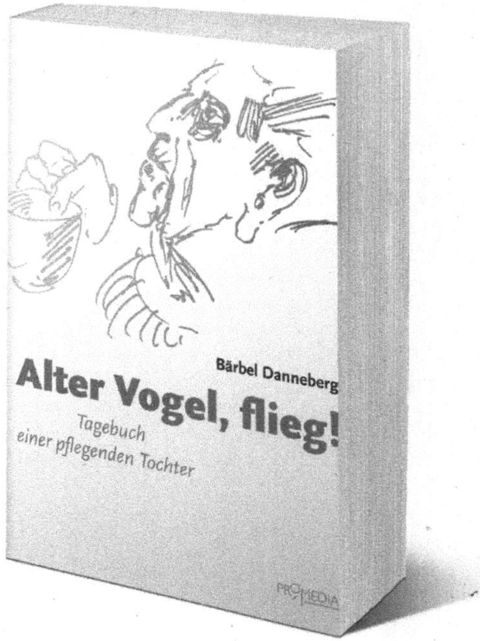

Bärbel Danneberg

Alter Vogel, flieg!

Tagebuch einer pflegenden Tochter

ISBN 978-3-85371-286-3, br.,
208 Seiten, 15,90 €